Kirsten Maria Düsberg,
Luciana Degano Kieser &
Jörg Utschakowski

Basaglia: Radikales Denken, optimistisches Handeln

Zur Sache: Psychiatrie

Psychiatrie Verlag

Herausgeberinnen und Herausgeber

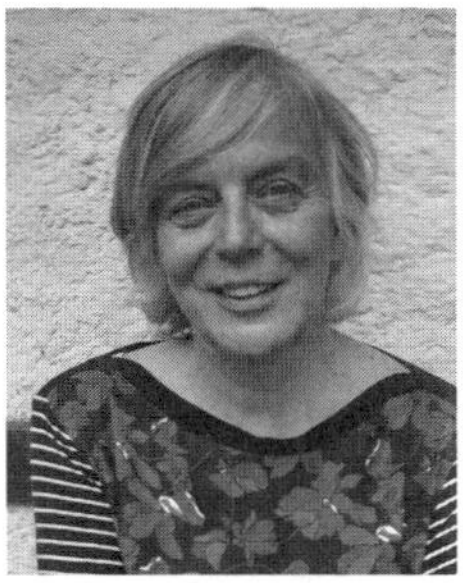

Kirsten Maria Düsberg, Kulturarbeiterin, Soziologin, realisiert grenzüberschreitend Forschungs- und kulturelle Projekte zur Geschichte der Psychiatrie, -kritik und -reformen; EX-IN-Trainerin; von 1996 bis 2017 Mitarbeiterin der sozialen Kooperativen in den Diensten der Psychischen Gesundheit in Udine.

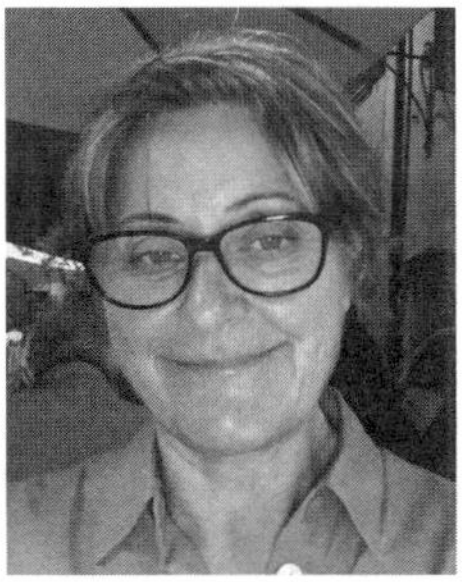

Luciana Degano Kieser, Master of Public Health, Fachärztin für Psychiatrie, systemische Therapie, ehemalige Landesbeauftragte für psychische Gesundheit des Landes Berlin. Langjährige Erfahrung in der psychiatrisch-psychosozialen Versorgung in Deutschland und in Italien.

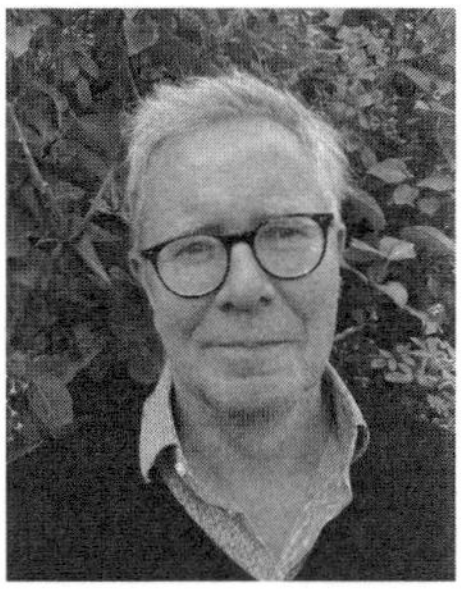

Jörg Utschakowski, 15 Jahre Sozialarbeiter in einem psychiatrischen Krankenhaus und im Betreuten Wohnen, zehn Jahre Leitung des Forschungs- und Fortbildungsinstituts FOKUS der Initiative zur sozialen Rehabilitation in Bremen, Leiter und Organisator des EU-Projekts EX-IN, seit 2015 Referat Psychiatrie und Sucht bei der Senatorin für Gesundheit in Bremen.

Radikales Denken, optimistisches Handeln

Zur Aktualität von Franco Basaglias Denken und Wirken – ein grenzüberschreitendes Buchprojekt anlässlich seines 100. Geburtstags

Jörg Utschakowski, Kirsten Maria Düsberg & Luciana Degano Kieser

Im Jahr 2024 jährt sich zum hundertsten Mal der Geburtstag des Psychiaters Franco Basaglia (11. März 1924 bis 29. August 1980), der Leuchtfigur der italienischen antiinstitutionellen Bewegung und Psychiatriereform. Jenseits aller Erinnerungsrituale bietet dieser Jahrestag einen willkommenen Anlass, sowohl unbekannte als auch aktuell relevante Aspekte seines Werkes und der italienischen Gruppe »Demokratische Psychiatrie« sowie des deutsch-italienischen Austausches zu beschreiben.

Der internationale Austausch von Wissen und Erfahrungen hat von jeher eine wichtige Rolle für die Psychiatrie – als Wissenschaft, Institution und Praxis – gespielt, insbesondere für ihre Reformen und Transformationsprozesse. Als Beispiel seien die italienische antiinstitutionelle Bewegung und die Arbeit der Gruppe der »Demokratischen Psychiatrie« genannt, deren Entwicklungen durch die deutsche Phänomenologie, die Therapeutische Gemeinschaft von Maxwell Jones aus Schottland, die Rezeption der Schriften französischer, martinikanischer, schweizerischer, deutscher, amerikanischer und russischer Philosoph*innen, Psychiater*innen und Sozialwissenschaftler*innen beeinflusst wurde. Der Blick in die Geschichte und über den eigenen Tellerrand ist bedeutsam, da er darauf aufmerksam macht, dass die psychiatrische Wissenschaft, die Versorgungsstrukturen und der Umgang mit Menschen, die unter psychischen Erkrankungen oder Krisen leiden, von der Geschichte, den kulturellen, sozioökonomischen und politisch-rechtlichen Bedingungen eines Landes geprägt sind.

Verschiedene, auch aktuelle Publikationen haben die komplexen, zum Teil kontroversen Beziehungen zwischen den Akteur*innen der deutschen und italienischen Reformbewegungen und Fachgesellschaften thematisiert (Marazia u. a. 2020, S. 227–244; Hartung 2002, S. 9–34). Dies ist auch ein Ansporn für die vorliegende Publikation, die einen »Brückenschlag« versuchen möchte, um Konflikte neu zu betrachten, Missverständnisse zu überwinden und einen konstruktiven Austausch zu ermöglichen. Hierzu wurden auch die Erfahrungen von »Grenzgänger*innen« – Deutsche, die in Italien, und Italiener*innen, die in Deutschland leben – einbezogen.

Zudem weisen die psychiatrischen Kulturen in Italien und Deutschland trotz der Unterschiede hinsichtlich der Geschichte, Strukturen, Rahmenbedingungen und Gesetze auch einige Gemeinsamkeiten auf. Heute finden sich in beiden Ländern heterogene psychiatrische Landschaften, die durch starke regionale bzw. lokale Unterschiede sowie kulturelle und politische Differenzen geprägt sind: Kontraste, die Wissen, Haltungen und Praktiken, aber auch die Qualität der Versorgung, die gesellschaftliche Teilhabe der Betroffenen, die Rechte und ihre Missachtung betreffen.

Die Absicht der Herausgebenden ist, mit dieser Publikation über die Würdigung des Werkes von Franco Basaglia hinaus einen Beitrag zu einem erweiterten Verständnis der Entwicklung in Italien und, im Spiegel, auch der deutschen Psychiatrie- und Gesellschaftsgeschichte und insbesondere zu aktuellen Fragen zu leisten.

Die Herausgebenden wollen mit den Texten eine Polyphonie, eine Stimmenvielfalt zu dem Praxis-Theorie-Ansatz Basaglias präsentieren, und zwar aus italienischer, deutscher und globaler, aus geschichtlicher und aktueller, aus theoretischer und praktischer Sicht. Allem voran stehen eine historische Betrachtung der Arbeit Franco Basaglias und der italienischen Reformbewegung (Kirsten Maria Düsberg, Thomas Becker, Luciana Degano Kieser) und einige Gedanken, die zur Lektüre der Texte Basaglias überleiten (Maria Angela Bertoni).

Im Abschnitt »Denken, Sprechen, Handeln« folgt eine Auswahl von Skripten, Reden und Interviews, die Grundzüge des Denkens und der Praxis Franco Basaglias, Franca Ongaro Basaglias und Franco Rotellis, des Nachfolgers Basaglias in Triest, vermitteln, die hier zum ersten Mal in deutscher Sprache veröffentlicht werden. Auszüge eines Interviews des Journalisten

Nino Vascon mit Furio, dem Sprecher der Patient*innen des psychiatrischen Krankenhauses in Gorizia zu dem Prozess der Liberalisierung der Anstalt, das erstmals 1968 in dem von Franco Basaglia veröffentlichten Band *Die negierte Institution* publiziert wurde, vervollständigen die Auswahl der historischen Texte.

In dem Abschnitt »Erfahrungen, Reflexionen, Konzepte« berichten Fachleute unterschiedlicher Disziplinen aus Wissenschaft und Praxis (die Herausgeber*innen, Felicitas Kresimon, Klaus Obert, Klaus Pramann, Martin Zinkler), Erfahrungsexpert*innen aus Italien (Peers aus sechs italienischen Regionen) und Deutschland (Andreas Jung) sowie Vertreter*innen der Angehörigenverbände beider Länder (Gudrun Weissenborn, Gisella Trincas) über ihre persönlichen Begegnungen bzw. Erfahrungen mit der antiinstitutionellen Bewegung und Reform in Italien. Mit Bezug auf die vorangestellten historischen Texte reflektieren sie, was ausschlaggebend für ihr nachhaltiges Engagement und Interesse an den Entwicklungen war und welche Aktualität das Erbe Basaglias für sie hat.

Der dritte Abschnitt »Schlaglichter und Debatten « gibt den Leser*innen zunächst mit drei Texten einen Überblick über die aktuelle Auseinandersetzung mit den unterschiedlichen Psychiatrien und mit psychischer Gesundheit (Benedetto Saraceno, ehemaliger Direktor der Abteilung für psychische Gesundheit und Substanzmissbrauch der Weltgesundheitsorganisation) sowie Informationen zum heutigen Stand des psychiatrischen Versorgungssystems in Italien und zur Entwicklung der Dienste in der Tradition Basaglias (Fabrizio Starace, Direktor der italienischen Gesellschaft für psychiatrische Epidemiologie; Verena Perwanger, Chefärztin des Psychiatrischen Dienstes Meran im Südtiroler Sanitätsbetrieb).

Ausgehend von den Bezügen zwischen Franco Basaglia und Frantz Fanon konfrontieren Simona Taliani und Roberto Beneduce die Leser*innen mit der Aktualität des radikalen Denkens und der Praxis Basaglias auf dem Gebiet der kritischen Anthropologie und Ethnopsychiatrie. Das Buch schließt mit dem Zeitzeugen-Interview Lisa Schmidt-Herzogs mit Edith Toubiana-Wulff, das im Rahmen einer philosophisch-historischen Forschung entstanden ist und den Blick auf die Vernetzung der europäischen Psychiater*innen und der Intellektuellen Erich Wulff, Franco Basaglia und Robert Castel in den 1960er- und 1970er-Jahren wirft.

Dieser Schlusspunkt möchte auch ein Signal sein und dem Wunsch Ausdruck verleihen, den fruchtbaren grenzüberschreitenden Austausch fortzusetzen, der für die Reflexion über die Beziehung von Psychiatrie- und Gesellschaftskritik und die Weiterentwicklung von Basaglias Erbe heute von elementarer Bedeutung ist.

Danksagungen

Herausgeberinnen und Herausgeber danken allen Autorinnen und Autoren sehr herzlich für ihre Beiträge und ihr Vertrauen in das Buchprojekt. Ein besonderer Dank gilt Klaus Obert und Thomas Becker für ihr unermüdliches Engagement, das zum Gelingen des Buchprojekts entscheidend beigetragen hat. Vielen Dank an Karin Koch und ihr Team vom Psychiatrie Verlag für die ermutigende Begleitung. Wir bedanken uns sehr bei der Anni-Gruber-Stiftung in München, die Landesarbeitsgemeinschaft der Deutschen Gesellschaft für Soziale Psychiatrie Baden-Württemberg und die Deutsche Gesellschaft für Soziale Psychiatrie e. V. und beim italienischen Ministerium für Auswärtige Angelegenheiten und Internationale Kooperation für die finanzielle Unterstützung. Ohne diese Förderung wäre die Realisierung des Buches in dieser Form gar nicht möglich gewesen. Herzlichen Dank an Aldo Mazza vom Verlag Alphabeta aus Merano/ Meran, an den Verein Ariadne Psychische Gesundheit für alle (VFG) aus Bozen/ Bolzano, an das Italienische Kulturinstitut Köln und an Alberta Basaglia vom Archivio Basaglia in Venedig für die unterstützende Kooperation.

Autorinnen und Autor

Kirsten Maria Düsberg, Kulturarbeiterin, Soziologin, realisiert grenzüberschreitend Forschungs- und kulturelle Projekte zur Geschichte der Psychiatrie, -kritik und -reformen; EX-IN-Trainerin; von 1996 bis 2017 Mitarbeiterin der sozialen Kooperativen im Projekt der Auflösung des psychiatrischen Krankenhauses und in den Diensten der Psychischen Gesundheit von Udine, Friaul-Julisch Venetien, Italien. Kontakt: kimduesberg@gmail.com

Luciana Degano Kieser, Master of Public Health, Fachärztin für Psychiatrie, systemische Therapie, ehemalige Landesbeauftragte für psychische Gesundheit des Landes Berlin. Langjährige Erfahrung in der psychiatrisch-psychosozialen Versorgung in Deutschland und in Italien.
Kontakt: lucianadegano@googlemail.com

Jörg Utschakowski, 15 Jahre Sozialarbeiter in einem psychiatrischen Krankenhaus und im Betreuten Wohnen, zehn Jahre Leitung des Forschungs- und Fortbildungsinstituts FOKUS der Initiative zur sozialen Rehabilitation in Bremen, Leiter und Organisator des EU-Projekts EX-IN, seit 2015 Referat Psychiatrie und Sucht bei der Senatorin für Gesundheit in Bremen.
Kontakt: j.utschakowski@gmail.com

Literatur

Hartung, K. (2002): Die Aktualität der ethischen Entscheidung. Die »Brasilianischen Konferenzen« und die praktische Dimension der Diskurse Basaglias. In: Ders.: Die Entscheidung des Psychiaters. Bilanz eines Lebenswerkes. Bonn: Psychiatrie-Verlag, S. 9–34.

Marazia, C.; Fangerau, H.; Becker, T. & Söhner, F. (2020): ›Visions of another world‹ Franco Basaglia and German reform. In: Burns, T. & Foot, J. (Hg.): Basaglia's international legacy. From asylum to community. Oxford: Oxford University Press, S. 227–244.

Historische Einführung: Basaglia, ein europäisches kulturelles Erbe

Kirsten Maria Düsberg, Thomas Becker & Luciana Degano Kieser

Mit dieser Einführung möchten wir einige Zusammenhänge vorstellen, die das Werk, das Denken und die Praxis Franco Basaglias sowie die Bewegung der »Demokratischen Psychiatrie« und den späteren Verlauf der italienischen Reform charakterisieren, um den Leser*innen die Einordnung der folgenden Beiträge zu erleichtern. Die Autor*innen der Einführung stützen sich auf eine subjektive Auswahl relevanter Literatur, auf Eindrücke aus unterschiedlichen Perioden und stellen Überlegungen zum Vermächtnis von Basaglias Wirken an. Referiert werden zudem einige Publikationen, die einer Bewertung und Einordnung der italienischen Reform dienen.

Kritik an den unmenschlichen Zuständen in der Anstaltspsychiatrie begann sich verstärkt nach dem Ende des Zweiten Weltkriegs in einigen, zumeist westlichen Industriestaaten zu regen. In Frankreich und Deutschland führte die Reform im Ergebnis dazu, dass die krankenhausbasierte Psychiatrie in veränderter Form beibehalten und durch gemeindepsychiatrische Angebote ergänzt wurde. In einigen Ländern entstanden antipsychiatrische Gruppen von Betroffenen sowie Projekte wie zum Beispiel das der Psychiater Ronald D. Laing und David Cooper in Großbritannien, die Alternativen außerhalb der Institutionen erprobten. In Italien schaffte die antiinstitutionelle Bewegung eine Synthese, die einer Quadratur des Kreises ähnelte: Sie lotete radikale Psychiatriekritik aus dem Inneren der Institution bis an ihre Grenzen aus. Sie proklamierte die Notwendigkeit einer Diskontinuität und brach mit dem bestehenden System »der Logik der Anstalten« sowie der dominanten psychiatrischen Wissenschaft in ihrer positivistischen und biologischen Ausprägung, ohne jedoch das Feld der staatlichen Institution zu räumen. Die Psychiater sollten ihre institutionelle Macht zur Steuerung eines Prozesses der Deinstitutionalisierung und Demokratisierung nutzen, um in der Gesellschaft, im Territorium (in der Gemeinde bzw. Region) nach neuen Möglichkeiten des Umgangs mit den Menschen, die unter psychischen Problemen leiden, zu suchen.

Eine breite und vielgestaltige Bewegung

Das alles war kein Alleingang Basaglias, sondern eine vielgestaltige multifokale Basisbewegung, die an verschiedenen Orten Italiens mit teils sehr unterschiedlichen Modalitäten agierte: nach Görz und Parma unter anderem in Neapel, Rom, Perugia, Arezzo, Florenz, Nocera Superiore, Venedig, Turin, Triest, Pordenone (siehe Babini 2009; Pulino 2016). Die angestrebte Revolutionierung der Psychiatrie verstand sich als Teil einer Gesellschaftsreform und war von breiten zivilgesellschaftlichen und politischen Auseinandersetzungen und Debatten der Arbeiter*innen, Student*innen und der Frauenbewegung flankiert. 1973 wurde in Bologna unter dem Vorsitz Gian Franco Minguzzis die Gruppe der »Demokratischen Psychiatrie« gegründet, die unterschiedliche Kräfte bündelte.

Viele Protagonist*innen des »Kampfes gegen die Anstalt« und für die demokratische Reform der Psychiatrie, der Medizin und des Gesundheitswesens begriffen sich als Antifaschist*innen wie der Psychiater Sergio Piro in Neapel. Franco Basaglia hatte aufgrund der Beteiligung bei einer antifaschistischen Studentengruppe am eigenen Leib monatelange Gefangenschaft im von NS-Deutschland besetzten Venedig erlebt. Andere hatten als Partisan*innen am Widerstandskampf teilgenommen, etwa der Sozialpolitiker Mario Tommasini aus Parma, der Begründer der Gruppe der Demokratischen Medizin, Giulio Maccacaro, und die spätere christdemokratische Gesundheitsministerin Tina Anselmi, die einen wichtigen Beitrag für die Reform des Gesundheitswesens geleistet hat.

Dank einer politischen Allianz, die von dem aufgeklärten liberalen Flügel der christdemokratischen bis zur kommunistischen Partei und den Gewerkschaften reichte, wurde 1978 das Gesetz 180 verabschiedet. Es stellte in der Tat eine kopernikanische Wende dar. Von nun an sollten Behandlungen in der Regel freiwillig und außerstationär erfolgen, Zwangsbehandlungen wurden streng begrenzt, der »Gefährlichkeitsparagraf« wurde gestrichen und die sukzessive Abschaffung der psychiatrischen Krankenhäuser entschieden. Der Übergang von einer krankenhausbasierten zu einer gemeindeintegrierten Versorgung in der Psychiatrie ging mit der Abschaffung des Krankenkassensystems und der Gründung eines nationalen öffentlichen Gesundheitsdienstes (Servizio Sanitario Nazionale) einher, die im selben Jahr 1978 erfolgte.

Das Epizentrum der Bewegung der »Demokratischen Psychiatrie« hatte sich in der kleinen, im nordöstlichsten Zipfel Italiens gelegenen Grenzregion Friaul-Julisch Venetien befunden. Hier war in Triest aus dem Prozess der Deinstitutionalisierung heraus ein territoriales Versorgungssystem geschaffen worden, das schon ab Mitte der 1970er-Jahre zum Pilotprojekt der Weltgesundheitsorganisation erklärt wurde. Am 21. April 1980, drei Monate vor Basaglias Tod, wurde die Schließung des vormals 1.200 Betten umfassenden psychiatrischen Krankenhauses in Triest bekannt gegeben.

Basaglia: Haltung und Praxis

Im Jahr 1968 drehte der italienische Journalist Sergio Zavoli für den staatlichen Sender RAI den zwanzigminütigen Dokumentarfilm *Die Gärten Abels* im Psychiatrischen Krankenhaus in Gorizia. Hier hatten Franca Ongaro, Franco Basaglia und ein Team junger Mitarbeiter*innen sechs Jahre zuvor begonnen, die erste therapeutische Gemeinschaft Italiens ins Leben zu rufen, die dem Beispiel von Maxwell Jones' »Therapeutic Community« aus Dingleton (Schottland) folgte. Die Ausstrahlung des Dokumentarfilms im Januar 1969 gilt als ein geschichtsträchtiger Moment, bei dem Millionen italienischer Bürger*innen einen direkten Einblick in die Reformbestrebungen von Basaglias Team gewannen (Babini 2009, S. 7).

Auf die Frage des Journalisten, ob Basaglia sich mehr für die kranke Person oder für die Krankheit interessiere, antwortete dieser: »Oh, auf jeden Fall für die kranke Person.« Wie Benedetto Saraceno in seinem Beitrag (in diesem Buch) bemerkt, teilt die Bewegung der antiinstitutionellen Psychiatrie den zentralen Stellenwert der (Wieder-)Entdeckung der Subjektivität, der Erfahrungen und der Lebensgeschichte der Personen mit der Psychoanalyse und der Phänomenologie und generell mit den Reform- und Protestbewegungen, die in diesen Jahren in vielen Ländern entstanden. Mario Colucci und Pierangelo Di Vittorio (2001) sowie Mario Novello und Giovanna Gallio (2023) beschreiben den Einfluss der aus der Phänomenologie stammenden *Epoché* in der Praxis der Gruppe um Basaglia: Angesichts der offensichtlichen massiven Auswirkungen der Internierung und Entrechtung auf die Gesundheit der Betroffenen stellte sich die Frage nach der Funktion der psychiatrischen Diagnose innerhalb einer Totalen Institution. Die Krankheit wurde vorläufig »in Klammern gesetzt«, das heißt: sowohl infrage als auch zurückgestellt, in den Vordergrund rückten die Beziehung zur Person, ihre Lebensgeschichte, ihre realen Bedarfe, ihre Bedürfnisse und Rechte.

Aus heutiger Sicht sind die längeren Interviewpassagen im zitierten Film, in denen Krankenpfleger*innen und Patient*innen unzensiert und auch kritisch zu Wort kommen, von besonderem Interesse. Wie die kurz zuvor in dem Buch *Die negierte Institution* (Basaglia 1973) veröffentlichten Protokolle der Versammlungen der Patient*innen und Mitarbeiter*innen stellen sie Zeugnisse der Erprobung einer emanzipatorischen Praxis unter den Beteiligten und einer »Pädagogik des Risikos« (Basaglia & Gallio 1992) dar, die nichts an Aktualität verloren haben (siehe auch die Artikel von Andreas Jung und der Gruppe der italienischen Erfahrungsexpert*innen in diesem Buch). Sie bringen eine gelebte Dialektik und Auseinandersetzung um die Pole Freiheit, Recht, Verantwortung, Beziehungsfähigkeit und Autonomie zum Ausdruck, in der institutionelle sowie gesellschaftliche Machtfragen und Hierarchien verhandelt werden. Bei der Demokratisierung der institutionellen Hierarchien erfuhr insbesondere die Rolle der Pfleger*innen eine Auf- und Neubewertung.

Offensichtlich wird auch, dass diese Praktiken über den abgesteckten Rahmen der Einführung neuer (gruppen-)therapeutischer Methoden deutlich hinausgehen. Es lassen sich Einflüsse des Wirkens und der Schriften des französisch-martinikanischen Psychiaters Frantz Fanon zur Dekolonisation und Jean-Paul Sartres erkennen. Diese stellten hinsichtlich der Themen individueller wie kollektiver »Subjektwerdung« und Ermächtigung der Betroffenen sowie der Übernahme von Verantwortung seitens der Mitarbeitenden relevante Bezüge dar. Für die Psychiater*innen und Mitarbeitenden wirft Basaglia mit Antonio Gramsci die Frage nach ihrer Rolle als (sogenannte) organische Intellektuelle, ihrer Positionierung und ihres Engagements für kulturelle Hegemonie in einem gesellschaftlichen System der Unterdrückung auf.

Gerade der Bezug auf revolutionäre Denker*innen und die konsequente Praxis der Überwindung der Anstalts- bzw. Krankenhauskultur haben in der Folge nicht nur in Deutschland zu einigen Missverständnissen und Zweifeln geführt, die auch durch Sprachbarrieren befördert wurden. Der Großteil von Basaglias Schriften wie auch der Sekundär- und sogenannten grauen Literatur, auch der folgenden Jahrzehnte, liegt bis heute nur in italienischer Sprache vor.

Immer wieder wurde Basaglia verkürzt als Antipsychiater, als »Revoluzzer« oder Agitator dargestellt, der Slogan »Freiheit heilt« gar als therapeutischer Nihilismus stigmatisiert (Wenzel-Jankowski 2013). Im zuvor genannten Interview provoziert Zavoli Franco Basaglia mit dem Vorwurf, dass es sich bei seiner Arbeit im Krankenhaus weniger um ein psychiatrisches Angebot als um eine gesellschaftliche Anklage der Psychiatrie handle. Basaglia antwortet, dass er nicht wisse, wie er in einer traditionellen Anstalt psychiatrisch tätig werden könnte: »Ich wüsste keine wie auch immer geartete Therapie, weder biologisch noch psychologisch, die Menschen, die von den Menschen, die sie behandeln sollen, in eine Situation der Unterwerfung und Gefangenschaft gezwungen werden, helfen könnte.«

Der zweite Kernpunkt der Kritik betrifft den »Klassencharakter« der Psychiatrie. Klasse und Armut, später auch Kultur bzw. ethnische Zugehörigkeit sowie, dank der Arbeiten Franca Ongaros, Geschlecht werden als zentrale Kategorien identifiziert, die zum einen die Entstehung und Verläufe psychischen Leidens, die Chancen auf angemessene Behandlung und Genesung, die Organisation des Aus- und Einschlusses mitbedingen, zum anderen maßgeblich die gesellschaftliche Rolle bzw. Funktion der Psychiatrie bestimmen.

Basaglias Verweigerung – die aktive Negierung der Institution und der Wissenschaftsauffassung des psychiatrischen Establishments – entsprang nicht einer genuin antipsychiatrischen Haltung, sondern im Gegenteil dem Entsetzen, der Scham und der Empörung darüber, was diese, seine Zunft imstande war, im Namen der Wissenschaft anzurichten, zu tolerieren, zu rechtfertigen. Sie entsprach einer konsequenten Übernahme von Verantwortung.

Ein herausstechendes Merkmal von Franco Basaglia und Franca Ongaro Basaglia war die Fähigkeit, die Werke, Theorien, Forschungen und praktischen Erfahrungen anderer Denker*innen und Professioneller sowohl aus europäischen als auch aus außereuropäischen Ländern aufzunehmen und in eine kollektive, innovative, wirkungsmächtige Praxis umzusetzen, die einer ständigen kritischen Reflexion unterworfen wurde.

Außer den schon genannten Referenzpunkten sind die einflussreichen Arbeiten des amerikanischen Soziologen Erving Goffman zur zerstörerischen Gewalt der Totalen Institution zu nennen sowie weiter die Arbeiten des Arztes Giulio Maccacaro zur Kritik des Gesundheits- und Krankheitsbegriffes in der kapitalistischen Gesellschaft und insbesondere die Grundlagenwerke Michel

Foucaults, Robert Castels und Erich Wulffs bezüglich des Verhältnisses zwischen Wahnsinn und Vernunft, psychiatrischer Institution und gesellschaftlicher Ordnung.

»Der Wahnsinn gehört wie die Vernunft zum Menschsein. Eine Gesellschaft, wenn sie sich zivilisiert nennen will, müsste sowohl die Vernunft als auch den Wahnsinn akzeptieren« (Basaglia 2002, S. 63). »Ich halte den Wahnsinn wie alle Krankheiten für den Ausdruck von Widersprüchen unseres Körpers [...], des organischen und des sozialen Körpers [...], sie [die Krankheit] entsteht durch die Interaktion zwischen all den Ebenen, die unser Leben bestimmen: die biologische, soziale, psychische« (ebd, S. 113). »Daher wird die Anstalt, sobald sie nicht mehr in den Grenzen einer künstlichen Wirklichkeit gefangen ist, der Außenwelt von Angesicht zu Angesicht gegenüberstehen, die nun ihrerseits lernen muss, ihre eigenen Widersprüche zu akzeptieren, die sie nun nicht mehr abzuschieben vermag« (Basaglia 1974/1981, S. 17).

Nach 1978: Eine Implementierung mit Hindernissen

Die Gruppe um Basaglia und seinen Nachfolger in Triest, Franco Rotelli, entwickelte während des Prozesses der Deinstitutionalisierung eine flexible, gemeindeintegrierte Versorgung, die im Laufe der darauffolgenden Jahrzehnte in der Region Friaul-Julisch Venetien umgesetzt wurde. Grundlage der Versorgungsstruktur sind sozialraumintegrierte »No Restraint«-Dienste, die »Zentren für Psychische Gesundheit« (Centri di Salute Mentale), mit multiprofessionellen Teams, die in Zusammenarbeit mit einer Akutstation im Allgemeinkrankenhaus für ein Einzugsgebiet mit 60.000 bis 90.000 Einwohner*innen die Pflichtversorgung übernehmen.

Auf nationaler Ebene hingegen kam es erst ab Mitte der 1990er-Jahre, sechzehn Jahre nach der Verabschiedung des Reformgesetzes Nr. 180, zur Etablierung einheitlicher organisatorischer Kriterien für die psychiatrische Versorgung im Territorium sowie zur endgültigen Schließung der nicht wenigen, noch im Betrieb befindlichen psychiatrischen Krankenhäuser. Es war unter anderem der parlamentarischen Arbeit von Franca Ongaro Basaglia und der Gesundheitsministerin Rosy Bindi der Regierung Romano Prodi, aber auch dem Engagement der Angehörigenverbände zu verdanken, dass 1994 das nationale Zielprojekt »Psychische Gesundheit« verabschiedet wurde. Es zwang die Regionen unter Androhung finanzieller Einbußen dazu, die noch bestehenden Anstalten zu schließen und flächendeckend die Departments für Psychische Gesundheit aufzubauen. (Eine detailliertere Beschreibung der Arbeitsweise des Systems der gemeindeintegrierten Dienste für Psychische Gesundheit und der Rolle der sozialen Unternehmen findet sich in diesem Buch in den Texten von Martin Zinkler, Verena Perwanger, Meran, und Felicitas Kresimon.)

Die vorhergehende Übergangszeit war auf nationaler Ebene ohne politische Steuerung verlaufen. Die Versorgung war (und ist) daher durch ein hohes Maß regionaler Disparität geprägt (Fioritti 2018), die für die Patient*innen und betroffenen Familien in den Regionen mit nicht ausreichenden psychiatrischen Versorgungsstrukturen teilweise dramatische Auswirkungen hatte und hat (siehe auch den Artikel von Gisella Trincas in diesem Buch). Die kritischen Beiträge von Kathleen Jones und Alison Poletti (1985, 1986) spiegelten die Entwicklungen in dieser krisenhaften Phase wider.

Psychiatriereformen gehören zu den von den Historiografen der französischen Annales-Schule theoretisierten Entwicklungen, die von langer Dauer sind (Braudel 1977). Berufsvereinigungen und Universitäten unterstützten die Reform und den kulturellen Wandel vielfach nur halbherzig oder gar nicht, auch wenn der Kernansatz der Reform – die Abschaffung der psychiatrischen Krankenhäuser – heute allgemein als Fortschritt anerkannt wird. Einig sind sich jedoch alle Akteur*innen über die Kritik an der Unterfinanzierung des nationalen Gesundheitssystems und insbesondere der Dienste der Psychischen Gesundheit, aber auch über die Notwendigkeit einer Ausdifferenzierung der Angebote für spezifische Gruppen in verschiedenen Kontexten: Dies betrifft etwa die therapeutische Versorgung in Gefängnissen; geschlechts- und altersspezifische Angebote; den ungedeckten Bedarf an Psychotherapie und Angebote für Menschen mit Essstörungen. Gesehen werden auch Probleme der Psychiatrisierung und Medikalisierung sozialer und kultureller Notlagen und Konflikte wie der Missbrauch von Psychopharmaka in den Zentren für Geflüchtete sowie das Fortbestehen menschenrechtsverletzender Praktiken und Zwangsmaßnahmen. Kritisch betrachtet wird weiterhin die Ausbreitung eines privaten Sektors, der einige Kliniken und Wohneinrichtungen vorhält, in denen Nutzer*innen teils jahrelang leben, ohne dass ihnen qualitativ gute rehabilitative Angebote gemacht werden (siehe dazu auch die Artikel von Fabrizio Starace, Gisella Trincas und der italienischen Erfahrungsexpert*innen in diesem Buch).

Versuch einer Übersicht vier Jahrzehnte später

Aus Anlass des vierzigsten Jahrestags der Verabschiedung des Gesetzes Nr. 180/1978 berichteten Corrado Barbui und Kollegen (2018), Italien habe über vierzig Jahre alles in allem eine balancierte Psychiatrieversorgung umgesetzt. Die Autoren gaben für eine Bevölkerung von jeweils 100.000 Einwohner*innen zehn Betten in psychiatrischen Akutstationen und 46 unterschiedlich intensiv betreute Wohnplätze für psychisch kranke Menschen an. Die nationalen und internationalen Statistiken (etwa der OECD von 2023) zeigen gesunkene Suizidraten und gleichbleibende Zahlen unfreiwilliger Aufnahmen oder Einweisungen in die forensischen Einrichtungen. Auch Giuseppe Guaiana und Kollegen (2019) und Sashi P. Sashidharan und Kollegen (2019) sahen die Bettenzahlen in der Psychiatrieversorgung Italiens durchaus in einer international üblichen Größenordnung und erkanntenn ähnliche Entwicklungen in anderen Ländern, zum Beispiel in Kanada, England und Australien. Sie hielten den kulturellen Einfluss der Reform Basaglias für bedeutsam.

Angelo Fioritti (2018) berichtete von der Schließung der forensisch-psychiatrischen Krankenhäuser (infolge des Gesetzes Nr. 81/2014). Er bewertete die Bilanz der italienischen Reform als insgesamt eher positiv und beschrieb zahlreiche Herausforderungen, vor denen die psychiatrischen Dienste Italiens noch stünden. Roberto Mezzina (2018) betrachtete den Modellcharakter der psychiatrischen Dienste der Stadt Triest als WHO-Modell, trotz der Implementierungsprobleme, die vier Jahre nach der Verabschiedung des Gesetzes noch anhielten. Er betonte die Finanzkrise des Landes, die sich auch in der Psychiatrie wiederfinde und die eine ernste Herausforderung für Reformansätze und die Versorgungsqualität darstelle.

Bezüglich der Wohnhilfen verglichen Alessandra Martinelli und Laura Iozzino (2019) die Situation in England und in Italien (Verona). Beide Länder hatten betreute Wohnangebote entwickelt. Vorgelegt wurden Daten aus zwei querschnittlichen Surveys (England: 619 Nutzende in 87 Einrichtungen;

Verona: 167 Nutzende in 25 Einrichtungen). Die meisten Nutzenden waren männlich, unverheiratet und arbeitslos, Hauptdiagnosen waren psychotische Erkrankungen. In beiden Ländern waren die Verweildauern lang, Wechsel in Richtung von mehr Eigenständigkeit ergaben sich in beiden Ländern im Verlauf von dreißig Monaten für rund 40 Prozent der Nutzer*innen. Bei der Gesamtzahl der Hilfebedarfe und in Anbetracht der Lebensqualität gab es Vorteile für Italien, bei den ungedeckten Hilfebedarfen Vorteile für die Nutzer*innen in England. Über die jüngeren Entwicklungen des Versorgungssystems in Italien berichtet in diesem Buch Fabrizio Starace.

Internationale Rezeption – Einschätzungen und Ausblicke

Benedetto Saraceno und Sashi P. Sashidharan (2020) referieren in einem Buch mit dem Titel *Basaglia's International Legacy* (Burns & Foot 2020) über den internationalen Einfluss von Franco Basaglia. Sie betrachten die internationale Rezeption zum Teil als ideologisch geleitet. Ernesto Venturini und Kollegen (2020) berichten über den beachtlichen Einfluss von Basaglia in der Psychiatriereform Brasiliens. Wichtige Impulse wie die Auflösung lagerähnlicher Anstalten in Leros (Griechenland) und der Aufbau gemeindeintegrierter Versorgung und von sozialen Kooperativen sind aus Slowenien zu berichten. Dem gegenüber steht der Beitrag, der die Zurückweisung von Basaglias Beitrag und Arbeit in Großbritannien darstellt (Burns 2020). Der Autor argumentiert mit dem Primat der englischen Gemeindepsychiatrie, mit dem britischen Pragmatismus und der Skepsis gegenüber den zu hohen Ansprüchen der Reformer. Schließlich nehmen (im Beitrag zur Rezeption Basaglias in der BRD) Chantal Marazia und Kollegen (2020) auf tief sitzende Stereotype im Dialog der italienischen und deutschen kulturellen Traditionen Bezug. Sie schildern die zwiespältige Rezeption von Basaglias Arbeit in der deutschen Psychiatrie mit enthusiastischen Unterstützer*innen einerseits und einer klaren Zurückweisung durch die traditionelle und akademische Psychiatrie andererseits.

Außer der dramatischen Unterfinanzierung stellt die mangelnde Rezeption, Weiterentwicklung und -vermittlung der »basaglianischen Kultur«, insbesondere der mangelnde Diskurs mit der psychiatrisch-universitären

Fachwelt, ein großes Problem dar, ebenso der unzureichende Stand der Ausbildung der Psychiater*innen und Pfleger*innen bezüglich der im Territorium (in der Gemeinde) entwickelten Alltagspraxis. Die Geschichte der basaglianischen Revolution zeigt aber auch, dass durch internationalen Austausch und Vernetzung, durch die entschiedenen kulturell-politischen Positionen sowie Allianzen mit den Betroffenen, Erfahrenen und Stakeholdern bedeutende Veränderungen erzielt werden können.

Das kulturell und medial unerwartet starke Echo auf den hundertsten Geburtstag Basaglias in Italien lässt darauf schließen, dass es sich um das kollektive Erbe einer Bewegung handelt, das immer noch großen Rückhalt in der Zivilgesellschaft genießt. In Podcasts der größten Tageszeitungen erzählen Journalist*innen die Geschichte der psychiatrischen Revolution und Transformation. Ihre Berichte bestechen insbesondere durch die Aktualisierung der Themen und die ungeschminkte Darstellung der kritischen Aspekte: der zunehmenden Privatisierung des Gesundheitswesens, der unvollständigen Umsetzung menschenrechtsbasierter, vernetzt arbeitender Dienste, des häufigen Gebrauchs von Fixierungen. Gesundheitsdienste und Vereine, Kooperativen, Universitäten, Schulen, Theater, Festivals, Tagungen, Filme, Ausstellungen, Künstler*innen vieler Genres nehmen im »Basaglia-Jahr« auf die Geschichte der Reform, auf die Themen der psychischen Gesundheit, Verrücktheit, Stigmata, Rechte, Zwang und Inklusion Bezug; sogar mit der Emission einer Briefmarke und im Parlament ist das ehemalige »Enfant terrible« geehrt worden.

Das Werk Franco Basaglias und Franca Ongaros und ihre (Team-)Arbeit können heute als europäisches, internationales Kulturgut betrachtet werden. Die Autor*innen möchten dazu einladen, die Auseinandersetzung bzw. den grenzüberschreitenden Austausch mit diesem Erbe zu vertiefen und zu aktualisieren.

Autorinnen und Autor

Kirsten Maria Düsberg, Kulturarbeiterin, Soziologin, realisiert grenzüberschreitend Forschungs- und kulturelle Projekte zur Geschichte der Psychiatrie(-kritik) und -reformen; EX-IN-Trainerin; von 1996 bis 2017 Mitarbeiterin der sozialen Kooperativen im Projekt der Auflösung des psychiatrischen Krankenhauses und in den Diensten der Psychischen Gesundheit von Udine, Friaul-Julisch Venetien. Kontakt: kimduesberg@gmail.com

Luciana Degano Kieser, Master of Public Health, Fachärztin für Psychiatrie, systemische Therapie, ehemalige Landesbeauftragte für psychische Gesundheit des Landes Berlin. Langjährige Erfahrung in der psychiatrisch-psychosozialen Versorgung in Deutschland und in Italien.

Kontakt: lucianadegano@googlemail.com

Thomas Becker, Facharzt für Neurologie, Psychiatrie und Psychotherapie, war nach Stationen in Turin, Hamburg, Marburg, Würzburg, London und Leipzig zwanzig Jahre lang Ärztlicher Direktor der Klinik für Psychiatrie und Psychotherapie II der Universität Ulm am Bezirkskrankenhaus Günzburg. Er hat sich wissenschaftlich mit Themen der psychiatrischen Versorgungsforschung beschäftigt, seit April 2022 (Emeritierung) ist er Seniorprofessor an der Medizinischen Fakultät der Universität Leipzig.

Kontakt: Thomas.Becker@medizin.uni-leipzig.de

Literatur

Babini, V. P. (2009): Liberi Tutti. Manicomi e psichiatria in Italia: una storia del Novecento. Bologna: Il Mulino.

Barbui, C.; Papola, D. & Saraceno, B. (2018): The Italian mental health-care reform: Public health lessons. In: *Bulletin of the World Health Organisation,* 96, S. 731–731A.

Basaglia, F. (Hg.) (1973): Die negierte Institution oder Die Gemeinschaft der Ausgeschlossenen. Ein Experiment der psychiatrischen Klinik in Görz. Frankfurt a. M.: Suhrkamp.

Basaglia, F. (Hg.) (1974/1981): Was ist Psychiatrie? Frankfurt a. M.: Suhrkamp.

Basaglia, F. (2002): Die Entscheidung des Psychiaters. Bilanz eines Lebenswerkes. Köln: Psychiatrie Verlag (im Original: Conferenze Brasiliane, 1979).

Basaglia, F. & Gallio, G. (1992): La vocazione terapeutica. Per un'analisi critica alla »via italiana« alla riforma psichiatrica (1950–1978). In: Debernardi, A.; Mezzina, R. & Norcio, B. (Hg.): Salute mentale. Pragmatica e complessità. Bd. 2: Per la Salute Mentale, S. 549–578.

Braudel, F. (1977): Geschichte und Sozialwissenschaften. Die longue durée. In: Bloch, M.; Braudel, F. & Febvre, L. (Hg.): Schrift und Materie der Geschichte. Vorschläge zu einer systematischen Aneignung historischer Prozesse. Frankfurt a. M.: Suhrkamp, S. 47–85.

Burns, T. (2020): The United Kingdom's rejection of Basaglia. In: Burns, T. & Foot, J. (Hg.): Basaglia's International Legacy. From Asylum to Community. Oxford, UK: University Press, S. 175–190.

Burns, T. & Foot, J. (Hg.) (2020): Basaglia's International Legacy. From Asylum to Community. Oxford, UK: Oxford University Press.

Colucci, M. & Di Vittorio, P. (2001): Franco Basaglia. Milano: Mondadori.

Fioritti, A. (2018): Is freedom (still) therapy? The 40th anniversary of the Italian mental health care reform. In: *Epidemiology and Psychiatric Sciences,* 27, S. 319–323.

Foot, J. (2015): The man who closed the asylums: Franco Basaglia and the revolution in mental health care. London New York: Verso Books.

Guaiana, G.; Bastiampillai, T.; Allison, S. & O'Reilly, R. (2019): Basaglia's impact. In: *Lancet Psychiatry,* 6, 2, S. 94 f.
DOI: 10.1016/S2215-0366(18)30506-6. PMID: 30686394.

Jones, K. & Poletti, A. (1985): Understanding the Italien experience. In: *British Journal of Psychiatry,* 146, S. 341–347.

Jones, K. & Poletti, A. (1986): The »Italian experience« reconsidered. In: *British Journal of Psychiatry,* 148, S. 144–150.

Marazia, C.; Fangerau, H.; Becker, T. & Söhner, F. (2020): »Visions of another world«: Franco Basaglia and German reform. In: Burns, T. & Foot, J. (Hg.): Basaglia's International Legacy. From Asylum to Community. Oxford, UK: Oxford University Press, S. 227–244.

Martinelli, A. & Iozzino, L. (2019): Mental health supported accommodation services in England and in Italy: A comparison. In: *Social Psychiatry and Psychiatric Epidemiology,* 54, 1. DOI: 10.1007/s100127-019-01723-9.

Mezzina, R. (2018): Forty years of the Law 180: The aspirations of a great reform, its successes, and continuing need. In: *Epidemiology and Psychiatric Sciences,* 27, S. 336–345.
Novello, M. & Gallio, G. (2023): Franco Basaglia e la psichiatria fenomenologica. Modena: Stem Mucchi Editore SrL.
Pulino, D. (2016): Prima della Legge 180. Psichiatria, amministratori e politica (1968–1978). Merano: Edizioni Alphabeta Verlag.
Saraceno, B. & Sashidharan, S. P. (2020): Basaglia's international influence. In: Burns, T. & Foot, J. (Hg.): Basaglia's International Legacy. From Asylum to Community. Oxford, UK: Oxford University Press, S. 79–93.
Sashidharan, S. P.; Mezzina, R.; Saraceno, B.; Rosen, A.; Davidson, L.; Frances, A. & Kendall, T. (2019): Basaglia's impact. In: *Lancet Psychiatry,* 6, 2, S. 95 f.. Doi: 10.1016/S2215-0366(18)30512-1.
Venturini, E.; Brandão Goulart, M. S. & Amarante, P. (2020): The optimism of practice. The impact of Basaglia's thoughts on Brazil. In: Burns, T. & Foot, J. (Hg.): Basaglia's International Legacy. From Asylum to Community. Oxford, UK: Oxford University Press, S. 113–128.
Wenzel-Jankowski, M. (2013): Einführungsvortrag »Der psychisch kranke Mensch in der Gesellschaft: Von der Integration zur Inklusion«. LVR-Symposium Entwicklungsperspektiven der Psychiatrie. Köln.
Zavoli, S. (1969): I Giardini di Abele. Dokumentarfilm, 26'. Rai TV7.

Zeit zum Denken, Zeit für die Freiheit

Maria Angela Bertoni

»Das Bedürfnis, zu denken, ist dem Traum und der ihm innewohnenden Möglichkeit, Utopien zu schaffen, nah.«
Vito Mancuso

Wir leben heute in einem sich ständig aufheizenden Klima des Populismus, in dem unterschiedliche Standpunkte als sich gegenseitig ausschließende, verhärtete Gegensätze zwischen Individuen oder Gruppen aufeinandertreffen. Ständig werden wir aufgefordert, uns in einer konflikthaften Weise für- oder gegeneinander, für oder gegen eine Seite zu entscheiden. Die Coronapandemie hat in uns das Gefühl, wenn nicht gar die Gewohnheit hinterlassen, Gegner*innen von etwas oder von jemandem zu sein.

Die geopolitische Krise in der westlichen Welt, die Kriege, die in letzter Zeit in unserer Nähe explodiert sind, lassen uns täglich die Konkretheit menschlicher Gewalt spüren, die sich gegen einen Feind richtet, den es zu bekämpfen gilt. Kulturelle, teils pseudoreligiöse Fundamentalismen bedrohen die Errungenschaft der universellen Menschenrechte, ebenso bedrohlich ist ein Wirtschaftssystem, in dem sich die Interessen der wenigen fortwährend gegen die Bedürfnisse der vielen durchsetzen. Dies sind die Themen, die sich wie Blitze durch den Alltag der letzten Jahre ziehen.

Viele Menschen teilen die Einschätzung, in einem historisch kritischen Moment zu leben. Neben dem Gefühl der Verlorenheit entsteht so der Wunsch, ein Denken zu kultivieren, das imstande ist, uns und der Welt, zu der wir gehören, eine Perspektive zu eröffnen.

Wissenschaftler*innen und Künstler*innen zeigen auf, wie Kenntnisse und Wissen aus unterschiedlichen Disziplinen – aus der Philosophie, Anthropologie, Soziologie bis zu den Naturwissenschaften – miteinander verwoben werden können, um die Menschheit auf ihrer Suche nach neuen Wegen zu unterstützen, und soziale Bewegungen regen zur Teilhabe an demokratischen Prozessen und zum Engagement für die Verteidigung bedrohter Rechte an.

Das Bedürfnis, ohne Eile nachzudenken und Raum zu schaffen, um die komplexen Phänomene, die wir verstehen wollen und müssen, sorgfältig zu betrachten, erinnert mich an das Fragment eines Interviews, in dem der Journalist Sergio Zavoli (1968) Franco Basaglia fragt: »Wer ist der psychisch Kranke?« Basaglia zögert und erwägt die Möglichkeit, dass es nicht nur eine einzige allgemeingültige Antwort auf diese Frage gibt. Basaglias Haltung, die Art und Weise, in der er sich mit den Fragen danach, was Psychiatrie, Krankheit und Gesundheit sind, grundsätzlich auseinandersetzt, öffnet einen weiten Horizont, in dem die Komplexität den Ausgangspunkt sowohl für die Erkenntnis als auch für den »Kompass« darstellt, der Orientierung für die Praxis bietet – für eine Praxis der Cura (Sorge) im Territorium, die auf der Integration von Kompetenzen und Rollen unterschiedlicher Disziplinen, der Diversifizierung von Dienstleistungen sowie auf der Achtung der Menschenrechte und der Bedürfnisse jedes Einzelnen basiert (Ongaro Basaglia 2012, siehe ihren Beitrag im vorliegenden Buch).

Basaglias Haltung ist von der Phänomenologie beeinflusst, die uns die Epoché lehrt: innezuhalten, offen zu sein, das schon Gewusste wie auch das Urteil zurückzuhalten. Als Studien- und Arbeitsmethode lädt sie uns ein, auf die Qualität unseres Handelns zu achten und uns nicht von der Dringlichkeit des Machens überwältigen zu lassen. Durch offenes, zugewandtes Zuhören entsteht in der therapeutischen Beziehung ein Raum, in dem »die wirklichen Probleme« zum Vorschein kommen können (»per far affiorare i problemi reali«, Basaglia 1982, S. 361, siehe seinen Beitrag im vorliegenden Buch). Das italienische Verb »affiorare« – »auftauchen, sich zeigen, an die Oberfläche dringen« – suggeriert einen Prozess, der durch Warten, Langsamkeit und Aufschub der Aktion charakterisiert ist. Zeit zum Nachdenken ist das, was uns heute fehlt, ebenso wie Kontemplation, Revolution, Poesie.

In einer Welt, die vom Jasagen, vom Konformismus, von der unkritischen Akzeptanz von Denkmustern bestimmt wird, brauchen wir Stille und das Zuhören, um »die Luft zirkulieren zu lassen« und unsere »Unauthentizität« zu hinterfragen (Han 2023, S. 60 und 62). Erfolgsdruck, Leistung, Wettbewerb, Hyperaktivität, Hypertechnologie und Hyperkommunikation entfernen uns vom wirklichen Leben, von der Möglichkeit, eine Welt in ihrem Werden zu gestalten.

Zeitgenössische Denker*innen wie schon Franca Ongaro und Franco Basaglia fordern uns auf, die grundlegenden Fragen und Probleme dieser Welt in den Blick zu nehmen: das Herr-Knecht-Modell, die Beziehung von Subjekt und Objekt, Mann und Frau, die ungerechte Art und Weise, mit der wir auch andere Lebensformen behandeln.

Der Blick auf die Dienste der Psychischen Gesundheit spiegelt unsere existenzielle Krise wider. Die Verarmung der Ressourcen, die für das öffentliche Gesundheitswesen und die psychische Gesundheit bereitgestellt werden, kann nicht durch die Ausbeutung der Mitarbeitenden, durch Leistungsaktivismus ausgeglichen werden. Für den Prozess der De-Institutionalisierung (Rotelli 1988/1999; siehe auch seinen Beitrag im vorliegenden Buch) – eine *kontinuierliche Transformation, die niemals aufhört* – sind sowohl Zeit zum Innehalten als auch Zeit zum Handeln notwendig, zwei Komponenten, die zusammenwirken und sich gegenseitig befruchten. Lasst uns Pausen der Stille schaffen, die ein freies Denken ermöglichen, das Vorbedingung für den offenen Austausch zwischen Mitarbeitenden und Erfahrenen ist. So können Widersprüche zum Ausdruck kommen und gemeinsam Handlungsmöglichkeiten und eine Praxis der Sorge erkundet werden, die dem Wohle eines jeden wie dem kollektiven Gemeinwohl dienen.

Übersetzung: Kirsten Maria Düsberg

Maria Angela Bertoni, Fachärztin für Psychiatrie. Hat von 1994 bis 1999 im Team zur Schließung des psychiatrischen Krankenhauses Udine mitgearbeitet; war anschließend Leiterin des ersten Zentrums mit 24h/7 Tage-Dienst des Departments für Psychische Gesundheit Udine, dann Primarärztin desselben Zentrums Udine Süd bis 2021. Schwerpunkte: Reflexionen zur Theorie und Praxis der Cura/Sorge, Deinstitutionalisierung, und Mental Health, engagiert sich in der Kampagne für den Erhalt des öffentlichen Gesundheitssystems und speziell für die Dienste der Psychischen Gesundheit in Friaul und Italien.

Literatur

Basaglia, F. (1981): Ideologia e pratica in tema di salute mentale. In: Ders.: Scritti II: 1968–1980. Torino: Einaudi, S. 354–361.

Han, B.-C. (2023): Vita contemplativa o dell'inazione. Mailand: Nottetempo.

Ongaro Basaglia, F. (2012): Tutela, diritti e saperi disciplinari In: Dies.: Salute/Malattia Le parole della medicina. Merano: Alphabeta Verlag, S. 249–258.

Rotelli, F. (1988/1999): L'istituzione inventata. In: Ders.: Per la normalità. Taccuino di uno psichiatra negli anni della grande riforma. Trieste: Asterios ed., S. 133–141.

Zavoli, S. (1968): I Giardini di Abele. Dokumentarfilm, 26'. Rai TV7.

Teil I
Denken, Sprechen, Handeln

Zum Thema psychische Gesundheit: Ideologie und Praxis

Vortrag

Franco Basaglia

Ich bin dankbar für die Einladung, dieses Gespräch an einem so angesehenen Ort wie der Universität Rom führen zu können, da meine Arbeitsstätte eine Anstalt ist, ein Ort, der von jeher nicht sehr prestigeträchtig ist. Ich weiß, dass zu diesen Seminaren auch andere Referenten eingeladen wurden, die in der Psychiatrie mit einer herkömmlichen »aseptischen« Haltung arbeiten, bei der der technisch fachliche Diskurs dominiert, ohne soziopolitische Fragen zu berücksichtigen [zum Konzept des »Technikers« und des »Intellektuellen« siehe Basaglia & Ongaro Basaglia 1980, d. Ü.]. In der Tat stehen wir heute einerseits Personen gegenüber, die sich selbst als »Wissenschaftler« betrachten (sie glauben eine neutrale Diskussion zu führen, die die komplexe Problematik der Krankheit von einem neutralen Standpunkt aus thematisiert), und andererseits Personen, die eine Reihe von Fragen aufwerfen, die die politischen Implikationen jeglichen fachlichen Handelns mitbedenken. Zwischen beiden besteht immer noch eine klare Trennung, zumal Letzteren mangelnde wissenschaftliche Glaubwürdigkeit vorgeworfen wird. Und doch wäre es wichtig, zu verstehen, was das für eine »Wissenschaft« ist, die von »Wissenschaftlern« so energisch verteidigt wird.

Ich möchte zunächst darüber sprechen, wie Psychiatrie heute gelehrt wird. Dieses Fach wird derzeit an Orten wie diesen, also an der Universität, unterrichtet. Es sollte aber nicht hier gelehrt werden. Hier können nur Worte vermittelt werden. Heutzutage kann ein Student nichts über die Psychiatrie erfahren, wenn er die Praxis nicht kennt. Er lernt nur Definitionen, mit denen er Schizophrenie, manisch-depressive Psychose, Hysterie etc. klassifiziert. Wenn er dann Arzt wird und ein »Verrückter« in seine Praxis kommt, ist das Einzige, was er gelernt hat zu tun, ihn direkt in eine psychiatrische Anstalt einzuweisen, wenn er arm ist, oder in eine Privatklinik, wenn er es sich leisten kann.

Unsere Universität ist absolut nicht in der Lage, Ärzte auszubilden, die in der Lage wären, die Bedürfnisse der leidenden Menschen zu erkennen und auf sie einzugehen, weil ihnen diese Bedürfnisse vollkommen fremd sind. Daher ist es notwendig, aus dem universitären Milieu hinauszugehen und sich in die psychiatrischen Anstalten zu begeben – oder jedenfalls nach draußen –, um die Erkrankten zu sehen, ihnen zu begegnen, sie kennenzulernen und ihre Probleme zu verstehen. Außerdem sollte der Student über Prävention aufgeklärt werden. Was hier aber gemacht wird – und zwar schlecht –, ist, eine Krankheit erst dann zu behandeln, nachdem sie bereits ausgebrochen ist. Man erfährt nicht, wie es möglich ist, den Krankheiten vorzubeugen und Bedingungen zu ihrer Vorbeugung zu schaffen, noch weiß man, was es bedeutet, die Gesundheit zu fördern und zu erhalten.

Ich möchte ein Beispiel nennen: Ich unterrichte Hygiene (Igiene Mentale / Public Mental Health) an der Universität Parma. Dort habe ich nur einen Lehrauftrag und bin daher nicht wirklich Teil des akademischen Lehrkörpers. Vor Kurzem musste ich zwei Medizinstudenten und einen Jurastudenten prüfen. Ich fragte den Jurastudenten, ob er von der Existenz eines Gesetzes wisse, das die Behandlung und den Umgang mit psychischen Krankheiten regele. Er antwortete, dass er in seinem Kurs noch nicht an diesem Punkt angelangt sei. Auf jeden Fall wisse er nichts über die Existenz eines solchen Gesetzes. Ich fragte denselben Studenten, was er tun würde, wenn er sich auf der Straße einer geistig »gestörten« Person gegenübersähe, die ihn beleidigen oder schlagen würde. Er stimmte zu, dass es ein Gesetz zur Regelung dieser Art von Problemen geben müsse.

Ich stellte einem der Medizinstudenten die gleiche Frage und er antwortete, dass er den Notruf anrufen würde. Ich fragte den zweiten, wie er mit einem Akutpatienten umgehen würde, und er antwortete, dass er ihm eine Ampulle Largactil verabreichen würde.

Ist das die Ausbildung, die ein Medizin- und Jurastudent an der Universität erhalten sollte? Ist ein Arzt mit solch einer Haltung in der Lage, die Probleme seiner Patienten anzugehen und zu bewältigen? Angesichts dieser Tatsachen müssen wir uns fragen, was wir eigentlich lehren und wie wir uns mit der komplexen Problematik der psychischen Krankheit auseinandersetzen sollen. Handelt es sich ausschließlich um ein Problem der öffentlichen Ordnung, um ein Gesundheitsproblem oder um etwas anderes?

Das Fach Psychiatrie kann nicht in der Aula einer Universität unterrichtet werden, auch wenn diese die allseits anerkannte Heimstätte der Kultur ist.

Hier in Rom sollte Psychiatrie dagegen im psychiatrischen Provinzkrankenhaus Santa Maria della Pietà unterrichtet werden. Dann würden die Dozenten selbst in eine Krise geraten, da sie mit der praktischen Anwendung der Wissenschaft, deren Vertreter sie sind, konfrontiert würden. Es ist also notwendig, die Probleme der psychisch erkrankten Menschen dort anzugehen, wo sie das eigene Leiden zum Ausdruck bringen, dort, wo sie hingeschafft werden, um sie zu behandeln, dort, wo sie offiziell eingewiesen werden, um sie zu heilen, und wo sie in Wirklichkeit einfach interniert und zerstört werden. Man muss wissen, worin die Praxis der Psychiatrie wirklich besteht, um zu verstehen, inwieweit diese Wissenschaft rein ideologischer Natur ist.

Ich glaube, dass keiner von uns, wenn er erkranken würde, in einer psychiatrischen Anstalt landen möchte. Jeder von uns würde sich weigern, wenn er die Möglichkeit hätte, in solch einer Institution behandelt zu werden. Man kommt in die psychiatrische Anstalt rein, weiß aber nicht, ob man wieder rauskommt. Die dort Eingelieferten können ihr Erleben und ihre Erkrankung nicht zum Ausdruck bringen. Ein Arzt muss wissen, was »Geistes-Krankheit« für unsere Kultur bedeutet, und gleichzeitig versuchen, zu verstehen, warum die einzige Antwort, die es darauf gibt, die Internierung ist, die letztendlich nur ein Akt unmenschlicher Gewalt ist. Er sollte verstehen, welche Personen und warum im Netz der Institution landen und warum sich andere dem entziehen können; warum eine Genesung für einige möglich und vorgesehen ist und für andere nicht, und er sollte auch verstehen, auf welche Weise und aus welchem Grund diese Art fachlicher Intervention zu einer legalisierten Menschenvernichtung führt.

Soziale Faktoren haben in der Psychiatrie in den letzten Jahren eine enorme Bedeutung erlangt, in Wirklichkeit aber haben sie immer schon im Vordergrund gestanden, denn die Psychiatrie war immer schon »sozial«. Das psychiatrische Krankenhaus mit seinen Regeln wurde gegründet, weil es von Anfang an eine explizite gesellschaftliche Funktion hatte, nämlich die Situationen und Menschen, die das Gleichgewicht sowie die Ordnung der Gesellschaft störten, auszugrenzen und zu kontrollieren. Dies ist im Wesentlichen der Grund, warum der erkrankte Mensch marginalisiert wird. Das bedeutet aber auch, dass der psychisch erkrankte Mensch unter einer doppelten »Krankheit« leidet: seinem seelischen Leid und der gesellschaftlichen Ausgrenzung, der er ausgesetzt wird.

Zu diesen kommt noch ein drittes Leid hinzu: jenes, das die psychiatrische Institution verursacht. Wir müssen uns dieser Probleme und Widersprüche bewusst werden. Wir müssen uns bewusst werden, welche Antworten unsere gesellschaftliche Organisation auf das Problem der (psychischen) Erkrankung gibt. Die Gesellschaft akzeptiert psychisch kranke Menschen nicht und erschafft darum eine zusätzliche Krankheit: die Marginalisierung, deren Vollzug an die psychiatrische Anstalt delegiert wird. Aber diese zusätzliche Krankheit ist der untergeordneten (subalternen) Klasse vorbehalten, die, wenn sie einer Behandlung bedarf, Opfer von Ausgrenzung und Hospitalisierung wird. Die Gesellschaft muss sich die Frage stellen, inwieweit sie im soziogenetischen Sinne selbst für bestimmte psychische Störungen verantwortlich ist und wie diese durch die Maßnahmen zu ihrer Behandlung noch verstärkt werden.

In der Praxis wird an diesem Punkt deutlich, dass die Wissenschaft nie im Dienst des Patienten gestanden hat. Die Wissenschaft nutzt ihre fachlichen Kenntnisse, um den Patienten zu eliminieren, auszuschließen und einzusperren, zumindest, wenn es sich um einen Patienten handelt, der aufgrund seiner sozialen Klasse keine wirtschaftliche oder kulturelle Macht hat, mit der er sich dem Vollzug der therapeutischen Maßnahme widersetzen könnte. Die Praxis hat bestätigt, dass Medizin im Allgemeinen und die Psychiatrie im Besonderen keine neutralen Wissenschaften sind, die sich der Heilung der erkrankten Menschen widmen, denn ansonsten würden sie diese behandeln und viele psychisch Erkrankte könnten genesen und wieder in die Gesellschaft integriert werden, wie es für Angehörige der herrschenden Klasse üblicherweise geschieht.

In Bezug auf die psychiatrischen Anstalten gilt: Sie entstanden aus dem Geist der Aufklärung, die dem Wahnsinnigen nicht mehr als einen von »dämonischen« Kräften besessenen Menschen betrachtete, sondern ihm eine neue Würde, die des »kranken Menschen«, zuerkannte. Und doch wurde die psychiatrische Anstalt nicht als Ort geschaffen, an dem die Medizin im Sinn des Positivismus ihren Forschungs- und Therapiegegenstand fand, sondern sie wurde nach den Vorgaben einer Wissenschaft gestaltet, welche die Krankheit nach ihrem eigenen Bilde und den eigenen Vorstellungen formte. Um dieses Konzept zu veranschaulichen: Als Jean-Martin Charcot in Paris psychische Symptome erzeugte bzw. [bei seinen Patientinnen, d. Ü.] hervorrief, verwandelte sich das Krankenhaus, in dem sie produziert wurden, selbst zu so etwas wie einer großen ansteckenden Krankheit, entsprechend den Vorstellungen des Arztes. Auch in späteren Epochen wurden die Krankheit und ihre Symptome durch neue therapeutische Ansätze und Ausrichtungen beeinflusst und konditioniert.

Damit möchte ich nicht sagen, dass die Krankheit nicht existiert, sondern dass wir eine Symptomatik erzeugen – die Art und Weise, wie eine Krankheit sich ausdrückt –, die in Beziehung zu unseren Vorstellungen darüber steht, wie wir mit der Krankheit und den Symptomen umgehen sollten. Denn die Krankheit findet ihren Ausdruck, ihre Form auch in Relation zu den Maßnahmen, die wir ergreifen, um sie zu behandeln. Der Arzt wird zum Verwalter der Symptome und schafft eine Ideologie, die das Fundament der psychiatrischen Anstalt bildet und die sie aufrechterhält. Nur so kann er die Widersprüche beherrschen und unterdrücken, die durch die Krankheit ausgedrückt werden. Aber sein fachliches Handeln beschränkt sich lediglich darauf, eine Gewalt wissenschaftlich zu rechtfertigen, die nur der Verteidigung des Fachpersonals und ihrer Institutionen dient, und sicherlich nicht dem Verständnis des Leidens des Erkrankten. Sobald die Diagnose feststeht, *wird* der leidende Mensch diese Diagnose, sodass der Zusammenhang zwischen dem Symptom und seiner Lebensrealität verschwindet und nicht mehr erkennbar ist. So verliert der Kranke in den Augen des Arztes seine ihm eigene Problematik, denn die unterschiedlichen Kategorien, Unterteilungen und die gesamte ideologische Festung der Psychiatrie sind so beschaffen, dass er diese Problematik von sich fernhalten und sich vor ihr verteidigen kann. Die Ordnung und der widersprüchliche Charakter der Anstalt basieren in Wirklichkeit auf der Vernichtung und Zerstörung des Insassen.

Wenn an der Universität also Psychiatrie gelehrt wird, geht es eigentlich um eine Ideologie, die die Funktion hat, die Widersprüche, die der Patient darstellt, zu verdecken. Diese Widersprüche und sein Leiden kennen wir nicht und wir versuchen auch nicht, sie zu erforschen. In Wirklichkeit stört der erkrankte Mensch irgendwie, hält sich nicht an die Regeln und stellt diese – wenn auch auf konfuse Weise – infrage, also muss man allein dieser betroffenen Person die Verantwortung für diese Infragestellung anlasten, und das geschieht, indem festgestellt wird, dass sie behandelt werden muss; und sie wird behandelt, in dem man sie interniert.

Aber auch der Arbeiter »stört«. Wenn ein Fabrikarbeiter zum Beispiel nervt, faul ist oder Probleme hat, die ihn als faul erscheinen lassen, wird er letztendlich zum Krankenkassenarzt gehen [das Krankenkassensystem wurde in Italien mit dem Inkrafttreten des Gesetzes L.833/1978 abgeschafft, d. Ü.]. Dieser löst das Problem, indem er den Widerspruch, den dieser Mensch äußert, verdeckt und ihn »krankschreibt«. Er schreibt ihn krank, indem er dessen Unwohlsein, das auch anderer Natur sein könnte, als Krankheit definiert oder indem er die Krankheit, die auf die Schädlichkeit der Fabrik zurückgeführt werden könnte, auf ein individuelles Problem des Kranken reduziert. Da gibt es keinen Unterschied zwischen der Psychiatrie und der übrigen Medizin.

Das heißt nicht, dass psychische Erkrankungen oder Krebserkrankungen nicht existieren würden. Krebs und psychische Erkrankungen existieren als konkrete Tatsachen, aber diese werden transzendiert und zu einer Ideologie gemacht. Denn es kommt darauf an, die Krankheit so zu handhaben und zu kontrollieren, dass sie nicht etwas zum Ausdruck bringt, das über die einfache und rohe Tatsache des Symptoms hinausgeht.

Um ein weiteres Beispiel zu nennen: Als Ärzte sind wir verpflichtet, uns um die Organisation des sozialen Umfelds zu kümmern, in dem wir arbeiten. Ich leite ein psychiatrisches Krankenhaus und habe den Auftrag, die Provinz so zu organisieren, dass auf die Bedürfnisse der Kranken Antworten gefunden werden können. Nun, ich teile die Stadt in fünf Zonen ein und schaffe ein Netz von Einrichtungen, weil ich denke, dass ich so dieser Aufgabe am besten nachkomme. Wenn der Zweck dieser Maßnahme jedoch der Schutz der öffentlichen Ordnung ist und nicht der, eine Antwort auf die Bedürfnisse zu geben, die in der Krankheit ihren Ausdruck finden, wäre es einfacher, nützlicher und effizienter, wenn all dies dem Polizeipräsidenten und nicht dem Psychiater anvertraut werden würde, denn der ist in der Lage, mit der Logik [seines Apparats] und seinen Kontrollmitteln in der Stadt die Ordnung aufrechtzuerhalten und damit auch die Kontrolle über die Krankheit auszuüben.

Wenn ich die Dienste der Pflichtversorgung in einer bestimmten Region (Provinz) oder eines bestimmten öffentlichen Sektors organisiere, wie kann ich auf die Bedürfnisse der leidenden Menschen eingehen, wenn ich aufgrund der Logik, in der wir uns bewegen, gezwungen bin, eine Organisation zu schaffen, die ihre eigenen Bedürfnisse in den Vordergrund stellt und nicht die Bedürfnisse der Patienten?

Eine gute Gesellschaftsordnung sollte sicherstellen, dass der erkrankte Mensch seine Krankheit als Teil seiner Lebenserfahrungen wahrnehmen bzw. leben kann. Und der Arzt sollte nicht zum bloßen Kontrolleur oder Verwalter dieser Krankheiten werden, denn in diesem Fall würden wir wieder nur eine »soziale Psychiatrie« schaffen, die auf die Belange und Interessen der Gesellschaft ausgerichtet ist und nicht auf die Bedürfnisse aller. Ich glaube, dass das der Grund ist, warum die Psychiatrie und allgemein die Medizin in Italien extrem politisiert wurden: weil sie den Interessen einiger weniger dienen und die Menschen krank machen.

Aber können wir eine andere Art von Krankenhaus schaffen? In dem Krankenhaus, in dem ich arbeite, befinde ich mich in einer Situation (dies ist das dritte Mal), in der, sobald erste Widersprüche auftauchen, sofort die politische, juristische etc. Repression auftritt, die uns daran hindert, die begonnene Arbeit fortzusetzen. Das ist alles sehr seltsam. Wenn eine Organisation zu funktionieren beginnt in dem Sinne, dass die Patienten beginnen, ihre Bedürfnisse zu äußern, und auf diese eingegangen wird, und wenn die Beziehung zwischen Institution und Insassen nicht mehr nur von Gewalt und Dominanz geprägt ist, dann wird darauf mit Unterdrückung und Repression geantwortet.

Sie werden die Arbeit der Gruppe in Gorizia verfolgt haben. Genau in dem Moment, als die große Mehrheit der Patienten für geheilt erklärt worden war, mussten die Ärzte gehen, weil sie nicht weiterarbeiten konnten: Die Art von Ansätzen und Lösungsvorschlägen, die sie für die Internierten einforderten, hatten nichts mehr mit der herkömmlichen Psychiatrie zu tun. Es ging um Hilfsleistungen und Maßnahmen, welche die finanzielle und soziale Lage [der Patienten] betrafen und die die Verwaltung offensichtlich nicht umsetzen wollte, indem sie sich darauf berief, dass die Fachpersonen »Techniker« seien und sich nicht in die politischen Angelegenheiten einmischen sollten. Da die Institution der Anstalt eine explizite sozialpolitische Funktion hat, nämlich die Kontrolle der Marginalisierung der Angehörigen der subalternen Klasse (die einzigen, die unsere Anstalten bevölkern), üben die Fachkräfte von jeher eine politische Funktion aus. Sie werden allerdings daran gehindert, die Zielrichtung dieses politischen »Auftrags« zu ändern, das heißt, sie dürfen ihr berufliches Handeln nicht in den Dienst des Schutzes und der Verteidigung der Klasse stellen, die sie stattdessen unterdrücken sollen. An diesem Punkt erfolgt die Repression.

Warum hatte zum Beispiel die Arbeit in dem psychiatrischen Krankenhaus in Triest, das sich auf dem Weg zur Befreiung und Integration von 1.200 Patienten befindet, die sich heute ohne große Probleme in der Stadt bewegen, eine gerichtliche Repression zur Folge, die das Personal daran gehindert hat, ihre Arbeit fortzuführen? Das Problem liegt in der Beziehung zwischen fachlichem Handeln und Politik. Ein Arzt, der studiert und sich fortbildet, braucht eine neue Technik bzw. Methoden, um ein bestimmtes Gesundheitsproblem auf andere Weise anzugehen. Er erkennt, dass beispielsweise Schizophrenie nicht das ist, was in den Lehrbüchern beschrieben wird. Was einem in psychiatrischen Anstalten begegnet, ist ein Leiden, welches mit unzähligen anderen Faktoren vermischt ist und zu tun hat. Die Methoden, die ihm beigebracht wurden, nützen nichts, wenn er mit dem Leiden eines Menschen konfrontiert wird und nicht entschieden wird, was mit diesem Menschen geschehen soll: ob er rehabilitiert werden soll und will, ob es einen Platz für ihn in der Gesellschaft gibt und ob es gelingt, alle psychologischen und materiellen Bedingungen zu schaffen, die seine Genesung ermöglichen.

Beim gegenwärtigen Stand der Dinge muss der Prozess unterbrochen werden, bei dem der Mensch durch die fachlichen Methoden objektiviert wird, und zwar durch die Einbeziehung des subjektiven Elements in die Dynamik der Krankheit. Wenn der Arzt auf den Patienten zugeht, ist es nicht die neutrale, aseptische Methode, es ist nicht die »Pille«, die das Problem des Menschen lösen kann, der sowohl ein individueller als auch ein sozialer Mensch ist, sondern vielmehr die Identifizierung aller seiner Bedürfnisse. Und dies kann nur durch einen Moment der »Komplizenschaft«, der Anteilnahme geschehen, durch die Verbundenheit mit dem anderen, durch die ein Verständnis dafür entsteht, dass das Leiden beider Leiden ist. Opfer und Täter sind im selben institutionellen Käfig geschlossen: Der eine ist Objekt der Gewalt, der andere das Objekt, an das die Gewaltausübung delegiert wird.

Das Problem muss gemeinsam angegangen werden, damit für alle gute Lösungen gefunden werden können. In diesem Sinne muss der »Techniker«, der Fachexperte, aus dem Zustand der Isolation heraustreten, in dem ihn die »Wissenschaft« immer gehalten hat. Diese war nie die Garantie für die Seriosität und Qualität seiner Arbeit, sondern die Garantie dafür, dass die gesellschaftlichen Zusammenhänge automatisch in das Individuum verlegt wurden, in Form von Krankheit und Schuld. Das bedeutet, dass wir Ärzte dem Kranken auf Augenhöhe begegnen sollten, sodass wir zueinander finden und nicht mehr unterschieden sind. In diesem Moment, wenn wir die fachliche Technik nicht mehr anwenden, um uns vor dem anderen zu schützen und uns zu verteidigen, kommen die wirklichen Probleme an die Oberfläche, die zuvor durch Dominanz und Gewalt unterdrückt wurden.

Es ist also die Realität, in der wir leben, die uns daran hindert, die wirklichen Probleme anzugehen. Wir sind es gewohnt, Gesundheit von Krankheit und Gut von Böse zu unterscheiden, ohne uns zu fragen, was das eine und das andere ist. Wir sind es gewohnt, sofort die Andersartigkeit bzw. Diversität des anderen zu identifizieren, und dies legitimiert uns, auf ihn einzuwirken. Das bedeutet aber auch, dass nur die Feststellung dieser Diversität uns autorisiert, zu handeln, ohne von den Problemen, mit denen wir konfrontiert sind, wirklich berührt zu werden. Wir können nicht leben, ohne dem Aggressor einen Namen zu geben, aber für uns ist der Aggressor der Kranke. Diagnose und Behandlung werden zu einem Verteidigungsinstrument für uns. Wir leben in einer Realität, die auf Spaltung basiert, in einer sozialen Organisation, die uns tötet und die uns beauftragt, andere zu töten, um zu überleben. Es ist diese Realität, die anders sein sollte, und wir müssen dafür kämpfen, sie zu verändern, damit wir echte Antworten auf die sozialen Bedürfnisse der anderen finden können. Wir brauchen eine Gesellschaft, in der das soziale System nicht von denjenigen bestimmt wird, die es verwalten, sondern in der die Bedürfnisse aller die Qualität und Art der Antworten bestimmen.

Übersetzung: Alessandro Kieser, Luciana Degano Kieser, Kirsten Maria Düsberg- Sprachformal und begrifflich wurden im Text behutsam einige Anpassungen vorgenommen.

Literatur

Basaglia, F. & Basaglia-Ongaro, F. (1980): Befriedigungsverbrechen. Die Techniker des praktischen Wissens. In: Dies. (Hg.): Befriedigungsverbrechen. Über die Dienstbarkeit der Intellektuellen. Frankfurt a. M.: Europäische Verlagsanstalt, S. 11–54.

Franco Basaglia hielt diesen Vortrag an der Universität Rom am 28. Februar 1975. In: Basaglia, F. (1982): Scritti II: 1968–1980. Rom: Einaudi, S. 354–361.

Nach dem Krankenhaus im Territorium: Über Zerstörung, Transformation und Aufbau

Auszug aus einem Interview

Franco Basaglia & Ernesto Venturini

Man wirft uns eine übermäßige Tendenz zur Negation vor. Man wirft uns im Wesentlichen vor, dass es leichter und einfacher ist, zu zerstören als aufzubauen ... Stimmst du dem zu?

FRANCO BASAGLIA: Wenn man die Frage »objektiv« betrachtet, muss man natürlich sagen, dass es leichter ist, zu zerstören als aufzubauen. Das gilt sicherlich für Gegenstände, aber wenn es um das menschliche Leben geht, wie wir es verstehen, dann bekommen Zerstörung und Aufbau eine ganz andere Dimension. [...]

Man muss also sagen, dass es sehr schwierig ist, eine Institution zu zerstören, nicht zuletzt deshalb, weil eine öffentliche Institution nur abgeschafft werden kann, wenn dazu ein gesellschaftlicher Konsens geschaffen wird. Und es ist nicht immer leicht, diesen Konsens herzustellen, insbesondere in dem Moment, in dem die betreffende Institution grade Schritt für Schritt abgeschafft wird. Das ist nicht einfach, nicht einmal dann, wenn diese institutionelle Veränderung Teil eines umfassenden politischen Projekts der Linken ist, bei dem die gesellschaftlichen Widersprüche fast programmatisch erzeugt werden. Und es ist sicher nicht einfach, in Triest einen Konsens zu finden, weil aufgrund unserer »Hundert-Blumen-Politik« immer wieder Widersprüche auftauchen. Allerdings sind es gerade solche Situationen wie in Triest, die es uns ermöglichen, die Ungeheuerlichkeit und Absurdität der Psychiatrie als eine von der Gesellschaft isolierte Einrichtung aufzuzeigen.

Auf jeden Fall würde ich vorschlagen, einen weniger drastischen und unserer Arbeit angemesseneren Begriff zu verwenden: Ich würde von der »Transformation« eines Dienstes sprechen, der bis gestern durch die Anstalt repräsentiert wurde. Zwar könnte dann das von dir erwähnte Missverständnis verstärkt werden, wenn wir an das Gegenteil des Wortes Transformation denken, verstanden als Veränderung im Sinne von »einer Sache ein neues Gewand geben«, denn dann sprechen wir auch von »Manipulation«. Die Manipulation ist in der Tat ein Versuch, zu verhindern, dass die Subjektivität der betroffenen Menschen zum Ausdruck kommt, und dann erwächst aus Verdinglichung wieder eine Verdinglichung.

Vielleicht ziehen wir es aus diesen Gründen vor, anstelle des Wortes »Transformation« das Wort »Zerstörung« zu verwenden. Es bringt unser Bestreben zum Ausdruck, das zu verhindern, was nicht mehr geschehen darf: die Auslöschung des Menschen im Rahmen seiner institutionellen Laufbahn.

[...]

Es gibt jetzt ein Gesetz, das den »Tod« der Anstalten rechtlich verankert und die Bedeutung der territorialen psychiatrischen Dienste als »Alternative« [zum früheren System, d. Ü.] bestätigt. Aber ein Gesetz allein reicht nicht aus, um eine Veränderung der Realität herbeizuführen. Das Problem der praktischen Zerstörung der Anstalten bleibt also eine immer noch aktuelle und komplexe Frage: Was können wir diesbezüglich mit Blick auf unsere Erfahrungen in Triest sagen?

BASAGLIA: Ich habe bereits bei einer anderen Gelegenheit gesagt, dass ich mir im Nachhinein den Prozess der Zerstörung (im Sinne von »Überwindung«) der psychiatrischen Anstalt von Triest vorstelle wie das langsame Unterfangen, nach und nach ein großes Segelschiff zu zerstören. Mir kommt wieder das Bild des Narrenschiffes in den Sinn: Die Legende besagt, dass die Verrückten einst auf ein Schiff verfrachtet wurden, das dann auf dem Meer verschwand. In unserem Fall waren wir, solange die Anstalt existierte, auch auf diesem Schiff und konnten ebenfalls nicht aussteigen. Am Ende wären wir mit dem Schiff untergegangen und mit ihm wäre auch unsere institutionelle Existenz untergegangen.

Diesmal jedoch ist das Schiff langsam, aber sicher vor unseren Augen zerfallen. Auch diesmal befanden wir uns wieder auf dem Meer, zusammen mit den Internierten, aber nicht mehr in einem Zustand der Manipulation. Unsere Aktionen konnte uns nicht mehr zurückbringen, und mit unseren Strategien und Entscheidungen gaben wir eine Antwort auf die Frage, die die Internierten uns stellten. Und diese Antwort zerstörte das Schiff!

Es gibt ein Ereignis, das in überaus emblematischer Weise diese Sache verdeutlichte.

Eine lokale Zeitung aus Triest unternahm einmal den Versuch, eine bestimmte Situation zu instrumentalisieren, was ihr dann aber zum Nachteil gereichte. Sie hatte Leserbriefe veröffentlicht, die an die Redakteure der Zeitung geschickt worden waren, in denen die Nöte und das »Unbehagen« der Stadt bezüglich der Abschaffung des psychiatrischen Krankenhauses offen zum Ausdruck kamen. Als diese Briefe nach und nach zur Kenntnis genommen wurden, wurde immer deutlicher, dass es ein Schiff gab, das dabei war, unterzugehen, dass es jedoch ein Schiff ohne Rettungsboote war! Nun, ich sage, dass das, was zunächst so aussah, als ob es ein Scherz sei – die gekappten Taue, das Abschneiden der Wanten, die Löcher im Rumpf, die besagten: »Seht, das Schiff sinkt« –, nun, all das wurde allmählich zu einer ernsten Angelegenheit: Die Takelage brach zusammen, das Wasser drang in die Löcher ein und das Schiff sank tatsächlich.

Natürlich warfen uns unsere Kritiker, aber auch unsere »Freunde«, die sich ab einem bestimmten Zeitpunkt »gezwungen« sahen, die Kritiken zu berücksichtigen, Spontanismus vor. Es stimmt, dass wir der Stadt Unannehmlichkeiten zugemutet haben, weil unsere Taten, unsere Antworten anders waren, als es von uns erwartet wurde. Aber gleichzeitig konnten wir mehr und mehr feststellen, dass die Fragen selbst sich veränderten, seitens der Bevölkerung wurden andere Fragen und Forderungen an uns gestellt. Es gibt unzählige Beispiele aus dem Leben innerhalb und außerhalb des Krankenhauses, die dies belegen.

Ich erzähle meist von einem Streik der Krankenpfleger in dem psychiatrischen Krankenhaus. Bei dieser Gelegenheit wurde mir klar, dass der Diskurs nunmehr lanciert war, dass es keinen Weg mehr zurück gab. Die Krankenpfleger wollten aus Protest die offenen Stationen schließen. Es war offensichtlich, dass sie in diesem Moment die Bedeutung der Öffnung des Krankenhauses verstanden, denn mit diesem Protest drohten sie zu dem früheren regressiven Zustand zurückzukehren. Aus diesem Akt entstand ein neues gewerkschaftliches Bewusstsein: Natürlich war es noch ein obskures, unklares Bewusstsein, das sich langsam verbreitete, aber es entwickelte sich allmählich, ob die Krankenpfleger es wollten oder nicht.

Um die Metapher fortzusetzen, könnte man sich daran erinnern, dass Cortéz, um das Aztekenreich zu erobern, seine Schiffe zerstörte. Das war vielleicht das Einzige, was er tun konnte, und es ist sicherlich das Einzige, was wir tun können. Es sind nicht die Kompromisse, die diese Probleme lösen können.

Ich bin mir natürlich der Gefahr bewusst, die in dem liegt, was ich sage. Ich weiß auch, dass es eine Situation gibt, in der wir gefoltert, zerrissen, zerstört werden können, aber wir haben keine Alternative. Die haben wir zusammen mit den Schiffen verbrannt, als wir den Beschluss gefasst haben, keine Technik zu entwickeln, die die Bedürfnisse der Menschen mit vorgefertigten Antworten manipulieren würde, sei sie auch mehr oder weniger fortgeschritten.

Und so müssen wir, um zu überleben, mit allen Mitteln versuchen, die Segel, das Ruder, die Krümmer, die Luken, die Laderäume und die Schotten dieses Schiffes zu zerstören, und zwar bis zum Ende. Denn dieses Schiff kann nicht in Brand gesteckt werden und wird nicht sinken, wenn wir es nicht Stück für Stück zerstören.

Sie werden mir sagen, dass jede Zerstörung Opfer mit sich bringt: Sie bringt sicherlich Unannehmlichkeiten! Aber die Opfer und die Unannehmlichkeiten wären viel größer, wenn das Schiff weiterexistierte und eine Situation des komplizenhaften Verschweigens fortlebte, die die Gewalt der psychiatrischen Institution verschleierte. Tatsache ist, dass die Problematik des Schiffes in der Problematik des Territoriums aufgehen muss, sonst werden die Widersprüche des Meeres, das manchmal ruhig und manchmal rau ist, nie zum Vorschein kommen. Die Irrenanstalt und der Tod, den sie verkörpert, sind Elemente, die auch das Territorium [die Gemeinde] belastet, und wenn die Anstalt nicht zerstört wird, wird das Territorium selbst immer verseucht bleiben. Man kann im Schatten der Anstalt kein Leben im Territorium schaffen, wenn dort das Spiegelbild der Irrenanstalt fortlebt, wenn das Territorium selbst in der Anstalt lebt und sich als Anstalt reproduziert.

Die Diskussion darüber, ob wir die alternative psychiatrische Arbeit vom Krankenhaus oder vom Territorium aus beginnen sollten, ist also wirklich ein naives und abstraktes Problem. Ich glaube wirklich, dass die Dinge im Territorium unverändert auf dem gleichen Ausgangsniveau bleiben werden, wenn das Schiff nicht zuerst versenkt wird. Wenn das Schiff noch weiterfährt, mit den Verrückten an Deck und in den Laderäumen, dann bedeutet das, dass die Verrückten als solche noch existieren und mit ihnen das Bild des Wahnsinns. Wenn das Schiff noch existiert, dann spiegeln sich darin die Sicherheitsbedürfnisse aller anderen wider. Wenn aber das Schiff gesunken ist, dann kann das Problem der Vielfalt als das auftauchen, was es in Wirklichkeit ist: ein Problem unseres Daseins.

Auszug aus einem Interview des Psychiaters Ernesto Venturini mit Franco Basaglia aus dem Jahr 1979, das 2023 in der Zeitschrift *aut aut* wiederveröffentlicht wurde. Wir bedanken uns bei Ernesto Venturini für die Genehmigung.

Übersetzung: Kirsten Maria Düsberg

Literatur

Basaglia, F. (1979/2023): Dopo l'ospedale nel territorio. In: *aut aut* (»La psichiatria e il futuro della salute mentale«), 398, S. 93–128, Auszug: S. 99–100, 126–128.

»... aus einem offenen Raum zu fliehen ist ja absurd«

Auszug aus einem Interview

Nino Vascon & Furio

Der Journalist Nino Vascon hat mit Furio, dem Sprecher der Patienten und Patientinnen des Psychiatrischen Krankenhauses von Gorizia und Redakteur der Zeitschrift *Il Picchio* (»Der Specht«), im Jahr 1968 ein Gespräch über die Entwicklung der Liberalisierung der Anstalt und der therapeutischen Gemeinschaft geführt.

Die erste Phase war die Liberalisierung der Anstalt, und damit wurde 1962 begonnen. Das Vorhaben war doch wohl in aller Öffentlichkeit proklamiert worden, ich meine, alle Patienten waren darüber informiert. Hatte sich die ärztliche Equipe schon damals um das Gespräch mit den Patienten bemüht?

FURIO: Ja.

... oder etwa nur mit dem einen oder anderen unter Ihnen?

FURIO: Mit einigen von uns, nicht mit allen, aber uns wurde dann die Aufgabe übertragen, auch mit den anderen darüber zu sprechen. Im Übrigen besprechen wir auch heute noch alle Probleme gemeinsam, denn viele sind sonst der Meinung, das alles sei nur der Güte des Direktors zu verdanken. In Wirklichkeit wirkten doch aber viele mit, und wenn nicht die Mitarbeit der Kranken und der Pfleger gewesen wäre, hätte das Ärzteteam herzlich wenig ausrichten können.

Sie schließen also aus, dass die erste Initiative als ein humanitärer Akt zu verstehen ist?

FURIO: Das muss entschieden verneint werden. Man ging von einer wissenschaftlichen Überlegung aus, und wenn darin ein humanitärer Akt gesehen wurde, dann nur weil eben vorher die Lebensbedingungen hier inhuman waren.

Wenn Sie einmal an sich selbst denken, meinen Sie dann, dass Ihre intensive Tätigkeit in der Therapeutischen Gemeinschaft sich positiv auf Sie ausgewirkt hat?

FURIO: Ja, sehr, zumindest rückte der Wunsch, aus dem Leben zu scheiden, stark in den Hintergrund. Er quälte mich nicht mehr so sehr. Ich spürte, dass das Leben doch noch einen Sinn haben könnte; vorher war ich total apathisch gewesen, auf alles reagierte ich apathisch. Dieses Problem, dieses Gespür dafür, dass ich für die anderen nützlich sein könnte, wenn ich nur etwas unternahm, hat mir wirklich sehr geholfen.

Ich könnte mir vorstellen, dass in anderer Form und auf anderer Ebene auch viele andere einen solchen Prozess durchgemacht haben?

FURIO: Alle, möchte ich sagen. Manche Menschen standen damals mehr oder weniger vor demselben Problem: Es gab Leute, die wegliefen, immer wieder auszureißen versuchten, als sie in die geschlossene Abteilung überwiesen werden sollten. Sobald dann die Abteilung geöffnet wurde, hörten diese Fluchtversuche auf. Ich glaube, diese Leute dachten genauso wie ich: Wenn ich das tue, kann das negative Folgen haben, nicht nur für mich, sondern auch für andere. – Im Übrigen hatte es der Betreffende gar nicht mehr nötig, wegzulaufen, denn aus einem offenen Raum zu fliehen ist ja absurd.

Die Görzer Gemeinschaft korrigiert also in der Gesellschaft die Auffassung, nach der der Kranke sich selbst gefährdet und gemeingefährlich sei. Sie führt Genesungsfälle vor und demonstriert damit zugleich die Ungefährlichkeit des Kranken, oder?

FURIO: Meine Güte! Es ist natürlich alles möglich; aber ich kann mir einfach nicht vorstellen, dass ein ehemaliger Patient von uns grundlos irgendeine Gewalttat begeht. Übrigens haben wir auch über die Möglichkeit einer solchen Gewalttat diskutiert, die ein ehemaliger Patient aus einer anderen Stadt tatsächlich begangen hatte. Ich äußerte meine Ansicht darüber und konnte sogar feststellen, dass auch andere Leute, Pfleger wie Kranke, denselben Standpunkt vertraten: Wenn es sich bei ihm um einen von unseren Patienten gehandelt hätte und wenn man dann, im gegebenen Augenblick, einen anderen Kranken, einen Arzt oder Pfleger an Ort und Stelle gerufen hätte, zu dem der Betreffende irgendeine Beziehung gehabt hätte, dann wäre das Ganze nicht passiert.

Ich beziehe mich hier auf einen Vorfall aus jüngster Zeit. Er bewies doch ganz eindeutig, dass man es mit den Methoden der herkömmlichen Behandlung in einer psychiatrischen Anstalt fertigbringt, dass ein Patient einen Wachtmeister erschießt. In den Zeitungsberichten wurden dann übrigens allerhand bittere Wahrheiten ans Licht gefördert. Da war auch ein Satz zu lesen, der mich persönlich tief erschüttert hat: Die Ehefrau habe bei der Polizei angerufen, um mitzuteilen, dass ihr Mann einen Anfall habe. Daraufhin habe man ihr geantwortet: »Nur weil Sie Angst haben, können wir nicht eingreifen; er muss erst handgreiflich werden. In dem Fall rufen Sie bitte wieder an.« Sofort danach ruft sie tatsächlich wieder an und sagt, er habe sie mit einer Pistole bedroht; er sei bewaffnet und habe sie bedroht. Daraufhin schickte man jenen Wachtmeister los, der dann erschossen wurde. Es wurde so dargestellt, als ob beim Eintritt des Wachtmeisters in die Wohnung bereits der Schuss gefallen sei. Das stimmt aber nicht. Der Wachtmeister befand sich zunächst mit der Ehefrau und der Tochter des Kranken auf dem Treppenabsatz vor der Wohnungstür; dann trat er ein, sprach mit dem Kranken, verließ wieder den Raum (wobei er die Tür offen stehen ließ) und sagte zu der Ehefrau: »Jetzt ist er zwar ruhig, aber wir nehmen ihn trotzdem mit.« Jawohl, diesen Satz hat er gesagt: »Wir nehmen ihn trotzdem mit.«

Und da ist er außer sich geraten?

FURIO: Ja, da ist er übergeschnappt, und deshalb sind wir der Meinung, dass es nie zu dem Unglück gekommen wäre, wenn anstelle des Wachtmeisters ein Pfleger oder ein anderer Kranker oder ein Arzt bei ihm gewesen wäre, mit dem der Betreffende im Krankenhaus in Verbindung gestanden hatte.

Gewiss, weil dann seine aufgestaute Wut, wer weiß, vielleicht aus familiären Gründen, nicht zur Explosion gekommen wäre, nicht wahr?

FURIO: Ich glaube, dass ein Polizist nicht qualifiziert genug ist, weder die Methoden beherrscht noch die nötige Ausbildung hat, um mit einem kranken Menschen umgehen zu können.

Der Satz des Wachtmeisters spielt dabei eine große Rolle. Nehmen wir an, dass er so gelautet hat, sicherlich lautete er in etwa so, denn er spiegelt die Auffassung wider, nach der der Kranke ein Gegenstand ist.

FURIO: In der Tat: »Wir nehmen ihn mit«, als ob es sich um ein Möbelstück handelte.

Bezeichnend für die hiesige Situation ist die absolute Gewaltlosigkeit. Welchen Anteil geben Sie dabei der Wirkung der Medikamente und welchen der Gemeinschaftsarbeit?

FURIO: Meiner Ansicht nach ist die Gewaltlosigkeit zu 80 Prozent eine logische Folge der sozialen Kontakte. Dass auch die Medikamente für die allgemeine Krankentherapie wichtig sind, steht außer Zweifel; doch maßgeblich für das Verhalten des Kranken ist zu mindestens 80 Prozent der zwischenmenschliche Kontakt.

Sich nicht mehr als Gegenstand vorzukommen, sich als Mensch zu fühlen, an die Übernahme von Verantwortung herangeführt zu werden, darin liegt also wohl die ausschlaggebende Hilfe für den Kranken?

FURIO: Ja, wir beobachten einen gewissen Rückschritt, wenn dies alles ohne innere Überzeugung geschieht, wenn man die Dinge nicht ernst nimmt, sondern in einen beängstigenden Paternalismus verfällt, der manchmal sehr verletzend wirken kann. Es geschieht zwar ungewollt, aber oft darf man einen erwachsenen Menschen nicht genauso pädagogisch wie ein launenhaftes kleines Kind behandeln.

Fürchten Sie, dass dies manchmal vorkommt?

FURIO: Natürlich kommt es vor.

Die plump paternalistische Annäherung an den Kranken sieht dann etwa so aus: Na, du Armer, dann wollen wir uns mal ein bisschen unterhalten …

FURIO: Ja, das Mitleid ist es. Oft denke ich, dass wir in unserem Innersten alle darunter leiden, wenn man uns so viel Mitleid entgegenbringt, denn man kann sich dann des Eindrucks nicht erwehren, dass man eben weniger wert sei als der andere. Viele Menschen, die sich diesem Problem verschließen, glauben, dem Kranken nützen zu können, wenn sie ihn nur »gutväterlich« behandeln; aber das ist meiner Ansicht nach ganz falsch.

In welchen Fällen kommt das hier in Gorizia vor?

FURIO: Wenn der Kranke sich aus irgendwelchen Gründen rebellisch verhält, wenn er sich geärgert hat und dann beispielsweise sagt, warum denn, weshalb, wieso etc., und man ihm dann antwortet: Weißt du, das ist zwar zu deinem Besten geschehen, aber ich bitte dich trotzdem um Entschuldigung … Wenn einem Kranken ein Unrecht zugefügt wird, muss darüber gesprochen werden. Man darf den Betreffenden nicht einfach damit abspeisen, dass man ihm sagt: Du hast ja recht, entschuldige nur, ich habe einen Fehler begangen, ich hätte das nicht sagen sollen etc. Die Kritik muss sich auf ein und derselben Ebene vollziehen, sonst leidet der Kranke ganz gewiss darunter, und zwar unter Umständen, ohne sich dessen bewusst zu sein. Viele lassen sich oft ganz gern bemitleiden, aber häufig irritiert dieses Mitleid auch.

Hier wäre eine Erziehung der Außenstehenden notwendig, nicht wahr?

FURIO: Ja, vor allem Erziehung, denn Verständnis findet man noch zur Not, aber das Verständnis allein genügt eben nicht, zumal es sich meist auf schöne Worte beschränkt und keine Taten folgen lässt. […]

Übersetzung: Anneheide Ascheri-Osterlow. Rechtschreibung wurde angepasst.

Literatur

Vascon, N. (1971): Dokumentarische Einleitung. In: Basaglia, F. (Hg.) (1971): Die negierte Institution. Frankfurt a. M.: Suhrkamp, S. 91–92, 98, 102–105.

Schutz, Rechte und Disziplinarwissen

Rede zur Verleihung der Ehrendoktorwürde

Franca Ongaro Basaglia

Ich bin dieser traditionsreichen Universität und der Fakultät für Politikwissenschaft, die mich zur Feier des dreißigsten Jahrestags ihrer Gründung eingeladen hat, zutiefst dankbar für die Ehre, die mir in Anerkennung meiner Person und meiner Tätigkeit zuteilwird. Ich nehme sie jedoch vor allem als Anerkennung all derer wahr, die seit Beginn der Sechzigerjahre mit Franco Basaglia bis heute an ein Projekt geglaubt und ihren Beitrag dazu geleistet haben, das die konkreten Grundlagen für einen weitreichenden kulturellen und sozialen Wandel geschaffen hat, und sehe darin eine akademische und zugleich auch politische Anerkennung der Bedeutung dieses Wandels. Deshalb komme ich nicht umhin, an diesem Tag, den ich als »unseren« betrachte, den vielen hier anwesenden Freundinnen und Freunden mit einer Umarmung zu danken.

Das heutige Ereignis hat mich gezwungen, die vielen Dinge, die im Laufe der Jahre gesagt, geschrieben und getan wurden, wieder zu lesen und neu einzuordnen. Dadurch wurde mir sehr deutlich bewusst, auf welchem inhaltlichen Niveau die Probleme diskutiert wurden und auf wie vielfältige Weise die unterschiedlichen Aspekte miteinander verflochten waren, verglichen mit den großen Simplifizierungen von heute.

Schutz – aber wessen Schutz?

Die Wahl des Themas »Schutz, Rechte und Disziplinarwissen« sollte zumindest teilweise der Komplexität des kulturellen Wandels gerecht werden, der nicht nur die Psychiatrie und ihre Institutionen betroffen hat, sondern das weite Terrain der »natürlichen« Unterschiede (oder Diversitäten) sowie der kulturellen und politischen Prozesse, durch die diese mit sozialer Ungleichheit verknüpft werden, als eine Form der Herrschaftsausübung. Ich beziehe mich auf Frauen, Kinder, alte Menschen sowie Kranke, Behinderte und die jeweils zuständigen Institutionen. Ich werde mich jedoch auf den Bereich der Psychiatrie bzw. der psychischen Gesundheit beschränken, da sich hier der Verlauf dieses Prozesses am deutlichsten erfassen lässt. Auch die Analyse der Geschichte des Befreiungskampfes der Frau zeigt in anschaulicher Weise, wie lange Zeit »Natur« und biologische Unterschiede für die Legitimation von Ungleichheit und Macht benutzt wurden, und hier wären die individuellen und gesellschaftlichen Verantwortlichkeiten und Dynamiken, in die das Problem eingebettet ist, ebenso deutlich geworden.

Obwohl dies ein Thema ist, das mir am Herzen liegt und für das ich mich sehr engagiere, halte ich es für angemessen, mich zu dem heutigen Anlass als eine Frau vorzustellen, die über Themen spricht, die in dem Bereich des Gesundheitswesens und der Psychiatrie angesiedelt sind, beispielhaft für all jene kulturellen, politischen und soziale Prozesse, an denen das Individuum mit seinen Rechten bzw. Pflichten als Bürger teilhat.

In der historischen Entwicklung der kulturellen Einstellungen und institutionellen Praktiken, die auf die soziale Kontrolle des abweichenden Verhaltens zielen, hat es tiefgreifende Veränderungen der Formen des »Schutzes« der Minderheiten, der Devianz, der Menschen mit Beeinträchtigungen, Krankheiten und Behinderungen gegeben. Diese Entwicklung ist jedoch nicht nur durch den Fortschritt der wissenschaftlichen Erkenntnisse beeinflusst worden. Ausschlaggebend dafür war vor allem auch der fortschreitende Erwerb von Bürgerrechten durch Bevölkerungsgruppen, die zuvor davon ausgeschlossen waren, sowie die Entwicklung des demokratischen Staats, der sich nach dem Zweiten Weltkrieg in Europa etabliert hat und der die Verantwortung und der Pflicht übernommen hat, diesen Schutz und diese Rechte zu fördern und umzusetzen (mehrere Artikel unserer Verfassung nehmen ausdrücklich darauf Bezug).

Psychisches Leiden und Devianz aus der Perspektive der Entwicklung der unterschiedlichen Formen ihres Schutzes zu betrachten, erlaubt mir, die Schwierigkeiten zu analysieren, die wir in Italien seit dem Inkrafttreten des Gesetzes [von 1978] zur Reform der Psychiatrie und des Gesundheitswesens erlebt haben und immer noch erleben, und einige ihrer Ursachen zu benennen. Es handelt sich um Probleme und Schwierigkeiten, die sich nicht nur aus der unvollständigen Umsetzung des Gesetzes ergeben, sondern auch aus dem Aufeinandertreffen unterschiedlicher Bedürfnisse, die sich historisch als Gegensätze gegenüberstanden (wie der Schutz des Kranken versus der Schutz der Gesellschaft) und die heute koexistieren, sodass für beide Seiten Antworten gefunden werden müssen.

Die historische Entwicklung der unterschiedlichen »Schutzkonzepte« lässt sich grob in drei Phasen einteilen:

1. Das ist zunächst der »Schutz« in Form der *Enteignung von Körpern,* die mit institutioneller Internierung einhergeht und ausdrücklich auf die Verteidigung der Gesellschaft auf Kosten der »zu Beschützenden« abzielt; eine Internierung, die den kompletten Entzug von Bürgerrechten für die »Elenden« [Victor Hugo, d. Ü] bedeutete – der vorrangigen Zielgruppe dieser Institutionen – und das vollständige Fehlen sozialer Gerechtigkeit zur Voraussetzung hatte und überhaupt erst dadurch möglich wurde. Die Delegierung der Verantwortung an das Fachpersonal ist in diesem Fall absolut, da sie vorrangig auf die Verteidigung der Gesellschaft vor jeglicher »Gefährdung« zielt, sogar um den Preis der Eliminierung gerade derjenigen, die »geschützt« werden sollten. Es handelte sich letztlich um eine »Endlösung«, die auf einem Denksystem basiert, für das die Existenz der *Unvernunft* nur insofern vorstellbar war, als diese in das Schema einer Krankheit eingeordnet und so in einer für sie zuständigen Institution eingegrenzt und nutzbar gemacht werden konnte.
2. In der Folge entwickelte sich Schutz *kohärent aus der Logik des Wohlfahrtsstaates heraus* als eine Form der *invalidisierenden Versorgung* [eine Assistenz, die selbst Behinderung erzeugt, d. Ü.]. *Er* entstand im Zuge der Eroberung des Rechts auf Hilfeleistungen durch die Bürger, doch löste dieses Recht in keiner Weise das Grundproblem der sozialen Ungleichheit, sondern reproduzierte diese noch durch die Invalidisierung der Unterstützten. In dieser Phase entwickeln sich Formen der Assistenz bzw. Hilfen, die sich marginalisierend an die »unproduktiven Randständigen« richten, die die Autonomie, die Selbstbestimmung und die Verantwortung des Einzelnen gegenüber sich selbst, seinem Leben und gegenüber der Gesellschaft einschränkt und die Formen der »Invalidisierung« seines gesamten Verhaltens, seiner Fähigkeiten und seiner Möglichkeiten, zu genesen, produziert.
All dies spielt sich in einem Umfeld ab, in dem die medizinische Kultur weiterhin den subjektiven Ausdruck der Not, des Leidens, der Störung in die festgelegten Bahnen einer therapeutischen Behandlung lenkt, was auch

die Funktion hat, den Konflikt zu glätten und ihn ausschließlich als medizinisches Problem zu organisieren. Die geschützte Person wird so daran gehindert, den Konflikt als radikales Bedürfnis neu zu formulieren. Die Notwendigkeit einer »Behandlung« wird also nicht überprüft, etwa in Bezug auf Umweltvariablen und auf soziale Faktoren, die das Symptom hervorrufen könnten. Das Spektrum der Lösungen wird lediglich durch die Erweiterung des Spektrums der beteiligten Fachpersonen und Berufsrollen ergänzt, durch die die jeweiligen Interventionsebenen definiert werden, die aber alle auf der Ebene der »therapeutischen Behandlung« verbleiben.

3. Die dritte Phase umfasst die Geschehnisse der letzten Jahre in Italien nach der Verabschiedung der Reformen, die zur Anerkennung der *Universalität der Rechte der Person* führte, wodurch sich eine Art von »zweiseitigem, doppeltem« Schutz entwickelte: auf der einen Seite der Schutz einer hilfebedürftigen Minderheit, nun nicht mehr als eine Form der Ausgrenzung oder Entwertung der Person, sondern als Projekte zur Förderung von Fähigkeiten, Autonomie, Verantwortung in Bezug auf die neu erworbenen Rechte, aber auch der neuen Pflichten, die sich daraus für die geschützte Person selbst ergeben. Auf der anderen Seite steht der Schutz der gesunden und produktiven Gesellschaft, die das Recht auf Hilfe und Unterstützung einfordert, um vor jenen Belastungen geschützt zu werden, die das Zusammenleben schwer erträglich werden lassen und sich als Bedrohung darstellen können. Dabei ist jedoch zu berücksichtigen, dass dieses Recht [die Gesellschaft] nicht von der sozialen und politischen Pflicht entbindet, die Anerkennung und Verwirklichung der Rechte der Schwächsten und Benachteiligten zu fördern und zu unterstützen.

Kein Wandel ohne Konflikte und Risiken

Das Problem besteht also darin, wie diese doppelte Anforderung – die Ansprüche des Individuums und die der Gesellschaft – miteinander koexistieren können, ohne antagonistisch zu werden, da sie aus der Achtung und Anerkennung der unverzichtbaren Bedürfnisse und Rechte beider Seiten erwachsen. Dies erfordert einen Wandel, der auf die Anerkennung der Bürger- und Vertragsrechte aller und damit auf ein Mehr an sozialer Gerechtigkeit fokussiert. Das ist der Kern des Problems und der Grund für die divergierenden Positionen der letzten Jahre. Die Elemente, die diesen Differenzen zugrunde liegen, lassen sich wie folgt zusammenfassen:

Einige politisch Verantwortliche gehen von der Überzeugung aus, dass es beim »Schutz« nur darum handele, die Versorgung zu humanisieren und die Psychiatrie in die Medizin zu integrieren, um die Wissenschaftlichkeit der Behandlungen und Interventionen sowie die Unterbindung bzw. Überwindung der institutionellen Gewalt zu garantieren. In Wirklichkeit geht es um den Ausgleich zwischen den Ansprüchen auf Schutz und der Anerkennung der Rechte und damit letztlich um die Förderung der Vertragsmacht und Emanzipation der Beteiligten sowie um mehr soziale Gerechtigkeit. Die Einführung dieser neuen Dimension setzt zwingend voraus, dass die verschiedenen Disziplinen und Fächer, die sich mit dem »Menschen« befassen, ihre Grundlagen hinterfragen: Es geht um eine grundlegende Infragestellung der im Namen der ärztlichen Behandlung und Therapie begangenen Verletzungen und Missachtung der Bürgerrechte sowie um die Überprüfung der wissenschaftlichen Modelle, die auf der Objektivierung des Körpers sowie auf der Delegierung der Verantwortung an das Fachpersonal beruhen, dessen Entscheidungen die Hilfebedürftigen völlig ausgeliefert sind.

Eine andere Idee des »Schutzes« stellt die Begrenzung und Reduzierung des physischen, psychologischen und sozialen Raumes dar, welcher der zu schützenden Person zur Verfügung steht, wodurch die Kontrolle garantiert werden soll – dies geschieht oft sogar in der Kindererziehung, wenn ein wachsamer und offener Umgang mit Risiken nicht zugelassen wird. Bestimmte Formen des Schutzes können hingegen gerade durch die Öffnung und Erweiterung dieser Räume die schrittweise Erlangung einer verloren gegangenen bzw. einer neuen Autonomie und Verantwortung ermöglichen. Es handelt sich also um eine *Vision des Risikos* als eines der zentralen Elemente, das in einer ungleichen Beziehung Gegenseitigkeit begründen kann, denn das Risiko der Freiheit des anderen ist auch das Risiko der eigenen Freiheit, der eigenen Gewissheiten, die uns gefangen halten. Nur auf der Grundlage dieser ersten gemeinsamen Ebene kann etwas aufgebaut werden, was beide verändern und weitere Transformationen ermöglichen kann.

Darüber hinaus gibt es die Überzeugung, dass bestimmte Phänomene, die es zu schützen gilt – jene Diversitäten, die aufgrund ihrer »biologischen

Natur« als unveränderlich gelten und deren Beherrschung und Kontrolle daher als unerlässlich angesehen wird –, einen allumfassenden Einfluss nicht nur auf das Verhalten, sondern auf jedes Element der Persönlichkeit der zu Schützenden besäßen; indes kann auf alle Aspekte, durch die ein höheres Maß an Bewusstsein und Verantwortung geweckt werden kann, eingewirkt werden, wodurch sich neue Perspektiven, Alternativen und Chancen eröffnen können.

Schließlich ist da die Tatsache, dass der Erwerb des Rechts auf Gesundheit und die Betonung der Prävention durch die Gesundheitsreform (im Hinblick auf die Rolle, die die Umwelt und soziale Faktoren bei der Krankheit spielen) es nun nicht mehr erlauben, dass diese Faktoren sowie die wahre Natur der *Konflikte* verborgen bleiben. Dies ist ein sehr wertvolles Element. Gerade der Konflikt, das heißt jede Beziehung, in der Probleme, Reibungen oder Schwierigkeiten auf der Machtebene auftauchen, kann, wenn er nicht als Gelegenheit ausgenutzt wird, den schwächeren Part auszugrenzen und zu entmündigen, zu einer Quelle der gegenseitigen (Er-)Kenntnis, eines erweiterten Verständnisses, der Entwicklung und der Veränderung – der eigenen und der des anderen – werden. Solche Macht- und Interessenkonflikte existieren zwischen dem kranken Menschen und den Angehörigen, zwischen dem Arzt und den Patienten, zwischen dem Erwachsenen und dem Jugendlichen, den Lehrerinnen und den Schülern, dem Mann und der Frau, dem Individuum und der Gesellschaft.

Den eigentlichen *Konflikt* zu akzeptieren bedeutet also, den (damit verbundenen) Widerspruch offenzulegen und offenzuhalten, ihn zu leben und ihn auf eine immer höhere Ebene zu heben, um durch die jeweilige Antwort auf den Konflikt die Qualität der Ausgangsfrage und unsere eigene Fähigkeit, auf diese zu antworten, immer weiterzuentwickeln. In der Akzeptanz des anderen und in dem daraus entstehenden Widerspruch besteht immer die Gefahr des Selbstverlustes, wenn die Rolle – was immer sie auch sein mag – einen nicht mehr absichert, schützt, bzw. nicht mehr deckt. Aber es ist gerade das Heraustreten aus der Rolle in dem Moment, während man sie spielt, das eine Öffnung ermöglicht und es erlaubt, von einer Frage zu einer qualitativ anderen Frage überzugehen.

Aus dieser Analyse scheint mir eine Schlussfolgerung hervorzugehen: Es kann keinen bedeutenden kulturellen und sozialen Wandel geben, wenn sich im Prozess der Emanzipation, der Befreiung, der Eroberung von Rechten durch vordem ausgeschlossene Menschengruppen nicht auch diejenigen Gruppen, denen diese Rechte immer garantiert wurden, von der alten Kultur, den alten Überzeugungen, den alten Vorurteilen und den alten Privilegien emanzipieren. Andernfalls bleiben sie in der Starrheit dieser Gewissheiten und der daraus folgenden Konsequenzen gefangen, die für alle Beteiligten zu Problemen, Aggressionen, Missverständnissen, Dramen und Krankheiten führen können.

In diesem Zusammenhang sind ein qualitativer Wandel und die Zunahme von Verantwortlichkeiten und Zuständigkeiten seitens der Angehörigen der verschiedenen Berufe, die sich mit dem Menschen befassen, von entscheidender Bedeutung. Zum einen geht es um Zuständigkeiten, die jene Phänomene betreffen, deren komplexe und vielschichtige Struktur durch reduktionistische Begriffe wie »Krankheit« oder »Diversität« nicht wiedergegeben werden kann und die darum riskieren, unverstanden zu bleiben.

Es geht weiterhin um die Übernahme von Verantwortung bezüglich des Risikos, das nicht nur auf die unmittelbaren Konfliktparteien abgewälzt werden kann, um es so aus der Welt zu schaffen. Sodann geht es um einen gesellschaftlichen Auftrag, der aufgrund der Komplexität der Elemente, um die es geht, nicht nur dem Fachpersonal anvertraut werden kann, sondern der dazu genutzt werden muss, dialektisch eine »andere« Kultur zu schaffen, um »andere« Realitäten zu erzeugen, »andere« Realitäten, die wiederum eine »andere« Kultur erzeugen werden.

Die Schwierigkeiten der Umsetzung der großen Reformen, die im Zusammenhang mit den Bewegungen der 1960er-Jahre entstanden sind und für die die Regierungen in den 1970er-Jahren tatsächlich Verantwortung übernommen hatten, offenbaren, dass es sich dabei um mehr als nur den mangelnden Willen zu ihrer Umsetzung handelte. Nach Jahren des mühsamen Kampfes, um ein Mindestmaß an Umsetzung der Reform zu erlangen (das im Übrigen noch nicht erreicht wurde), scheint mir ein Element deutlich erkennbar zu sein, das kaum berücksichtigt wurde und das den Ausgangspunkt und die Basis der Bewegung bildet, die seit fast vierzig Jahren im Bereich der psychischen Gesundheit aktiv ist:

Wenn es nicht gelingt, durch die Einführung des Rechts auf eine neue Achtung der Person – ob krank, geistig gestört, behindert oder inhaftiert –

gleichzeitig die jeweiligen Fachbereiche und Berufsverbände (und ihre Haltung) zu verändern – Organisationen, die sich das Reformgesetz und seinen »Geist« bisher nie zu eigen gemacht haben und die jetzt dessen Umsetzung garantieren sollen –, wird es bei puren Grundsatzerklärungen bleiben. Dabei ist zu berücksichtigen, dass je benachteiligter eine Person ist, je unzulänglicher ihre wirtschaftlichen und kulturellen Ressourcen sind, desto mehr bräuchte sie diese Achtung! Wenn dieser Wandel nicht gelingt, wird die einfachste Reaktion auf auftretende Schwierigkeiten bei der Umsetzung der Reformen sein, diese so abzuändern, dass sie den Interessen der Berufsverbände und Fachdisziplinen ohne Interferenzen und Überprüfung angepasst werden, um auf diese Weise »Herr im eigenen Haus« zu bleiben.

In einer ungleichen, aber demokratischen Gesellschaft sollten Reformen – wenn sie real werden sollen – als Etappe eines gesamtgesellschaftlichen Entwicklungsprozesses begriffen werden. Der Erwerb von Rechten innerhalb eines bestimmten Sektors sollte darauf abzielen, das Problem der Ungleichheit der Bedürfnisse (soziale Ungleichheit, Geschlechterdifferenzen, ungleiche Chancen, ungerechte Machtverteilung, Ohnmacht, Unmöglichkeit des subjektiven Ausdrucks) ausgehend von einer qualitativ höheren gesellschaftlichen Vertragsebene neu zu formulieren. Demokratisch anerkannte, sektorale Rechte werden jedoch von derselben Kultur garantiert und geschützt, die im Einklang mit den Werten der ungleichen Gesellschaft entstanden ist und die selbst dazu beigetragen hat, alle sozialen Variablen, die die jeweiligen behandelten Phänomene betreffen und konstituieren, zu erhalten und zu verschleiern.

Die konkrete und alltägliche Umsetzung eines für alle gültigen Rechts, das in einem bestimmten Sektor erworben wurde, lässt sich nur erreichen, wenn auch auf die kulturellen Prozesse, operativen Modelle und institutionellen Praktiken, die alle zusammen dieses Recht fördern und schützen, eingewirkt werden kann, das heißt, wenn ein tiefgreifender kultureller Wandel stattfindet.

Bei den operativen Modellen jedoch, die das Problem der Ungleichheit weiterhin ignorieren – ein Problem, das den Kranken und nicht die Krankheit, die Person und nicht das Phänomen betrifft – und die fortfahren, die mehr oder weniger natürliche Vielfalt separat zu behandeln (Krankheit, Devianz, Alter, Behinderung, Organe, Gene – für jeden Bereich seinen Platz und seine eigenen Experten), wird das subjektive Recht weiterhin nur durch die jeweiligen Fachexperten vertreten werden, die somit alleinige Herren über die Krankheitserfahrung bleiben.

Die neuen Rechte, die in diesem Bereich erworben wurden, beziehen sich also auf die fachlichen Antworten, die Teil des alten Modells sind. Das bedeutet aber, dass die »Rechte der Kranken«, die »Charta der Rechte« nur durch eine radikale Veränderung der Berufsverbände und der kulturellen Grundlagen der verschiedenen Disziplinen gewährleistet werden kann, die jedoch im Wesentlichen auf getrennte Teile des Körpers einwirken, während sie sich an den subjektiven, affektiven und sozialen Bedürfnissen messen sollten, von denen der gesamte Körper durchgedrungen ist und der den Erwerb von Rechten selbst deutlicher zum Ausdruck bringt.

Die Distanz zwischen Theorie und Praxis der verschiedenen Disziplinen besteht im Wesentlichen darin, dass nur die Praxis gezwungen ist, sich mit diesen Bedürfnissen auseinanderzusetzen, während die Theorie es sich leisten kann, diese zu ignorieren. In der Tat haben die durch die Reform erworbenen Rechte weder die alte Kultur wirklich verändert noch wurden sie in neue individuelle, berufliche und soziale Verantwortlichkeiten und Rahmenbedingungen umgesetzt.

Was in Italien im Bereich der Psychiatrie geschehen ist und was ihre Grundlagen verändert hat (auch wenn der Grad der Umsetzung des Gesetzes 180 dies nur teilweise beweisen kann und auch wenn Symptome der Rationalisierung alter Modelle und Instrumente bereits weit verbreitet sind, wie auch immer sie verschleiert werden), war genau dies: gleichzeitig auf das spezifische Phänomen (Krankheit, Diversität, Abweichung etc.) *und* auf die Ungleichheit einzuwirken. Dies bedeutet, dass die öffentlichen Dienste sich der Gesamtheit der Alltagsprobleme der Nutzer annehmen: der Arbeitslosigkeit, Unterbeschäftigung, Obdachlosigkeit, der familiären Probleme und Krisen, die ein Zusammenleben unmöglich machen, des Mangels an selbstbestimmten subjektiven Räumen, in denen das eigene Leiden ausgedrückt werden kann, der Perspektiv- und Sinnlosigkeit, die in der Krankheit und in abweichendem Verhalten ihren Ausdruck finden können. Auf beide Pole gleichzeitig einzuwirken führt zu einer drastischen Reduktion des im engeren Sinne psychiatrischen und medizinischen Bedarfs.

Die entsprechenden, auf den spezifischen medizinischen Bedarf zugeschnittenen fachlichen Maßnahmen müssen dann an *diese* reduzierte Dimension des Phänomens angepasst und auf sie abgestimmt werden. Darin besteht die wirksamste Vorbeugung gegen die Chronifizierung der psychischen Leiden und gegen eine unsachgemäße bzw. unangemessene psychiatrische Behandlung, also eine echte Reduzierung des Gesundheitsbedarfs. Eine Reduzierung, die nicht durch Ausgabenkürzungen erreicht wird, sondern durch eine erhebliche Ausweitung konkreter Lebens- und Beziehungsmöglichkeiten und die gleichzeitige Reduzierung der Leistungsangebote des Gesundheitswesens.

Trotz der fast zwanzigjährigen Diskussion über die Forderung nach Änderung des Gesetzes einerseits und andererseits der Forderung, das Gesetz zu verteidigen und umzusetzen, stellt sich das Problem der psychischen Gesundheit weiterhin in dieser radikalen Form, weil es sich nicht einfach um einen veränderten Krankheitsbegriff oder eine neue Interpretation derselben handelt. Vielmehr sind praktisch die Bedingungen geschaffen worden, um andere Instrumente zu erfinden und zu nutzen, und zwar durch die Diversifizierung der Antworten, die Integration der Dienste, der Kompetenzen, der verschiedenen Disziplinen und der Rollen, nämlich im Sinne einer Verflechtung der sozialen, gesundheitlichen und psychologischen Dimensionen, einer Verflechtung, die alle Elemente, die unser Leiden konstituieren, auch Gefühle und Affekte, gleichermaßen berücksichtigt und miteinbezieht.

Zur Zukunft

Es gibt kein Zurück mehr! Es gibt inzwischen zu viele Protagonisten und zu viele Zeugen – die erkrankten Menschen selbst, die Mehrheit der Verbände der Angehörigen, die Nutzer und Nutzerinnen der Dienste, Mitarbeitende –, die die Arzt-Patient-Beziehung neu thematisieren und auch für ihr eigenes Leben einen anderen Sinn und mehr Bedeutung gefunden haben. Die neue Anteilnahme an den Bedürfnissen des anderen haben Entdeckungen, die Schaffung neuer Instrumente sowie die Erkenntnis erbracht, dass die Bedürfnisse des anderen in Wirklichkeit immer auch unsere eigenen Bedürfnisse sind.

Dies bedeutet jedoch, die Perspektive innerhalb der Berufsverbände umzukehren, um das übergeordnete Problem der Ungleichheit und des daraus resultierenden Konflikts als die »Wurzel« zu betrachten, mit der sich jede Disziplin auseinandersetzen muss – und diese Auseinandersetzung findet in der *Praxis* statt. Ohne diese Umkehrung werden wir weiterhin in der Sphäre der mehr oder weniger »natürlichen« Unterschiede stecken bleiben, an denen sich die verschiedenen Disziplinen ausrichten, in der die Subjektivität keinen Platz findet, außer die der Fachpersonen und derjenigen Patienten, die über eine entsprechende Vertragsmacht und einen entsprechend hohen Status verfügen.

In diesem Kontext würden sich die gewonnenen Rechte auf den Zugang zu immer größeren Bereichen spezialisierter Methoden beschränken, zu immer stärker ausdifferenzierten, fragmentierten Institutionen, in denen die Ganzheit des Seins (des Körpers) und das menschliche Leiden ignoriert oder an andere Disziplinen delegiert und damit an eine Solidarität verwiesen werden, die Gefahr läuft, alte Formen der Aufopferung oder des Marktes neu aufzulegen. Das würde bedeuten, dem Konflikt, der Unruhe, dem Risiko, der Diversität weiterhin getrennte Räume mit ihren jeweils zuständigen Experten zuzuweisen, wodurch verhindert würde, dass sie sich als eine Widersprüchlichkeit, die dem Menschen eigen ist, manifestieren können und vor allem, dass offen zutage tritt, wie oft sie von sozialer Ungleichheit, von der Ungleichheit der Lebenschancen und der Bürgerrechte, von der subjektiven Unmöglichkeit, sich auszudrücken, begleitet werden.

Wissenschaftliche und ökonomische Modelle auf dem Prüfstand

Aber wenn der auffälligste Widerspruch dieses »wissenschaftlichen Modells« die Entmenschlichung der Medizin und gleichzeitig die Unmöglichkeit ist, eine flächendeckende Assistenz zu schaffen, die dem gesundheitlichen Bedarf der Bevölkerung gerecht wird, so ist der auffälligste Widerspruch des *Modells der wirtschaftlichen Entwicklung,* das uns weiterhin vorgeschlagen wird, die Universalisierung des Risikos, dessen werden wir uns heute alle immer deutlicher bewusst. Wenn wir uns der »Befangenheit« bzw. Unvollständigkeit der wissenschaftlichen Antworten auf die Probleme des menschlichen Lebens bewusst werden und daher die verschiedenen operativen Modelle infrage stellen, dann erkennen wir auch, dass gerade diese »Parteilichkeit« [im Sinne von Befangenheit und Einseitigkeit, d. Ü.] der Wissenschaft, die die Ungleichheit zu verschleiern vermochte, zur Stärkung eines Entwicklungsmodells beigetragen hat, das zur Universalisierung des Risikos geführt hat, vor dem nun niemand mehr geschützt ist.

Wir sprechen seit Jahren (ich habe bereits 1986 an der Konferenz der Weltgesundheitsorganisation in Ottawa zu diesen Themen teilgenommen) über die Wiederherstellung des Gleichgewichts zwischen Individuum, Gesellschaft und Umwelt, das im Laufe der Jahrhunderte durch die Ausbeutung der Natur und die Beherrschung der Körper zerstört wurde. Dabei wurden die »natürlichen« Unterschiede sowie die geschlechtsspezifische Trennung von Rollen und Fähigkeiten benutzt, um soziale Ungleichheiten zu schaffen (unsere Frauengeschichte ist eines der krassesten Beispiele dafür), und die Bedürfnisse der Personen wurden im Namen des Fortschritts und des Profits systematisch ausgeblendet und verschleiert. Es wird verdrängt, dass dieser Fortschritt immer auch Rückschritte mit sich gebracht hat, da er immer auf Kosten anderer erlangt wurde, aber auch weil er auf dem Verlust gemeinsamer Werte, Formen des sozialen Zusammenhalts, verbindender Bezugspunkte, von Lebensqualität und Beziehungen beruht. Ein Fortschritt, der nur auf die Entwicklung von Technologie und Profit abzielt, muss jedes verbindende Element zerschlagen und zerstören, da er auf die Individualisierung des Handelns, der Interessen, der Bedürfnisse und der Egoismen abzielt und angewiesen ist, die dem vorgeschlagenen und aufgezwungenen Lebensmodell so nahe wie möglich kommt. Die Kosten-Nutzen-Rechnung hebt die Dialektik von Fortschritt und Rückschritt auf, da der Nutzen mit dem Profit, mit dem Konsum, der ihn ermöglicht und der gefördert werden »muss« sowie mit der Bestätigung der Allmacht des Wirtschaftsmodells zusammenfällt, während die »Kosten« immer einen Abschlag, einen Abfall darstellen, einen menschlichen Verlust derjenigen, die vom Spiel ausgeschlossen sind.

Wenn wir uns dieser Dynamiken nicht bewusst werden, wird eine immer gewaltigere Technologie die Oberhand gewinnen und fortfahren, das Bild einer omnipotenten Wissenschaft und eines ebensolchen Expertentums zu vermitteln, das in der Lage zu sein scheint, den Tod aus dem Leben zu tilgen, fast so, als könne man nur noch durch Sterbehilfe (Euthanasie) sterben oder um seine Organe zur Transplantation anzubieten. Damit möchte ich die Bedeutung der Medizintechnologie keinesfalls unterschätzen. Ich bin ein Mensch, der mehrfach auf die unverzichtbare Hilfe der Medizin und des öffentlichen Gesundheitsdienstes zurückgreifen musste. Aber ich glaube, dass, wenn ich jetzt in diesem Moment hier bin, dies auch den Freiheits- und Entscheidungsräumen zu verdanken ist, die mir zugestanden wurden und die ich bewahren konnte, sowie dem nicht invasiven Schutz, mit dem ich umgeben bin, und der mir eigenen Hartnäckigkeit, mein Leben, meine Krankheit, meinen Körper nicht an andere zu delegieren. Ich danke also für den Respekt und die Achtung, die ich erhalten und verteidigt habe und die es mir ermöglicht haben, die Krankheit als Teil meines Lebens zu leben und nicht so, als ob sie ein Fremdkörper wäre, der sich außerhalb meiner Reichweite befindet. Wenn der Tod ein Teil des Lebens ist, dann ist es die Krankheit umso mehr, aber in dem Sinne, dass je mehr sie unsere ist und in unserer Hand liegt, desto mehr es möglich ist, mit ihr zurechtzukommen, sie zu meistern.

Ich habe sicherlich meine unbestreitbaren Privilegien genossen. Aber das ist nur der Beweis dafür, dass ich durch den Zustand der Trägheit, der Passivität, der Unterordnung, der Demütigung und der mangelnden Anerkennung, der durch ein nicht gleichberechtigtes Arzt-Patienten-Verhältnis oftmals induziert wird, die heutige Zusammenkunft, die mich ehrt und für die ich allen sehr dankbar bin, sicherlich verpasst hätte.

Der Originaltitel dieses Vortrags heißt *Tutela, diritti, sapere disciplinare.* Der Begriff »tutela« wird im Deutschen mit Schutz (etwa Minderheitenschutz), Sicherung, Bewahrung und auch Vormundschaft übersetzt. »Sapere disciplinare« bedeutet Disziplinar- oder Fachwissen. Es handelt sich um die »Lectio doctoralis«, die Franca Ongaro Basaglia anlässlich der Verleihung der Ehrendoktorwürde in den Politischen Wissenschaften an der Universität Sassari (Italien) am 27. April 2001 gehalten hat. Der Originaltext ist abgedruckt in: Ongaro Basaglia, F. (2012): *Salute / Malattia. Le parole della medicina.* Merano: Edizioni Alphabeta Verlag, S. 249–258.

Übersetzung: Kirsten Maria Düsberg, Luciana Degano Kieser, Alessandro Kieser.

»Die erfundene Institution«

Franco Rotelli

Wir müssen etwas wiederholen, das uns selbstverständlich erscheint, doch von vielen verkannt wird: Die Institution, die von uns seit zwanzig Jahren infrage gestellt wird, ist nicht die psychiatrische Anstalt, sondern der Wahnsinn. Das ist ein Einspruch gegenüber denjenigen, die die Ära der psychiatrischen Anstalt strikt von der heutigen trennen wollen. Wir sind damit nicht einverstanden, nicht nur wegen der offensichtlichen Unterschiede zwischen diesen beiden Phasen (das Mehr an Gewalt, die Rolle der sozialen Gefährdung, die totale Unterordnung des Individuums), sondern auch bezüglich des Punktes, der für uns unverändert geblieben ist: der Wesenskern der psychiatrischen Frage.

Vor Kurzem habe ich an der Debatte über eine Konzeptualisierung der Institutionenkritik teilgenommen, die ausschließlich die Ära der Anstalt in den Blick nimmt und daher das Problem auf die Humanisierung und auf die Vermeidung von überschüssiger und überflüssiger Gewalt reduziert. In dieser Sichtweise wird der Prozess der De-Institutionalisierung als ein zeitlich begrenzter und abgeschlossener Zeitraum betrachtet. Ich glaube, dass dieses Missverständnis das Ergebnis einer extrem irreführenden Banalisierung ist, die darauf abzielt, die Tragweite des erkenntnistheoretischen Bruches, der durch die »negierte Institution« eingeführt wurde, zu minimieren und abzuwehren, um die Psychiatrie wieder als autonome Institution zu etablieren.

Weder jene »Krankheit« noch diese »Gefährlichkeit«

Das Missverständnis ist wahrscheinlich kein solches, sondern eher eine tiefgreifende Differenz bezüglich der Bestimmung des Gegenstandes der Psychiatrie. Was war die Institution, die es zu negieren galt? Es ging um die Institution verstanden als die Gesamtheit der wissenschaftlichen, legislativen und verwaltungstechnischen Apparate sowie der kulturellen Bezugskodexe und Machtverhältnisse, deren Struktur auf den spezifischen Gegenstand zugeschnitten war, für den sie geschaffen wurden: die »Krankheit«, die sich in der Anstaltspsychiatrie deckungsgleich mit dem Konzept der »Gefährlichkeit« überlagerte.

Warum wollten wir die De-Institutionalisierung? Weil für uns der Gegenstand der Psychiatrie weder jene Gefährdung noch diese Krankheit sein kann und darf (im Sinne von etwas, das sich im Inneren des Körpers oder der Psyche einer Person befindet). Stattdessen standen für uns immer *die Existenz und das Leiden der Patienten und deren Beziehung zum sozialen Körper* im Mittelpunkt.[1] Das Übel der Psychiatrie bestand darin, Institutionen geschaffen zu haben, die im Wesentlichen auf der Abspaltung des fiktionalen Objektes der Krankheit von der Gesamtexistenz des Patienten und der Gesellschaft basieren. Auf der Grundlage dieser künstlichen Trennung wurden institutionelle Zusammenhänge geschaffen, die sich alle auf diese »Krankheit« beziehen.

Es war notwendig, diese Zusammenhänge zu demontieren (»diese Institutionen zu negieren«), um wieder in Kontakt mit der realen Existenz der Patienten als »erkrankte Existenz« zu kommen. Die alten Institutionen mussten überwunden werden, weil sie kulturell und epistemologisch inkongruent waren (wie auch die verschiedenen Vorlagen der Gegenreform). Der Bruch mit dem Gründungsparadigma jener Institution, und zwar mit dem traditionellen klinischen Paradigma, war der eigentliche Gegenstand des Projekts der De-Institutionalisierung. Und dieser Bruch beinhaltet auch den Bruch mit der mechanischen Ursache-Wirkung-Beziehung im Rahmen der Analyse des Konstrukts des Wahnsinns.

Die *Negierung der Institution* ging weit über die Auflösung der Anstalt hinaus und bedeutet heute, diese linearen Kausalitäten zu de-konstruieren und gleichzeitig eine Verkettung von Möglichkeiten und Wahrscheinlichkeiten zu re-konstruieren, so wie es uns jede moderne Wissenschaft lehrt, die sich mit komplexen Gegenständen befasst. Das Projekt der De-Institutionalisierung fiel mit der Rekonstruktion der Komplexität des Objekts zusammen, die die alten Institutionen unzulässig vereinfacht und rationalisiert hatten (und es war kein Zufall, dass Gewalt angewendet werden musste, um dies durchzusetzen). Doch wenn der Gegenstand sich ändert und die alten Strukturen zerstört werden, dann müssen die neuen Institutionen imstande sein, auf dem Niveau des neuen Objektes zu agieren, das sich nicht mehr im Gleichgewicht, sondern per

1 Die therapeutische Frage ist Teil der sozialen Frage.

Definition als *Existenz und Leiden des Individuums in Bezug auf den sozialen Körper* in einem Zustand des Un-Gleichgewichts befindet: Darauf bezieht sich die »erfundene Institution« (die nie vorgegeben ist).

Mit der nach dem »medizinischen Modell« definierten »Krankheit« und dem durch das »psychologische Modell« definierten Symptom bzw. Konflikt ist nicht viel anzufangen, denn der Gegenstand und das Paradigma haben sich geändert und damit auch unser Programm, das Paradigma, der Sinn und die Ausrichtung unseres Vorgehens. Der Krankheit (Diagnose, Prognose, Therapie) und ihren konstitutiven Beziehungen zwischen Ursache und Wirkung standen entsprechende Institutionen gegenüber: der Gefährdung die Anstalt; der Krankheit, wie allen anderen, das Allgemeinkrankenhaus; den Themen des Unbewussten und des Bewusstseins die Sofas der Analyse. Aber sobald das Spielzeug kaputtging, das Objekt entmystifiziert war und das Elend zum Vorschein kam, drang die De-Institutionalisierung, die echte, in das Feld ein und hat es mit der Kraft der modernen Ereignisse aufgemischt.

Die falsche De-Institutionalisierung tendiert zum Gegenteil, versucht den Gegenstand der Psychiatrie zu mumifizieren, indem sie ausschließlich die Form und die Methoden des Managements und vor allem die Orte und Räumlichkeiten und deren Look verändert, ansonsten nichts. Wenn hingegen der Gegenstand tatsächlich *die Existenz und das Leiden des Patienten und seine Beziehung zum sozialen Körper* wird, dann zeigt sich, wie armselig die Beziehungen der traditionellen Institutionen (aber auch viele der neuen) zu diesem neuen Gegenstand sind, wie irrelevant und unzureichend: ein Metermaß, um eine Flüssigkeit zu messen; eine Schachtel, in der die Strömung eines Flusses Platz finden soll! Echte De-Institutionalisierung wird also der praktische und kritische Prozess sein, der Institutionen und Dienstleistungen, Energien und Wissen, Strategien und Interventionen auf diesen, so ganz anderen Gegenstand ausrichtet.

Emanzipation statt »Heilung«

Die Herausforderung für die psychiatrische Arbeit wird nicht die »Heilung« sein, sondern die »Emanzipation« werden, nicht die Reparatur, sondern die soziale Re-Produktion von Menschen; andere würden sagen: der Prozess der

Singularisierung und Re-Singularisierung. Insofern der »Wahnsinn« oftmals ein karikaturartiger Ausdruck unseres Unauthentischseins, unserer Imitationen darstellt, ist er die Karikatur einer Wiederholung; manchmal aber das Ende einer Wiederholung, die vollständige Erschöpfung jeder Möglichkeit einer Wiederholung. Auf jeden Fall wird es notwendig sein, sich vorzustellen, zu imaginieren, dass die einzig mögliche vernünftige Sache die De-Institutionalisierung dieser Szene ist, die Erfindung eines anderen Modus, die Schaffung von Chancen, Möglichkeiten und Wahrscheinlichkeiten für den »Patienten«.

Das war die Arbeit innerhalb der Mauern und das ist sie auch außerhalb der Mauern. Dafür brauchen wir Werkstätten, keine Arztpraxen; Werkstätten voller Bewusstsein, Maschinen der De-Institutionalisierung.[2]

Der Wert des erfahrungsbasierten Wissens

Zusammenfassend lässt sich sagen: »Ein vernunftgeleitetes therapeutisches Handeln rekurriert auf eine Konzeption des Wissens (und der Wissenschaft), die nicht nur weit von einem Ideal der Wissensanhäufung entfernt ist, sondern die Erkenntnis in den Kontext der menschlichen Erfahrung zurückführt: Es handelt sich um einen offenen Prozess, der aus Ungewissheiten und Entscheidungen besteht« (De Leonardis u. a. 1983). So viel zu dem an uns gerichteten Vorwurf der »Leugnung der Existenz psychischer Krankheiten«.

Die Krankheit wurde einst »in Klammern gesetzt«, nur damit sich die reale Existenz der Person vor dem nun endlich anteilnehmenden Blick des Psychiaters entfalten konnte. Wir haben zwar immer angenommen, dass es sich bei ihr nicht um eine ontologische, sondern um eine erfundene Realität handelt, aber nichtsdestotrotz um eine harte und lebendige Wirklichkeit.

> »Der Blick des Arztes sieht nicht den kranken Menschen, sondern seine Krankheit. An seinem Körper liest er keine Biographie ab, sondern eine Pathologie, in der die Subjektivität des Patienten hinter der Objektivität der symptomatischen Zeichen verschwindet. Diese verweisen nicht auf ein Umfeld oder eine Lebensweise, also auf eine Reihe eingefahrener

2 In Triest bezeichnet der Begriff »Laboratorium/Werkstatt« eine komplexe Struktur: einen Ort der Kulturproduktion, der Arbeit, des Austausches und der Beziehungen zwischen Künstlern, Handwerkern, kranken und nicht kranken Menschen; ein Ort, an dem die Rollen austauschbar sind und die Arbeit der koordinierenden Mitarbeiter auf die Erprobung innovativer Praktiken abzielt.

> Gewohnheiten, sondern auf ein Krankheitsbild, bei dem die individuellen Unterschiede, die sich in der Entwicklung der Krankheit auswirken, in der Grammatik der Symptome verschwinden, mit der der Arzt die morbiden Entitäten klassifiziert wie ein Botaniker die Pflanzen. Aber wenn die Symptome nicht mehr als Ausdruck eines Unwohlseins oder eines Ungleichgewichts in den Lebensbedingungen angesehen werden, sondern als einfache Zeichen einer Krankheit, die sich nicht in die soziale Welt, sondern in die Welt der Pathologie einschreiben, wird die Krankheit der Kontrolle der Gruppe entzogen, mit der sie nun nicht mehr in Austausch treten kann, um ganz der Beobachtung durch den ›medizinischen Blick‹ des Arztes anvertraut zu werden, der sich autonom in einem Zirkel bewegt und der sein erworbenes Wissen vollkommen souverän auf den Körper des Kranken richtet und verteilt« (Galimberti 1984, S. 55 f.).

Aber die Klinik ist nicht nur ein Blick. Hier offenbart sich die Krankheit als geometrischer Ort juristischer, diagnostischer und wissenschaftlicher Verkrustungen, deren Instrumente vor allem – ohne Anhörung der Gegenpartei – auf die untersten sozialen Klassen angewendet werden. Der zentrale Ort unserer Arbeit, der Gegenstand der kritischen Praxis war die Gesamtheit der verwaltungstechnischen, fachlich-disziplinären, wissenschaftlichen und normativen Apparate, welche die Krankheit im Einklang mit dem alten erkenntnistheoretischen Statut perfekt objektivierten. Hier offenbarte sich ihre Wesensgleichheit mit dem Wahnsinn, als internalisierte Institutionalisierung, andere würden sagen: als induzierte und produzierte Subjektivität. »Wenn der Blick nicht klinisch ist, wird die kranke Person und nicht die Krankheit gesehen und berücksichtigt« (ebd., S. 134).

Doch der »Blick« wird sich nur im besten Fall darauf beschränken, das »In-die-Welt-geworfen-Sein« des Kranken zu betrachten. Leider beruht die Klinik jedoch nicht nur auf dem medizinischen Blick, sondern auf einer tieferliegenden Verinnerlichung, die von viel weiter her kommt: Der Blick ist bereits in der Erfahrung des Leidens enthalten und kein sekundärer Teil davon. Er ist konstitutiv für die Sprache des Wahnsinns, die immer das Ergebnis einer »produzierenden Macht« ist. Es ist also nötig, ihr eine andere »produzierende Macht« entgegenzusetzen.

Therapeutische Arbeit mitten ins Leben stellen

Die Praxis der »*erfundenen Institution*« besteht in der »Produktion von Leben« und der sozialen Re-Produktion. Es ist eine Praxis, die den Begrenzungen des klinischen Blickes, der psychologischen Untersuchung und des rein phänomenologischen Verstehens entkommt und die zu einem Gewebe, zu einer Art Ingenieurskunst der Wiederherstellung von Bedeutung und Sinn wird. Sie dient der Produktion von Wert und Werten, von Zeit, der Übernahme von Verantwortung, der Identifizierung von Ausbeutungs- und Unterdrückungssituationen, dem Wiedereintritt in den sozialen Körper, also in die Gesellschaft, dem Konsum und der Produktion, der Suche nach neuen Rollen und anderen materiellen Formen des Seins, für den anderen und in den Augen des anderen.

Wir sind zunehmend davon überzeugt, dass die De-Institutionalisierung eine therapeutische Arbeit ist, die das Ziel verfolgt, die Menschen als soziale Akteure zu rekonstruieren und gleichzeitig zu verhindern, dass sie unter der Rolle, dem Verhalten, der stereotypisierten und verinnerlichten Identität ersticken, die die überdeterminierte Maske des Kranken darstellt. Heilen bzw. Behandeln sollte bedeuten, hier und jetzt dafür Sorge zu tragen, dass sich die Art und Weise, in der die Patienten ihr Leiden (er-)leben und wahrnehmen, wandelt, um gleichzeitig zusammen mit ihnen ihre konkreten alltäglichen Lebensumstände zu verändern. Deshalb braucht die moderne Psychiatrie *erfundene Institutionen.* Das ist unsere zweite Erfahrung in Triest, die autopoietische Tochter der ersten Erfahrung, der negierten Institution. Die *negierte Institution* war ein harter Ausdruck für eine Kontamination und für die Praxis, die diese »enthüllte« und ermöglichte. Die *affirmierte Institution* ist die Entscheidung für die organisierte und bewusste Ausübung der Praxis dieser Kontamination [Kontamination meint hier eine »Verunreinigung« des Fachs Psychiatrie im positiven Sinn, das Entstehen von Synergien dank der Vermischung und des Austauschs mit »fachfremden Elementen«, d. Ü.].

Die *erfundene Institution* ist auch ein bisschen so etwas wie die »Mauer, die das Leben ins Gleichgewicht bringt«, wie Blanchot es angesichts der Anomie des Territoriums ausdrückt: »[...] angesichts eines Raumes, der unendlich und unendlich verlassen ist, ist es notwendig, wieder eine Mauer zu errichten und etwas Gleichgültigkeit zu erbitten, die stille Distanz, die das Leben ins Gleichgewicht bringt« (Blanchot 1977, S. 233).

So entstehen die Zentren im Territorium der Gemeinde und dann wird »die Wüste neu besiedelt«. Nur wenn sich die Mitarbeitenden selbst als »Institution« anerkennen und konstituieren, können sie sich in dem Netz der Institutionen, aus dem die Stadt gewoben ist, bewegen und so auch erkennen, dass der Kranke ebenfalls eine »Institution« ist und dass es eines gewissen Maßes an institutioneller Macht bedarf, um diese Institutionen zu nutzen, um sich mit ihnen zu messen, sie zu beugen und sie zu transformieren.

Tadeusz Kantor verwendet treffende Worte für seine »Verpackungen«: »Man muss das Objekt verstecken, um für seine Zukunft vorzusorgen, wie eine Botschaft, die dem Meer in einer Flasche anvertraut wird. Dies ist das Verhalten in gefährlichen Zeiten, das Verhalten der Gefahr selbst« (zitiert nach Del Giudice 1989, S. 17). Ich glaube, das Zentrum für Psychische Gesundheit ist diese Verpackung, die ausgestellt wird, eine provisorische und erfundene Institution (wie die Schneebänke von Bertolt Brecht).[3] Kantor sagt auch: »Die Politiker von heute sind verantwortungslos, die Behörden sind verantwortungslos, aber der Künstler, er muss verantwortlich sein. Genau, nur der Künstler ist verantwortlich, so sind die Zeiten« (ebd.).

Ich glaube, dass dies nicht nur für Künstler gilt, sondern auch für uns, die wir uns der Analyse des Plädoyers von Jean-Paul Sartre (1965) zufolge als »Techniker des praktischen Wissens« wiedererkannten und noch heute erken-

3 Es wird behauptet, wir seien dagegen, Orte zu schaffen, an denen Menschen Aufnahme finden und e Krisenzentren, Wohngruppen etc., und würden stattdessen eine Mystifizierung des Territoriums betreiben und das Problem einzig auf die soziale Frage reduzieren. Unsere Dienste in Trieste beweisen, dass diese Anschuldigung vollkommen unbegründet ist. Wir sind vor Ort und leisten kontinuierlich eine Vermittlungsarbeit im Sinne einer Rückerstattung [der Rechte, der Teilhabe, der Lebensqualität, d.Ü.]. Aus unserer Sicht handelt es sich jedoch immer um »Institutionen zur De-Institutionalisierung«. Die Arbeitsfelder haben sich ausgeweitet: auf das Gefängnis, auf den Bereich der psychiatrischen Gutachten, den Rechtsschutz. Wir haben soziale Genossenschaften, Orte der Begegnung und sozialen Aggregation, vorübergehende ekstatische Momente und permanente Werkstätten geschaffen. Ein guter territorialer Dienst sollte die Menschen anziehen. Von Thessaloniki bis Montreal kann man beobachten, dass (schlechte) Anstalten voll sind und (wunderschöne) Familientherapie- oder Psychiatriezentren leer stehen. In einem guten Zentrum für Psychische Gesundheit überkreuzen und drängeln sich die Bedürfnisse und die Anfragen, es vervielfacht sich die Nachfrage, wie es auf dem Markt geschieht. Dass dies der beste Indikator einer guten Dienstleistung ist, ergibt sich aus der Frage: Warum würden die Menschen sonst dorthin gehen? Meiner Meinung nach gibt es kein schöneres Zentrum für Psychische Gesundheit als einen Markt im Senegal oder in Marrakesch. Dort vermischen sich die sozialen Klassen, sie tauschen und tauschen sich aus, die Menschen beobachten sich gegenseitig, spielen und arbeiten (einige können auch sehr verrückt sein). Ein guter Markt ist einer der wenigen Orte, an dem der soziale Körper sich selbst an- und wiedererkennt, als Ganzes existiert. Für jeden und für jede ist es schwierig, sich der Anziehungskraft seines Gewimmels (des Marktes und der Körper) zu entziehen. Hier entdeckt der Mensch seine Einzigartigkeit durch die Teilnahme und Teilhabe!
Bei den »Institutionen wie Schneebänke« handelt es sich um ein Zitat von Bertolt Brecht: »Um in einem Bild zu sprechen: Für solche Leute, die das Bedürfnis, viel zu sitzen, empfinden, weil sie schwächlich sind, soll man im Winter Bänke aus Schnee errichten, damit die Bänke im Frühjahr, wenn die jungen Leute stärker geworden, die alten gestorben sind, gleichfalls verschwinden« Bertolt Brecht, Kalendergeschichten, Geschichten vom Herrn Keuner; d. Ü.

nen. Diese philosophische Lektion trifft heutzutage auf alle Errungenschaften der fortgeschrittenen Wissenschaften zu. Die Komplexität des Gegenstandes erfordert nicht so sehr dessen Analyse, sondern Projekte, also Transformationsprojekte [Projekte, die Wandel schaffen, d. Ü.]. Nur dadurch können Erkenntnisse erlangt werden. Diese Projekte (die Erfindungen und ihre kognitiven Resultate) müssen sich gleichzeitig sowohl auf das Universum der Institutionen als auch auf die einzelnen Menschen mit ihren individuellen Besonderheiten, die diese Dienste in Anspruch nehmen, beziehen und diese involvieren.

Vielleicht bekommt ein Thema, an das uns Robert Musil erinnert, für uns heute eine neue Bedeutung und schafft ein neues Bewusstsein: »Lassen wir uns nicht von den Vertuschungen, dem Mitgefühl, dem sozialen Engagement und der freundlichen Heiler-Maske des Arztes täuschen. Das wissenschaftliche Interesse für die Phänomene ist ein direktes, auf das Wissen zielendes Interesse« (Musil 2016, S. 40).

Dazu auch nochmals Galimberti (1984, S. 78):

> »Wir wissen, dass die Autonomisierung des Psychischen lediglich die Autonomisierung des Physischen verdoppelt, worauf die Wissenschaft seit Descartes aufgebaut wurde. Um ihr Überleben zu sichern, fahren Psychologie und Biologie fort, den Körper aufzuspalten. Fundamental ist die Annahme einer Dualität, die den Körper objektiviert, der als Residuum für das Seelenleben angesehen wird, dem sich einst die Religion und heute die Psychoanalyse ihren Wohlstand verdanken. Der auf einen reinen Organismus reduzierte Körper ist nicht realer als die psychologische oder spirituelle Seele. Beide resultieren aus jener Abstraktion, die durch die Auflösung des Symbolischen und durch die beiden großen komplementären Metaphysiken genährt wurde: Die ›idealistische‹ der Seele mit all ihren religiösen, moralischen und psychologischen Varianten; und die ›materialistische‹ des Körpers mit ihren biologischen und soziologischen Erweiterungen.«[4]

4 Welch ein seltsames Fach die Psychiatrie doch ist: eine Disziplin, die dem Wort wissenschaftliche Würde und therapeutische Plausibilität zuerkennt, den Taten aber nicht. Ein Gespräch besitzt demnach therapeutische Qualitäten, nicht aber das Tun: gemeinsam einen Film zu drehen, umzuziehen, Theater zu spielen oder Gedichte zusammen zu lesen, den Arbeitsplatz zu wechseln oder einen neuen Arbeitsplatz zu bekommen, einer Partei beizutreten oder sie zu verlassen, ein neues Kleid zu kaufen oder sich zu streiten, eine Bootsfahrt zu machen oder sich bei einer Versammlung einzubringen, Freunde oder eine neue Idee zu haben, eine Antwort auf das eigenes Bedürfnis nach Wertschätzung zu bekommen, ein ungewöhnliches Gefühl ausdrücken zu können, die eigene Krankheit als ein Kleid zu benutzen, auf

Es wird gesagt, dass wir dem Biologischen und dem Psychodynamischen zu wenig Aufmerksamkeit geschenkt haben. Ich würde sagen, dass wir ihnen gegenüber viel zu aufmerksam waren, aber, in der Tat, wir haben uns dessen schuldig gemacht, was uns vorgeworfen wird: Wir sind weder bereit, die Unterordnung unter die Autonomie des Biologischen zu akzeptieren noch die Unterordnung unter die Autonomie des Psychischen[5] noch die Unterordnung unter die Autonomie des Sozialen und des Politischen (Letzteres wird uns am Ende vorgeworfen).

»Institutionen wie Schneebänke«: temporär, beweglich, bedürfnis- und personenorientiert

Ausgangspunkt der erfundenen Institution, die auf der »leidenden Existenz des Körpers und seiner Beziehung zum sozialen Körper« gründet, ist die Überwindung der Fragmentierung des medizinischen Modells sowie der Untugenden des psychologischen und des biologischen Modells. Sie besteht aus Diensten und Dienstleistungen, die dann mit vollem Recht als Motoren des sozialen Lebens und als Sinnproduzenten in das Feld der sozialen Ingenieurstechniken eintreten. Sie mischen sich in das tägliche Leben ein, wirken auf die alltäglichen Unterdrückungsmechanismen ein, regen Momente möglicher sozialer Re-Produktion, aber auch die Produktion von Reichtum und alltäglichen Austausch an – deshalb sind sie therapeutisch.[6]

eigensinnige Art und Weise zu kommunizieren, abzuweichen oder »sich zu verrücken«, ohne deswegen abgewertet, sich selbst überlassen und vernachlässigt oder in einen klinischen Fall verwandelt zu werden. Wer weiß, warum all dies für die Psychiatrie (insbesondere die, die mit dem etwas eigenartigen Begriff »hart« bezeichnet wird, keinen therapeutischen Wert haben soll.

5 Die Couch ist ebenfalls eine erfundene Institution. [...] Der »Hygienismus« des ambulanten Settings muss allerdings als ein Merkmal nicht nur der psychoanalytischen Praxis, der Methode, sondern auch der psychoanalytischen Episteme [Wissensgrundlage] angesehen werden. »Dieselben psychodynamischen Theorien, die versucht haben, den Sinn des Symptoms durch die Untersuchung des Unbewussten herauszufinden, haben die Objektivierung des Patienten beibehalten, wenn auch durch eine andere Art. Sie objektivieren den Patienten nicht mehr als Körper, sondern als Persönlichkeit« (Basaglia 1968, S. 119).

6 Seit 15 Jahren regen wir die Gründung sozialer Genossenschaften (im Rahmen des Dienstleistungssektors) an und setzen uns für die De-Institutionalisierung des öffentlichen Dienstes ein. Uns war immer das große Potenzial des privaten Sozialsektors bewusst. Wir glauben hingegen nicht an die vermeintlichen Anreize eines Wettbewerbs zwischen öffentlichem und privatem Sektor. Stattdessen sind wir fest von der Notwendigkeit der De-Institutionalisierung des öffentlichen Sektors überzeugt, nämlich eine De-Institutionalisierung, die nichts mit Deregulierung zu tun hat, ebenso wenig wie mit einer administrativen Enthospitalisierung. Es geht darum, die Bürokratisierung, die Trägheit, die Abschottung und die Verantwortungslosigkeit des Welfare abzubauen, nicht den Welfare selbst; bürokratische und parteipolitische Kontrollen müssen abgebaut werden; Verantwortung auf allen Ebenen inklusive der freien Initiative,

Die Qualität der therapeutischen Arbeit wird sich daran messen lassen müssen, ob die Dienste sich als materielle Vermittler konstituieren, die in der Lage sind, den blockierten sozialen Austausch wieder in Bewegung zu bringen und Symptomen, Symbolen, der Sinnsuche und den vielfältigen Bedeutungen der Patienten Aufmerksamkeit zu schenken und diese aufzuwerten, sie auf paradoxe Weise neu zu verorten und zu de-institutionalisieren. Sich der Herausforderung der Komplexität zu stellen und sich ihrer anzunehmen bedeutet, das Subjekt nicht auf eine Krankheit oder eine gestörte Kommunikation oder letztendlich auf seine Armut zu reduzieren und seinen Körper oder die Psyche als autonome Einheiten zu betrachten, sondern es heißt, das Subjekt wieder in den sozialen Körper einzuschreiben. Wenn der Sinn und das Symbol als schon gegebenes Symptom oder als verdinglichtes Bild angesehen werden – jenseits einer bestimmten Grenze, die heute erschreckend reduziert ist –, braucht es Werkstätten der Re-Produktion, in denen der Sinn, die Ziele und die Zwecke wieder zum Vorschein kommen können.

Angesichts der fehlenden bzw. inexistenten Gemeinschaft braucht es ein erfundenes, kontaminiertes »Soziales«, das von der maximalen Kontamination lebt und somit ein Ort für die Aufwertung von Gesten und Fakten wird, die sonst auf Symptome reduziert werden.

Die erfundene Institution, die Institution der Kontaminierung privilegiert das arme Objekt, ist aber nicht nur für dieses vorgesehen. »Das arme Objekt, der Arme ist derjenige, der stets seiner spezifischen Funktionen des alltäglichen Lebens beraubt wird, er wird in den Mülleimer geworfen. Er ist dabei, zum Abfall geworfen zu werden. Er hängt dort in der Schwebe zwischen der Müllhalde und der Ewigkeit: dem Ort der Abfälle, der letzten Stufe der Realität und der Ewigkeit, die die letzte Schwelle des Lebens darstellt« (Del Giudice 1989, S. 17). Das mag geschehen, weil er nicht mehr austauschbar ist und in die Welt des Gebrauchs oder des Nichtgebrauchs zurückfällt, aber *seine Geschichte* ist dort deponiert.

Für den harten Kampf gegen nutzlose oder schädliche und »dekontaminierte« [sterile] Institutionen, die ihre Existenz dem traditionellen medizinischen Hygienismus verdanken, braucht es »erfundene Institutionen«,

---

Produktivität, Einzigartigkeit und Professionalität müssen hingegen gestärkt werden. Mehr Markt im Staat, wenn dies zu einer Vervielfältigung und Steigerung der Produktivität der Funktionen führt. Das ist De-Institutionalisierung und gleichzeitig die Produktion von Reichtum, ein möglicher Prozess der Subjektivierung, eine andere Art von Wohlfahrt.

die in der Lage sind, das Vermögen, den Reichtum des armen Objekts wiederzubeleben. Ihre Architektur muss darum Übergänge und Querpassagen vorsehen. Für eine erfolgreiche therapeutische Praxis brauchen wir Künstler, Kulturschaffende, Dichterinnen, Maler, Filmemacherinnen, Journalisten, Lebenskünstlerinnen, junge Menschen, Arbeit, Feste, Spiele, Worte, Räume, Maschinen, Ressourcen, Erfindungsreichtum, vielfältige Themen. Wir hatten viele von ihnen in Triest, und darein setzen wir unser Vertrauen.

Jedes Individuum, jede Praxis ist einzigartig und universell

Auf Sartre zurückkommend: »Alle, die von dem universalistischen Standpunkt überzeugt sind, wirken ›beruhigend‹; falsche Intellektuelle haben das Universelle gemacht. Der wahre Intellektuelle, also derjenige, der sich selbst im Unbehagen erwischt, schafft Unruhe: Das universell Menschliche ist noch zu er/schaffen« (Sartre 2009). »Und es kann nicht geschaffen werden«, außer man geht von der Einzigartigkeit eines jeden Individuums aus. Und von anderen Praktiken: dem Herstellen, Erfinden, Darstellen, dem Rekonstruieren von Beziehungen zwischen Sphären, die dazu neigen, unabhängig voneinander zu agieren, in der Schizophrenie des Einzelnen wie auch in der allgemeinen. Wir können nichts anderes machen, außer darzustellen, um zum Handeln zu kommen.

Und wiederum erinnert uns Robert Musil (1979, S. 40):

»Ein Ding darzustellen bedeutet, seine Beziehungen zu hundert anderen Dingen darzustellen; weil es, objektiv nicht anders möglich ist, weil man nur so etwas begreifbar und fühlbar machen kann, [...] wie ja auch wissenschaftliches Verständnis nur durch Vergleichen und Verknüpfen entsteht, wie menschliches Verstehen überhaupt entsteht. Und wenn auch diese hundert anderen Dinge wieder unanständig und krank wären: die Beziehungen zu ihnen sind es nicht, das Auffinden von Beziehungen ist es niemals.«

Übersetzung: Alessandro Kieser, Kirsten Maria Düsberg, Luciana Degano Kieser. Der Text wurde leicht gekürzt.

Bei diesem Text von Franco Rotelli handelt es sich um den einleitenden Bericht zur Konferenz »Therapeutische Praxis«, die vom 3. bis 7. Oktober 1988 in Triest stattfand. Der Originaltext ist abgedruckt in: Rotelli, F. (2021): Quale psichiatria. Taccuino e Lezioni. Merano: Edizioni Alphabeta Verlag, S. 41–53

Literatur

Basaglia, F. (1968): L'istituzione negata. Torino: Einaudi.

Blanchot, M. (1977): L'infinito intrattenimento. Torino: Einaudi.

De Leonardis, O.; Mauri, D. & Rotelli, F. (1983): Prévenir la prévention. In: *Information Psychiatrique,* 4.

Del Giudice, P. (1989): Ritorno al nulla. Tadeusz Kantor risponde a Piero del Giudice. In: *L'Indice,* 1, S. 17.

Galimberti, U. (1984): Il corpo. Milano: Feltrinelli.

Musil, R. (2016): Das Unanständige und Kranke in der Kunst. In: Ders.: Briefe und nachgelassene Schriften. Klagenfurter Ausgabe. Klagenfurt: Jung & Jung, IX, S. 135–144.

Sartre, J.-P. (2009): In difesa degli intellettuali. In: Ders.: L'universale singolare. Saggi filosofici e politici 1965–1973. Milano: Mimesis.

Teil II
Erfahrungen, Reflexionen, Konzepte

Über Erfahrungswissen und epistemische Ungerechtigkeit

Luciana Degano Kieser

> *»Freiheit – wie Sartre sagt – bedeutet nicht, zu bekommen, was man will (also weder Erfolg an sich noch äußere Anerkennung), sondern selbstbestimmt sein zu wollen.«*
> *Franco Basaglia (1964, S. 240)*

Der auf Bismarck fußende Wohlfahrtsstaat Deutschlands lässt keine einfachen Vergleiche zu. Er nimmt nicht nur eine Sonderstellung im internationalen Panorama ein, sondern hat auch im Laufe der Zeit seine Besonderheiten bewahrt. Die Sonderstellung der Psychiatrie in dieser historischen Entwicklung lässt sich im europäischen Kontext vor allem durch zwei Aspekte begründen. Zum einen erfolgt die psychiatrische Akutversorgung weiterhin vor allem krankenhaus- und damit bettenzentriert. Im Gegensatz zu den anderen europäischen Ländern kam es zudem in den letzten zwanzig Jahren insgesamt zu einer kontinuierlichen Zunahme der Bettenkapazitäten in den hochspezialisierten psychiatrischen und psychosomatischen Bereichen der stationären Gesundheitsversorgung. Der Prozess der Reinstitutionalisierung lässt sich auch in den Einrichtungen des Maßregelvollzugs, in den Alten- und Pflegeheimen wie auch in betreuten Wohnformen und den Strukturen der Rehabilitation nachzeichnen. Zum anderen entscheidet der administrative Bereich über die Kapazitäten regionaler Versorgungsstrukturen und auch über die Leistungen der Eingliederungshilfe.

Die Psychiatriereform hatte ihre Anfänge durch die Psychiatrie-Enquete Mitte der 1970er-Jahre. Seither zeichnet sich das psychiatrisch-psychosoziale Versorgungssystem durch hohe Stabilität bei hochgradiger Fragmentierung und mangelnder Koordination und Steuerung aus. Zudem wurde das Gesundheitssystem in Deutschland in den letzten zwanzig Jahren von einer radikalen Ökonomisierung geprägt. Diese Veränderungen verstärkten sich durch eine prosperierende wirtschaftliche Entwicklung.

Über Erbschaften und Modelle

Vor diesem Hintergrund stellt sich die Frage, welchen Sinn es haben könnte, hier und jetzt über Franco Basaglias Erbe zu schreiben, und welche Bedeutung dieses Erbe für die Diskussion über die psychiatrische Versorgung in Deutschland haben könnte. Im Weiteren ist dabei auch der Frage nachzugehen, ob es sich dabei lediglich um einen »romantischen Nachlass« des europäischen Südens aus der Zeit des Kalten Krieges handelt, wie manche Autoren meinen. Eine Antwort darauf fällt nicht leicht, denn in diesen Rahmen ist es nicht möglich, sich mit der Komplexität der damaligen Debatten auseinanderzusetzen. Franco Basaglia hatte den zeitgenössischen Diskurs mitgestaltet, der unter anderem von Jean-Paul Sartre bis hin zu Michel Foucault und Gilles Deleuze, von Robert Castel bis zu Noam Chomsky und Erving Goffman intensiv geführt wurde.

Franco Basaglia selbst tat sich schwer, darüber zu schreiben. »Auf der Suche nach einer authentischen Auseinandersetzung mit den Anderen, auch durch das geschriebene Wort, vermittelte Basaglia denjenigen, die mit ihm arbeiteten, die Idee, dass Texte nicht durch die Leere sprachlicher Konventionen verschwendet werden sollten. Vielmehr sollten sie dazu dienen, etwas ›zu sagen‹, mit Anderen in Beziehung zu treten, den Anderen Elemente des Halts und auch der Konsequenzen anzubieten. Die Diskussion sollte in Übereinstimmung oder im Konflikt, auf jeden Fall in der Erklärung der eigenen Position und des eigenen Widerspruchs erfolgen« (Gallio 1992, S. 593 f.). Das Schreiben war für Basaglia »ein Zustand der Orientierungslosigkeit, in dem die Anstrengung des Komponierens jedes Mal von vorne begann« (ebd.). Die Auflösung der Anstalt war neu, sodass er sich nicht auf eine bereits bestehende Theorie berufen konnte. Damit war für Basaglia auch die Möglichkeit erschwert, über diese Erfahrung zu schreiben.

Basaglia war sich über die Macht des Wortes und des Schreibens und darüber, die Realität zu formen, sehr bewusst. In einer Zeit, in der die »labeling theory« entstand und Wittgenstein keine Unterscheidung zwischen der Sprache und ihrem Gegenstand sah, war für Basaglia die *Verantwortung* die handlungsleitende Maxime. Diese Position spiegelte seine Überzeugung und Loyalität wider, die er mit dem institutionellen Auftrag als Arzt in Verbindung setzte. Die darauffolgende dialektische Auseinandersetzung mit den Versorgungsstrukturen und ihrem ideologischen Wissen »a priori«, das weit von der Komplexität der gesellschaftlichen Beziehungen und dem Alltag der Menschen entfernt war, leitete eine Debatte innerhalb der italienischen Gesellschaft ein. Gegen den positivistischen Reduktionismus schlug er eine praxisnahe Reflexion »a posteriori« vor. Die Auseinandersetzung mit der Praxis und deren Sprache macht einen Teil des Vermächtnisses Basaglias aus. Diese Perspektive ist von hoher Relevanz, da es sich weder um eine ideologische Frage noch um eine Überlegenheit fachlicher Überzeugungen handelt.

Erinnerungskultur und Gesellschaft

»Erinnerungskultur« bedeutet mehr als das ritualisierte Gedenken an eine bestimmte Zeit unserer Vergangenheit. Aus der Analyse der menschlichen Handlungen, der institutionellen Kontexte und der historischen Rationalität können wir Erkenntnisse für die Gegenwart gewinnen.

Franco Basaglia wurde vor hundert Jahren in Venedig geboren. Er kannte die faschistischen Gefängnisse aus eigener Erfahrung und gehörte zu einer Gruppe von Intellektuellen, die sich verantwortlich für die Gestaltung der demokratischen Institutionen der Nachkriegszeit fühlten. In einer Zeit, in der der Glaube an das Individuum als Träger der Werte der Aufklärung und an eine Gesellschaft, die die Vernunft als Fortschritt realisiert, gründlich erschüttert war, handelte er als Mitglied einer grenzübergreifenden Generation von Denkern, die versuchten, die Werte des epochalen Paradigmenwechsels der 1950er- und 1960er-Jahre in den Alltag der Menschen mit rigoroser Kohärenz zu konkretisieren. In dem damit einhergehenden Veränderungsprozess der italienischen Gesellschaft entstanden bei Basaglia erste Fragen zur Psychiatrie, die dann über die Grenzen des eigenen Fachbereichs hinausgingen. In seiner Sicht auf die Welt existierten Bürger*innen und Anstaltsinsass*innen nicht für sich allein, sondern traten in einer Pluralität von »Gedankenarten« auf, wie Hannah Arendt diese gesellschaftliche Dimension bezeichnen würde. Die Rückkoppelung dieser Haltung an die wissenschaftlichen Grundlagen der Psychiatrie ging zunächst mit der Phänomenologie von Minkowski und Binswanger einher, dehnte sich im Weiteren auf die Rolle und Verantwortung der »Techniker des praktischen Wissens« (Novello & Gallio 2023).

Was Basaglias Werk und Erbe betrifft, so stimmen heute die Fragen, die er hinsichtlich der Psychiatriereform aufgeworfen hatte, »mit den Aporien der Zweiten Moderne« (Gallio 2023, S. 155) überein. Es geht dabei um den seit mehreren Jahren andauernden Konflikt um die sozialpolitische Konstruktion der Identität vulnerabler Subjekte, zwischen Verwaltungsdefinitionen und sozialer Anerkennung im Kampf für die notwendigen Ressourcen. Basaglia erkannte sowohl die »tragische« als auch die »befreiende« Dimension dieser Transformationsprozesse, indem er mit der Auflösung der Anstalten »eine Art Nullpunkt sah, von dem aus alles von Grund auf neu gedacht werden müsse« (ebd., S. 154).

Übergangszeit: Lähmung des Reformprozesses

Wenn über ein Erbe gesprochen wird, dann sollten wir auch die Zeit nach dem Tod von Basaglia berücksichtigen. Die Auflösung des Asyls, der Anstalt, war in Italien ein langer Prozess, der sich über zwei Jahrzehnte hinzog und von einer intensiven zivilgesellschaftlichen Debatte begleitet wurde. Er ging mit der Abschaffung des vom Faschismus eingeführten Krankenkassensystems einher. Das Gesetz wurde 1978 verabschiedet. Erst zum Ende des 20. Jahrhunderts kam es zu einer Etablierung von Standards psychiatrischer Versorgung und zu einer Schließung der wenigen noch in Betrieb befindlichen Anstalten. Das letzte Ziel der Reform wurde schließlich 2014 mit der Schließung der Krankenhäuser des Maßregelvollzugs umgesetzt.

In der Übergangszeit schien die Reform stillzustehen, der Transformationsprozess ging ohne politische Steuerung einher. Im Unterschied dazu blieb die fachliche Debatte bis in die 1990er-Jahre lebendig, führte aber letztlich zur Lähmung des Reformprozesses. Das Abgleiten der Dialektik in eine beschwörende Symbolik und Konfrontation zwischen den verschiedenen »Planeten des psychiatrischen Universums« wurde als wissenschaftlich definiert, war aber häufig trivialer Natur: Meinungen und Glaubensüberzeugungen standen häufig im Mittelpunkt der Debatten. Die Verwirrungen auf der erkenntnistheoretischen Ebene führten zur Sterilität der daraus resultierenden interpretativen Ausarbeitung und letztendlich zu einer kurzsichtigen Reproduktion der Modelle der Vergangenheit. Der virtuelle ideologische Raum und sein evokatives

Echo dehnten sich schrittweise aus, bis ihre Wahrheitsproduktion die Realität ersetzte. Um einen Wendepunkt in der psychiatrischen Kultur der damaligen Zeit zu erreichen, ging es daher zunächst darum, den betroffenen Menschen eine Stimme zu geben, damit daraus ein anderer, neuer Diskurs entstehen konnte.

Das Ende der Veranstaltung: ein Akt grundlegender Gerechtigkeit

Als ich meine Arbeit im Projekt der Auflösung der Anstalt »L'Osservanza« in den 1990er-Jahren in Imola aufnahm, waren dort viele Hundert Menschen seit mehreren Jahrzehnten untergebracht. Darunter war auch Frau M. Sie konnte sich an den Tag genau erinnern, an dem sie in die Anstalt »eingeliefert« worden war. Es war der 3. August 1962 (Venturini u. a. 1995, S. 25). Während sie sich bis zum Zeitpunkt ihrer Internierung als lebendig erlebte, versteinerte sich ihre Erinnerung nach der Unterbringung in der Anstalt in der Hoffnung der Heimkehr: ein Wunsch, der sich in der ursprünglichen Szene der Trennung von der Familie tragischerweise mumifizierte. Dieser Wunsch verwandelte sich auch in eine Qual für die Angehörigen, die in der Unmöglichkeit gefangen waren, ihn zu erfüllen. An dem Punkt, an dem der Fluss der Ereignisse für Frau M. zum Stillstand gekommen schien, kam es auch zu einer Lähmung der gemeinsamen Geschichte mit ihrer Familie. Die ritualisierten Krankenhausbesuche der Angehörigen, die sich sowohl ohnmächtig als auch schuldig fühlten, verkörperten das gemeinsame Gedächtnis. Hinter den unüberwindbaren Mauern der Anstalt spiegelte sich gleichzeitig die Trennung von einer Stadt wider, in der sich völlig andere Dramen abspielten.

Die psychiatrischen Anstalten in Italien verkörperten eine dekadente Konkretisierung des Elends für all diejenigen, die dort lebten oder arbeiteten: Verlassenheit, Demütigung und Kompetenzlosigkeit kennzeichneten eine Welt, in der die Zeit in der zweiten Hälfte des 19. Jahrhunderts stehen geblieben war. Wie konnte man diese Zustände verantworten, ertragen und unverändert belassen? Der Geruch, der jedem Besucher in die Nase stieg, war ein Ausdruck des Mangels an Toiletten und einer Überfüllung der Räume. Die zerlumpten und verängstigten Menschen, die die Anstalt bewohnten, irrten auf dem meist großen Anstaltsgelände umher oder standen regungslos in einer Ecke und warteten auf das Ende des Tages. Wie ist es möglich, dass Generationen von Ärzt*innen dieses Elend wie ein unabänderliches Naturereignis behandelten?

In Imola stammte laut einer in den 1990er-Jahren durchgeführten Untersuchung die Mehrheit der »Insass*innen« aus bäuerlichen Familien. Diese Familien pflegten jahrzehntelang die Beziehung zu ihren »internierten« Angehörigen, die sie trotz der oft weit entfernten Herkunftsorte regelmäßig besuchten. Als die Mauern der Anstalten fielen, eroberten die Städte diese unbekannten Gebiete und schrittweise auch ihre Bewohner*innen zurück: Aus heutiger Perspektive stellt diese Dynamik das wichtigste Ergebnis der Psychiatriereform in Italien dar, die zunächst die italienische Gesellschaft veränderte. Der Fokus auf die Bürgerrechte und auf soziale Gerechtigkeit eröffnete eine Debatte in allen Bereichen des öffentlichen Lebens. Die Enttabuisierung der Probleme, welche die Anstaltspsychiatrie zudeckte, führte zu einer schwierigen, aber wichtigen partizipativen Auseinandersetzung auf institutioneller und politischer Ebene. Basaglias Strategie war in diesem Sinne erfolgreich.

Von epistemischer Ungerechtigkeit zu einer Pluralität der Evidenz

Die Kritik an einer hegemonialen Darstellung des Unheilbarkeitspostulats sowie die Absage an den therapeutischen Nihilismus in der Psychiatrie führten aber nur am Rande zu einer Erweiterung des psychiatrischen Diskurses, der weiterhin hauptsächlich von einem neopositivistischen Denken geprägt war und ist (siehe dazu Benedetto Saraceno in diesem Buch). Hoffnungsträger sind heute eher die Stimmen der Betroffenen und der Angehörigen, die lautstark ihre Rechte fordern und sich am Behandlungsprozess aktiv und selbstbestimmend als erfahrungsbasierte Wissensträger*innen beteiligen. Dank dieser Bewegung sind neue Anzeichen einer zaghaften Veränderung im psychiatrischen Alltag festzustellen, die ich auch in Deutschland mit aufbauen und gestalten durfte.

Zudem wird heute die postulierte Objektivität der Psychiatrie erneut infrage gestellt. Dadurch entstehen die Voraussetzungen für eine Diskurskontinuität mit Basaglias Generation. Das Argument der Inkommensurabilität der Ansätze ist aktueller denn je. Das 21. Jahrhundert bietet kein Modell mehr für ein universelles Wissen an. Der wissenschaftliche Diskurs speist sich aus transversalen Kulturen und hat eine wichtige hermeneutische Komponente. Die Erkenntnistheorie erlangt eine historische Dimension. Sprache, Kontexte und Beziehungen haben auch in den Bereichen der Ökonomie und Bioethik Bedeutung erlangt. So erlaubt der »epistemische Pluralismus« eine breitere Diskussion, die sich nicht auf die Wechselbeziehung von Wissen und Schlussfolgerungen reduziert und eine partizipative, pluralistische Debatte auf politischer und gesellschaftlicher Ebene ermöglicht.

Miranda Fricker (2007) prägte den Begriff der »epistemischen Ungerechtigkeit«, also die Vorstellung, dass jemandem in seiner Eigenschaft als Wissender Unrecht zugefügt wird. Dabei unterscheidet sie zwei verschiedene Arten von Unrecht: die hermeneutische und testimoniale Ungerechtigkeit. Die erste tritt ein, wenn ein bedeutender Bereich der eigenen sozialen Erfahrung aufgrund eines strukturellen Identitätsvorurteils als hermeneutische Ressource dem kollektiven Verständnis entzogen wird. Die zweite ist hingegen gegeben, wenn Vorurteile dazu führen, dass ein Zuhörer den Worten eines Vortragenden eine geringere Glaubwürdigkeit beimisst. Kristie Dotson (2014) spricht von »dominanten versus marginalen epistemischen Ressourcen«. Ihr zufolge gibt es eine ganze Reihe von Erfahrungen, die nicht artikuliert und vertreten werden. Es liegt auf der Hand, dass Menschen mit psychischen Erkrankungen und deren Angehörige in vielen Fällen unter beiden Ungerechtigkeiten litten und nach wie vor leiden.

»Prendersi cura«

Aus der Verantwortung der Psychiater*innen bei der Nutzung ihrer Wissenschaft, ihrer institutionellen Macht, ihrer »therapeutischen Berufung« (Basaglia & Gallio 1992) ist Basaglias Erbe in meiner persönlichen Erfahrung mit dem Begriff des »Prendersi cura« verbunden. Darunter sind mehrere Handlungen und eine Haltung zu verstehen, die zu einer ständigen Aufmerksamkeit sowohl im Denken als auch im Handeln führen. Die Bedeutung umfasst *Sorgfalt* und *Vorsicht,* die sich der Pflege von etwas Wertvollem widmen. Darunter sind auch das Engagement und der Fleiß gemeint, die in eine Arbeit gesteckt werden. In die Bedeutung ist auch die Fürsorge gegenüber anderen Menschen, für die man Verantwortung übernimmt, miteingeschlossen. »Prendersi cura« bedeutet begleiten, gleichzeitig aber auch gut behandeln oder eine bedürftige Person unterstützen. In der deutschen Begrifflichkeit würde ich für unterschiedliche Situationen diese Wörter für die Übersetzung vorschlagen: pflegen, versorgen, sorgen für, behandeln, betreuen, sich kümmern, aufpassen, managen, dabei sein, begleiten, fordern, fördern, würdigen, achten, aber ebenso die Substantive: Sorge, Fürsorge, Aufmerksamkeit, Respekt, Sorgfalt, Achtung.

Die Genealogie des italienischen Begriffs führt dazu, seine universelle praktische Dimension zu erkennen, und zwar als konstante Beziehungspraxis des menschlichen Lebens. Diese Art der Fürsorge zeigt ihre inhärente Ethik in einer Verpflichtung, anderen dabei zu helfen, sich aus dieser asymmetrischen Beziehung zu befreien (Mortari 2022). Damit führt diese ethische Haltung zunächst zu einer widersprüchlichen Praxis. Diese umfassende Verantwortung setzt eine Auseinandersetzung mit der realen Welt, mit der »praktischen Wahrheit« und »den Bedürfnissen des Anderen« voraus (Basaglia 2002, S. 42), in der »der Wert des gesunden oder kranken Menschen den Wert der Gesundheit und der Krankheit übersteigt« (Basaglia & Ongaro Basaglia 2018, S. 39).

Luciana Degano Kieser, Master of Public Health, Fachärztin für Psychiatrie, systemische Therapie, ehemalige Landesbeauftragte für psychische Gesundheit des Landes Berlin. Langjährige Erfahrung in der psychiatrisch-psychosozialen Versorgung in Deutschland und in Italien.
Kontakt: lucianadegano@googlemail.com

Literatur

Basaglia, F. (1964): Ansia e malafede. In: Basaglia, F. (1981): Scritti I: 1953–1968. Torino: Einaudi, S. 227–240.

Basaglia, F. (2002): Die Entscheidung des Psychiaters. Bilanz eines Lebenswerks. Bonn: Psychiatrie-Verlag.

Basaglia, F. & Gallio, G. (1992): La vocazione terapeutica. Per un'analisi critica alla »via italiana« alla riforma psichiatrica (1950–1978). In: Debernardi, A.; Mezzina, R. & Norcio, B. (Hg.): Salute mentale. Pragmatica e complessità. Bd. 2: Per la salute mentale. Dipartimento di Salute Mentale USL N.1 Triestina, Centro studi e ricerche regionale per la salute mentale, Regione Autonoma Friuli-Venezia Giulia: Trieste, S. 549–578.

Basaglia, F. & Ongaro Basaglia, F. (2018) (Hg.): Crimini di pace. Milano: Baldini &Castoldi.

Basaglia, F.; Ongaro Basaglia, F.; Pirella, A. & Taverna, S. (2008): La nave che affonda. Milano: Raffaello Cortina Editore.

Dotson, K. (2014): Conceptualizing epistemic oppression. In: *Social Epistemology,* 28, 2, S. 115–138.

Fricker, M. (2007): Epistemic injustice. Power and the ethics of knowing. Oxford: University Press.

Gallio, G. (1992): Il pensiero del confronto planetario (in forma di post-fazione al testo »La vocazione terapeutica«). In: Debernardi, A.; Mezzina, R. & Norcio, B. (Hg.) (1992): Salute mentale. Pragmatica e complessità. Bd. 2: Per la salute mentale, S. 579–596.

Gallio, G. (2023): La scoperta della realtà. Sartre »maestro« di Franco Basaglia. In: Novello, M. & Gallio, G. (Hg.): Franco Basaglia e la psichiatria fenomenologica. Ipotesi e materiali di lettura. Modena: Mucchi Editore, S. 113–156.

Mortari, L. (2022): The philosophy of care. Wiesbaden: Springer VS.

Novello, M. & Gallio, G. (2023): Franco Basaglia e la psichiatria fenomenologica. Ipotesi e materiali di lettura. Modena: Mucchi Editore.

Ongaro Basaglia, F. (1999): L'ereditá di Franco Basaglia. In: *Soggetto e istituzione. L'Ippogrifo,* 1, S. 49–54.

Venturini, E.; Degano, L. & Gramantieri, N. (1995): La malattia del vento. Rimini: Guaraldi.

Deinstitutionalisierung – ein soziales Unternehmen

Felicitas Kresimon

Seit 2014 unterrichte ich an der Fakultät Soziale Arbeit der Ostfalia Hochschule für angewandte Wissenschaften in Wolfenbüttel. Der Titel meines Seminars, angelegt im Modul »Internationalität«, hat sich im Laufe der Zeit auf »Transnationale Perspektiven auf Inklusion« eingependelt. Bei genauerem Hinschauen können die Studierenden im Modulhandbuch herausfinden, dass es in diesem Seminar darum geht, wie sich in verschiedenen Ländern Europas unterschiedliche Ansätze und Strategien sozialer Arbeit und der Bekämpfung von sozialer Ungerechtigkeit und Ausgrenzung entwickelt haben. Am spezifischen Beispiel Italiens wird dabei die Relevanz der jeweils besonderen kulturellen, sozialen und politischen Entwicklung der gesellschaftlichen und ökonomischen Kontexte deutlich.

Insbesondere wird in diesem Seminar auf die Hintergründe und die Geschichte der Schließung der psychiatrischen Anstalten in Italien eingegangen und darauf, wie dieser Prozess der »Deinstitutionalisierung« mit einem Paradigmenwechsel auch in der Sozialen Arbeit einhergegangen ist. Ansätze und Methoden, die bis über die Mitte des 19. Jahrhunderts hinaus überwiegend der sozialen Kontrolle dienenden und in »Totalen Institutionen« genannten Kontexten stattfanden, während wir heute von »Territorium« und »sozialraumorientierten Methoden« sprechen: neue Kontexte, in denen die Person – trotz und mit ihrem Leiden und ihrer Besonderheit, die sie dem Risiko der gesellschaftlichen Isolation aussetzen – das Recht auf und die Möglichkeit zu einer vollen und selbstbestimmten Teilhabe am Leben in all seinen Facetten und Bereichen haben soll. Auch die sozialen Kooperativen, heutzutage ein solider Bestandteil der unternehmerischen Landschaft Italiens, sind aus dieser Motivation geboren.

Mit dieser Geschichte setze ich mich seit 2020 auch mit den Studierenden der Fakultät Soziale Arbeit in Trieste, wo ich seit 1995 lebe, auseinander. Ich bin dort von Beginn an im Bereich der sozialen Kooperativen (Genossenschaften) tätig und konnte aus dieser Perspektive den Prozess der vollständigen

Auflösung der psychiatrischen Anstalt, der zum Zeitpunkt meiner Ankunft bereits weit fortgeschritten war, mit begleiten wie auch die parallele Entwicklung eines sozialraumorientierten Systems der sozialen und gesundheitlichen Versorgung der Bevölkerung.

Es sind ebendiese Seminare, die mich immer wieder zu der zunächst an mich selbst gerichteten Fragen bringen, ob ich den Studierenden eine Geschichte erzähle, die ihnen aufgrund ihres Alters einfach nur wie prähistorisch erscheinen muss, und warum ich sie dennoch mit Enthusiasmus erzähle, dank der für mich selbst gefundenen Antworten, die in der noch grundlegenden heutigen Relevanz und Kontinuität der Thematik liegen.

Es ist immer nur eine Frage der Zeit, bis die Luft im Seminarraum anfängt, sich mit bunten Denkblasen zu füllen, aus denen ein »das hat mit mir und mit uns zu tun« langsam herauspurzelt. Und dann wird es spannend, wir reflektieren und diskutieren, hinterfragen die Theorie und die Praxis, schauen über den eigenen Tellerrand, die Welt vergrößert sich, Grenzen werden durchlässiger, Unterschiede und Gemeinsamkeiten werden sichtbar.

Und genau das ist es, was mich bis heute immer wieder neu motiviert; auch dazu, neue Türen zu öffnen und dadurch ein klein wenig dazu beizutragen, dass das »sich bewusst sein über« das eigene professionelle und ethische Handeln und dessen menschliche, institutionelle, politische und gesellschaftliche Implikationen stets gefördert wird. Nur so können wir der Idee und Forderung nach einem nie endenden Prozess der Transformation gesundheitlicher, sozialer oder pädagogischer Dienstleistungen, die die Würde, die Rechte und die Macht der Menschen stärken und nicht verletzen, so nah wie möglich kommen.

Von der »Totalen Institution« zur »Impresa Sociale« ist der Haupttitel der Diplomarbeit, mit der ich 1995 mein Sozialpädagogikstudium an der FU in Berlin abschloss und dank derer ich mich umfangreich mit der einschlägigen Literatur, den theoretischen Hintergründen und deren praktischen Implikationen zur Institutionskritik, Gesundheit und zum Aufbau des Wohlfahrtssystems auseinandersetzen konnte – ein Prozess, der bis heute weitergeht. Für den vorliegenden Text und den spezifischen Kontext, für den er geschrieben ist, werde ich mich daher überwiegend auf die hier enthaltenen Kerntexte von Franco Basaglia, Franca Ongara-Basaglia und Franco Rotelli beziehen.

Der Prozess der Deinstitutionalisierung

Mit der Zielsetzung, gesellschaftliche und soziale Missstände offenzulegen und diese nicht der Verantwortung Einzelner zuzuschreiben, begründete sich der in der psychiatrischen Arbeit in Trieste zum Ausdruck kommende Perspektivenwechsel bei der Betrachtung von und dem Umgang mit psychiatrischer Krankheit. In dem Prozess der Deinstitutionalisierung und Transformation der psychiatrischen Dienstleistungen hin zu einem »Territorium« im Sinne eines sozialraumorientierten Ansatzes ging es den Psychiater*innen nicht darum, psychische Erkrankung zu negieren, sondern es wurde gefordert, die einzelne Person als komplexes Subjekt zu rekonstruieren und die gesamte Vielfalt sozialer Rollen und Ressourcen in den therapeutischen Prozess einzubeziehen.

In den in diesem Buch vorliegenden Texten von Franco Basaglia, Franca Ongaro Basaglia und Franco Rotelli wird die Motivation, die dem sowohl theoretischen als auch praktischen Paradigmenwechsel zugrunde liegt, in aller Klarheit beleuchtet. Die drei Autor*innen unterstreichen, wie die sozialen Faktoren und die gesellschaftliche Funktion psychiatrischer Anstalten vor allem darin bestanden, Menschen, die nicht in die gesellschaftliche Ordnung hineinpassen, zu isolieren und zu kontrollieren. Dadurch, so Basaglia, fand sich der psychisch leidende Mensch in der Situation, in drei Dimensionen die »Krankheit« zu erleiden: sein seelisches Leiden, die gesellschaftliche Ausgrenzung und die durch die Internierung entstandenen zusätzlichen Schäden, wobei die zweite und dritte Dimension insbesondere die sozial und ökonomisch schwächeren Menschen betraf.

Er kritisierte, wie in einem solchen System der Arzt zum »Verwalter« des Symptoms und der Diagnose wird, durch die der Betroffene auf ein Objekt reduziert ist, statt das eigene Leiden als Teil der Lebenserfahrung und subjektiven komplexen Dimension leben zu können, in einem Kontext, der es ermöglicht, Antworten in den verschiedenen Lebensbereichen und damit Stück für Stück die eigene Identität und Autonomie in der Vielfältigkeit von Rollen zu konstituieren und zu stärken.

Rotelli unterstreicht, wie es bei dem Projekt der Deinstitutionalisierung vor allem um den Bruch mit dem klinischen Paradigma ging und damit um den Wiederaufbau der sozialen Dimension der Person und ihrer Lebensumstände, die in ihrer multidimensionalen Komplexität in den Blick genommen werden soll. Nicht zufällig wählt er daher das folgende Bild: »Meiner Meinung nach gibt es kein schöneres Zentrum für psychische Gesundheit als einen Markt im Senegal oder in Marrakesch [...], [wo] sich alle sozialen Schichten/Klassen vermischen [...] – einer der wenigen Orte, an dem der soziale Körper sich wieder erkennt, als Ganzes existiert« (siehe Franco Rotelli in diesem Buch).

Franca Ongaro Basaglia fordert daher, neue operative Modelle zu schaffen, die die Person nicht in »Fachsegmente« zerlegt und entsprechend behandelt, sondern in denen die Person Antworten auf die Gesamtheit ihrer Bedürfnisse finden kann. Dies impliziert Diversifizierung von Antworten, Integration von Diensten und Kompetenzen, Verflechtung der sozialen, gesundheitlichen und psychosozialen Dimensionen. Dazu gehört auch das Recht auf den Zugang zu Ressourcen, gehören Autonomie und Arbeit in einem »nachhaltigen« Arbeitskontext.

Soziale Unternehmen

Während bis zur endgültigen Schließung der Anstalt in Trieste 1980 der Bruch mit den institutionellen Strukturen (die »Negierung der Institution«) im Vordergrund stand, wird nach 1980 die Arbeit im Territorium zum Schwerpunkt psychiatrischer Interventionen. Diese Interventionen richten sich zunehmend an eine veränderte Klientel, die überwiegend nicht mehr durch eine »Anstaltskarriere« belastet ist, sondern ihre Anforderungen an die psychiatrischen Dienste direkt aus dem Territorium richtet. Die psychiatrischen Dienste sehen hierbei ihre Aufgabe darin, den Personen zu ermöglichen, dass sie in ihrem sozialen Kontext verbleiben und dort ihr volles Bürgerrecht – politisch, rechtlich und sozial – auch ganz praktisch wahrnehmen können. Ein wichtiger Fokus wird daher auf die Frage nach dem Zugang zu persönlichen, sozialen und ökonomischen Ressourcen gelegt, das heißt also auch nach der Teilhabe am »Markt«, die die Voraussetzung der individuellen Entwicklungsmöglichkeiten ist.

Es ist insbesondere Franco Rotelli (1990), der diesen Aspekt auch in der theoretischen Diskussion der Folgezeit vertieft hat. Er fasst die rehabilitativen Maßnahmen, die zu dem Ziel der Partizipation am »Markt« beitragen, unter dem Begriff der »Impresa Sociale« = »Soziales Unternehmen«

zusammen. Impliziert ist in diesem Begriff die Kritik an einem Sozialstaat, in dem es durch die rigide Trennung von Arbeitsmarkt und Versorgung zu einer enormen Vergeudung ökonomischer und menschlicher Ressourcen komme. Sowohl diese als auch die Vorstellung von einer produktiven Normalität, die bestimmte Leistungsstandards und Verhaltensmuster vorsehe und die Ressourcen zerstöre, statt diese aufzuwerten und zu aktivieren, gilt es nach Rotelli (1991) infrage zu stellen.

Es ging Rotelli mit dem Konzept des »Sozialen Unternehmens« zunächst vor allem um die bereits geschilderte, weit gefasste »soziale Dimension« der Transformation. Heute finden wir den Begriff des »Sozialen Unternehmens« (»Social Enterprise«) insbesondere dort, wo es um die Integration von Menschen mit Vulnerabilitäten in den Arbeitsmarkt geht und um die Funktion, die die Sozialen Unternehmen (soziale Kooperativen, Inklusionsfirmen, Work Integration Social Enterprise) dabei übernehmen.

Die Wurzeln für die Entstehung der ersten »Sozialen Unternehmen« in Europa sind dennoch eng mit den Prozessen der Deinstitutionalisierung psychiatrischer Anstalten verbunden. Als Basaglia 1971 nach Trieste kam, verrichteten viele Patient*innen in »ergotherapeutischen« Aktivitäten auch die schwersten Arbeiten in den für den institutionellen Ablauf wichtigen Bereichen wie Reinigungsarbeiten, Wäscherei, Gartenarbeit, Transport oder Mensa. Die Arbeit war weder entlohnt noch vertraglich geregelt. Folglich handelte es sich um Aktivitäten, die eher der Aufrechterhaltung der Institution als der »Therapie« der Personen selbst dienten.

Aus dieser Situation heraus wurde 1974 infolge eines Patientenstreiks die erste Soziale Kooperative »Cooperativa Lavoratori Uniti Franco Basaglia (CLU)« in Trieste gegründet, eine soziale Genossenschaft, die bis heute im Dienstleistungssektor tätig ist und über 500 Mitarbeitende überwiegend aus dem Bereich der Psychiatrie beschäftigt.

Im Jahr 1991 stärkte die italienische Regierung mit dem *Gesetz 381/1991 Disziplin der Sozialen Kooperativen* die Bewegung der sozialen Kooperativen. In den letzten fünfzig Jahren hat Italien eine bedeutende Expansion der sozialen Genossenschaften erlebt. Rund 24.000 Sozialgenossenschaften sind heute im Sozial-, Gesundheits- und Bildungsbereich (Genossenschaftstyp A) oder im Bereich der Arbeitsintegration (Genossenschaftstyp B) tätig (mindestens 30 Prozent der Beschäftigten in den Genossenschaften des Typs B befinden sich in Situationen besonderer sozialer oder gesundheitlicher Einschränkungen!).

Die sozialen Genossenschaften sind damit zu wichtigen Akteuren und Partnern in der Schaffung eines sozial orientierten Wirtschaftssystems geworden, fähig, innovative Antworten auf heutige drängende soziale Herausforderungen (Inklusion, Kohäsion, aktive gesellschaftliche Teilhabe, Frieden ...) zu entwickeln. Im Folgenden einige Gründe:

Demokratisches System: Sie verfügen über ein rechtlich geregeltes System demokratischer und integrativer *Governance*, das Formen des kritischen Denkens und die Fähigkeit zur Analyse und Reaktion auf Bedürfnisse fördert, das vom individuellen auf den kollektiven Bereich ausgeweitet werden kann.

Wenn das Ziel darin besteht, Möglichkeiten der Inklusion, der Teilhabe und der aktiven Bürgerschaft zu realisieren, kann dies nur in einem organisatorischen Kontext geschehen, der mit diesen Zielen im Einklang steht. Tatsächlich bestand die an der Gesamtinstitution gerichtete Kritik der 1970er-Jahre darin, zu betonen, dass die gleichzeitige Aufgabe der Fürsorge und der sozialen Kontrolle die Organisationen nicht in die Lage setzte, beides – Fürsorge und Kontrolle – befriedigen zu können. Daher entstand die Überzeugung, dass nur innerhalb eines demokratisch und partizipatorisch organisierten und strukturierten Systems dieselben Werte zugunsten des Einzelnen und der Organisation entwickelt und gefördert werden können.

Gewinninvestition in gemeinsame Ziele: Der wirtschaftliche Gewinn und der soziale Gewinn müssen im Gleichgewicht stehen. Die ökonomischen Ziele müssen immer im Einklang mit den Zielen der sozialen Eingliederung, Beschäftigung, persönlichen Verwirklichung und dem Wohlbefinden stehen. Erarbeitete Ressourcen dienen der Schaffung und dem Schutz von Arbeitsplätzen durch die Verwirklichung neuer Projekte, die auf die vom Territorium geäußerten Bedürfnisse eingehen.

Verankerung im Sozialraum: Sozialgenossenschaften stellen eine Organisationsform des sozialen Zusammenhalts innerhalb eines Systems der Gemeinwohlfürsorge und einer bürgernahen Dimension dar und folgen einem Prinzip der horizontalen Subsidiarität, bei dem die Öffentlichkeit die Rolle des Garanten der Bürgerrechte beibehält, aber Netzwerke der Zivilgesellschaft einbezieht.

Die starke Integration sozialer Genossenschaften in die Gemeinschaft fördert ihren Einfluss sowohl auf individuelle Rechte als auch auf kollektive Systeme.

Zurück zum Anfang

Heute, in einem sich ständig verändernden politischen, wirtschaftlichen und sozialen Umfeld, stehen wir (in Italien wie im übrigen Europa) vor der Herausforderung, Strategien für Sozial- und Gesundheitsdienste zu entwickeln, um neue Formen der Vereinbarkeit der Bedürfnisse des Einzelnen und denen der sozialen Gemeinschaft und des freien Marktes zu identifizieren. Franca Ongaro Basaglia betrachtet psychisches Leiden und Devianz aus der Perspektive der Entwicklung der Formen ihres Schutzes und weist darauf hin, dass die Schwierigkeiten bei der Umsetzung der Reformen »auch aus dem Aufeinandertreffen unterschiedlicher Bedürfnisse bestanden, die sich historisch als Gegensätze gegenüberstanden (wie der Schutz des Kranken und der Schutz der Gesellschaft) und die heute koexistieren, sodass für beide Seiten Antworten gefunden werden müssen«(Ongaro Basaglia, 2012, S. 251, siehe Text in diesem Buch). Den daraus resultierenden potenziellen Konflikt zu akzeptieren bedeutet für sie daher, den damit verbundenen Widerspruch offenzuhalten, ihn zu leben und ihn weiterzuentwickeln. Sie schreibt im gleichen Text: »Wenn es nicht gelingt, durch die Einführung des Rechts auf eine neue Achtung der Person gleichzeitig die jeweiligen Fachrichtungen und Berufsverbände in ihrer Haltung zu verändern, wird es bei Grundsatzerklärungen bleiben« (ebd.).

Den Konflikt offenzuhalten – in uns und den Kontexten, in denen wir unsere Berufe ausüben – ist einer der Aspekte, der die Auseinandersetzung auch zwischen den Generationen spannend macht. Die Frage, in welche Beziehungen wir uns mit unseren Klient*innen begeben in unseren institutionellen Kontexten, bleibt eine ständige Herausforderung und Aufforderung, wach zu bleiben, um zu vermeiden, dass Macht der Entmachtung dient. Stattdessen dient diese Auseinandersetzung dazu, einem zeitweiligen Gefühl der Ohnmacht entgegenzusteuern.

Ein professionelles und ethisches Paradigma, das den Menschen in seiner Komplexität in den Vordergrund stellt und würdigt, stärkt das Bewusstsein, dass jede und jeder von uns ein zentraler Baustein in einem gemeinsamen Gefüge darstellt.

Felicitas Kresimon, Studium der Sozialpädagogik an der FU Berlin. Sie lebt seit dreißig Jahren in Trieste und ist dort stellvertretende Verwaltungsratsvorsitzende der Sozialen Kooperative Duemilauno Agenzia Sociale, die im Rahmen der Psychiatriereform entstanden ist, und koordiniert dort nun den Internationalen Sektor. Seit 2021 ist sie die Generalsekretärin des europäischen Netzwerkes Social Firms Europe CEFEC. Seit 2014 ist sie Lehrbeauftragte an den Fakultäten der Sozialen Arbeit der Ostfalia Hochschule und seit 2020 an der Universität Trieste. Kontakt: felicitaskresi@hotmail.com

Literatur

Basaglia, F. (1975): Konferenz an der Universitaet Rom am 28. Februar 1975. In: Basaglia, F. (1982): Scritti II: 1968–1980. Torino: Giulio Enaudi editore, S. 354–361.

Kresimon, F. (1995): Von der »totalen Institution« zur »Impresa Sociale«. Arbeit mit jungen Erwachsenen in der Psychiatrie in Triest. Diplomarbeit, FU-Berlin.

Kresimon, F. (2020): Experiences of integration between social cooperatives and further relevant organizations. In: Meldolesi, L. & Stame, N. (Hg.): A passion for the possible. Italic Digital Editions, S. 153–158.

Ongaro Basaglia, F. (2012): Tutela, diritti e saperi disciplinari. In: Salute / malattia. Le parole della medicina. Merano: Edizione Alphabeta Verlag, S. 249–258.

Rotelli, F. (1988): L'istituzione inventata. In: Rotelli, F. (2021): Quale psichiatria. Taccuino e Lezioni. Merano: Edizioni Alphabeta Verlag, S. 41–53.

Rotelli, F. (1990): Dall'ergoterapia all'impresa sociale. In: Torresini, L. (Hg.): Il lavoro rende liberi? Dall'Ergoterapia all'Istituzione Inventata. Collana: Essere, S. 178–190.

Rotelli, F (1991): Per un impresa sociale. In: Per la normalitá. Taccuino di uno psichiatra. Trieste: Edizioni e, S. 64–77

»Bis ins Mark getroffen«: Ein deutsch-italienischer Grenzgang mit Blick auf die Psychiatriegeschichte

Kirsten Maria Düsberg

> *»Wenn aber der alte und der junge Mensch, die Frau, der Schwarze, der Kranke selbst das Wort haben, verändert sich die Beziehung, und wer die Macht hat, muss der Stimme des anderen Rechnung tragen. Das ist der Widerspruch, der Grund, warum die Welt in den letzten Jahren nach Veränderungen ruft.«*
> *Franco Basaglia (1979, S. 133)*

Die Begegnung mit der »basaglianischen Kultur« in der italienischen Region Friaul-Julisch Venetien hatte etwas von mir »bis ins Mark getroffen« und dann nie mehr losgelassen. Was mich angezogen und schließlich – neben anderen Motiven – bewegt hat, 1996 nach Udine zu ziehen, um hier im Projekt der Schließung des psychiatrischen Krankenhauses und in den Diensten der Psychischen Gesundheit zu arbeiten, ist jedoch nicht von der Geschichte der deutschen Psychiatrie zu trennen, wie sie von mir erlebt worden ist. Subjektive Erfahrungen sind immer auch mit der großen Geschichte verwoben. Ich möchte die Leserinnen und Leser zu einem deutsch-italienischen Grenzgang mit Blick auf die Geschichte der Psychiatrie, ihre Abgründe und ihren Wandel mitnehmen, um einige dieser Erfahrungen und Reflexionen zu teilen, die dieser Begegnung entspringen und die in dem Niemandsland der Grenzgebiete gereift sind.

Am 27. Januar 2017 verfolgte ich von meiner Wohnung in Udine aus gebannt die Übertragung der Gedenkstunde für die Opfer des Holocaust, die im deutschen Fernsehen und online übertragen wurde. Nach über sieben Jahrzehnten wurde im deutschen Bundestag zum ersten Mal der Menschen gedacht, die Opfer der Psychiatrie und Medizin, der euphemistisch als »Euthanasie« bezeichneten Massenmorde und der Zwangssterilisationen im Nationalsozialismus geworden waren. Der damalige Bundestagspräsident

Norbert Lammert erwähnte in seiner eindringlichen Rede die jahrzehntelang andauernde Verdrängung dieser Verbrechen, die in der Psychiatrie und auf allen gesellschaftlichen Ebenen stattgefunden hatte: der juristischen, politischen, sozialen und familiären. Erfahrene und Nachkommen erinnerten an die Opfer und bezeugten das Leid, das auch durch die Verdrängung und fehlende gesellschaftliche Aufarbeitung der Verbrechen erzeugt worden war.

Von meiner heftigen Reaktion war ich selbst überrascht. Ich saß tränenüberströmt vor dem Bildschirm, während mir unerwartete Gedanken durch den Kopf schossen, wie »Jetzt könnte ich ja auch wieder zurück nach Deutschland gehen«.

Nach über zwanzig Jahren war Friaul zu meiner zweiten Heimat geworden, doch gleichzeitig war mein Leben hier streckenweise von dem Gefühl begleitet gewesen, in einer Art selbst gewähltem Exil zu leben; eine Empfindung, die sich mir erst nach und nach im Laufe der Jahre entschlüsselte.

Mitte der 1960er-Jahre geboren gehöre ich einer Generation an, die noch mit Irren- und Anstaltswitzen aufgewachsen ist. Wie lachten wir über die grotesken und immer vergeblichen Ausbruchsversuche der Insassen, die mit Hohn und Spott überhäuft wurden, oder drohten einem anderen Kind mit der psychiatrischen Klinik: »Du kommst nach Warstein!«

Später wurde ich gewahr, dass die Kehrseite dieser Witze – jedenfalls bei mir – eine tief verwurzelte Angst, ein Schrecken vor der Psychiatrie war. Mein Großvater väterlicherseits hatte sich 1961, kurze Zeit nach seiner Entlassung aus dem psychiatrischen Krankenhaus in Marburg, in dem er einige Monate wegen einer Depression untergebracht worden war, das Leben genommen – ich hatte ihn nie kennengelernt. Sein Tod wie sein Psychiatrieaufenthalt waren in der Familie teilweise tabuisiert worden. Von meinem Vater hatte ich erfahren, dass für den Großvater die Unterbringung in dem Krankenhaus furchtbar gewesen sei, er hatte seinen Sohn angefleht, ihn »aus diesem Käfig rauszuholen«. Ich frage mich heute auch, wie er die NS-Zeit erlebt haben mag, da er an einer erblichen Krankheit litt.

Auch später erhielt ich keine Anhaltspunkte, die es mir erlaubt hätten, dieses abschreckende Bild von der Psychiatrie in Deutschland zu revidieren. Gegen Ende der 1980er-Jahre wurde mir durch die Umstände, die den Suizid einer Freundin und Studienkollegin in Berlin begleiteten, bewusst, dass ihre und meine Hilflosigkeit auch damit zu tun gehabt hatten, nicht zu wissen, wo und wen wir hätten um Unterstützung bitten können. Psychiatrische Hilfe war keine Option, dafür sorgte ein abgrundtiefes Misstrauen. Ebenso wäre ich damals nie auf die Idee gekommen, in Deutschland in der Psychiatrie zu arbeiten.

Aufbruch in den Süden

Es waren Mittelmeerluft, Zufälle wie die Bekanntschaft mit einem Eisverkäufer und seiner Schwester aus Friaul und das Büchlein *Freiheit heilt* der Schweizer Journalistin Sil Schmid (1977), die mich 1984 mit der »basaglianischen« Psychiatrie in Kontakt brachten. Die Lebendigkeit des Berichts über die »demokratische Psychiatrie«, die darin vermittelte Aufbruchsstimmung und das verlockende Angebot, in Triest als Volontärin gegen freie Kost und Logis auf dem Gelände der ehemaligen Anstalt San Giovanni wohnen zu können, stießen eine Tür auf. Kurz entschlossen brach ich nach dem Schulabschluss zwanzigjährig zu einem sechsmonatigen Praktikum in den offenen psychiatrischen Diensten Triests auf. Hier war das psychiatrische Krankenhaus vier Jahre zuvor geschlossen worden; es war die Zeit, für die Franco Rotelli den Begriff der »Erfundenen Institution« geprägt hat.

Als eine Art Initiation erlebte ich ein rauschendes Karnevalsfest mit Hunderten von Menschen – darunter Mitarbeitende, Gäste[1], Nutzer*innen der neuen Stadtteildienste, Bürger*innen und Künstler*innen aller Sparten aus der Stadt, viel junge Leute, die internationale Truppe der Freiwilligen –, das in einem Pavillon im Park des ehemaligen psychiatrischen Krankenhauses gefeiert wurde. Durch den Festsaal taumelten und tanzten auch zwei Frauen, ihre Stirn war von den Narben der Lobotomie gezeichnet. Anfangs flößten sie mir etwas Furcht ein, aber sie waren überall willkommen und genossen »Narrenfreiheit«.

Meine erste Tätigkeit als Praktikantin hatte, für mich eher unerwartet, im Nähen eines Röckchens und im Einstudieren eines Sambatanzes für das Karnevalsfest bestanden. Den Höhepunkt des abendfüllenden Varietéprogramms bildete ein Cancan mit aufwendigen Kostümen, der von einer Gruppe

1 Gäste, »ospiti«, wurden die Bewohner*innen, die auf dem Gelände der ehemaligen Anstalt lebten, genannt, da die Zwangseinweisung in eine freiwillige umgewandelt worden war.

von Frauen wochenlang eingeübt worden war und Begeisterungsstürme auslöste. Spät in der Nacht stimmte diese Festgesellschaft von verkleideten Menschen spontan die italienische Nationalhymne an.

Dies blieb mir als ein stolzer, bewegender, gleichzeitig irgendwie ironischer Triumphgesang in Erinnerung (an dieser Stelle wäre eher die *Internationale* zu erwarten gewesen): Hier wurde ein Sieg des Rechts über das Unrecht, der Freiheit über die Unfreiheit, das Leben gefeiert. In meiner Wahrnehmung wurde nicht nur das Fest, sondern die Bewegung und die konkrete Arbeit des Transformationsprozesses wesentlich von den Energien der Frauen getragen. Die »Freilegung« lebendiger Beziehungen, die traditionell im weiblichen Segment angesiedelte Sorge um den anderen, die Wiederaneignung der Körper und des Alltagslebens hatten sich zum einen mit der für die feministische Bewegung wichtige Frage der Selbstbestimmung und zum anderen mit dem politischen antiinstitutionellen Befreiungskampf verschränkt. Beispielsweise war eine der ersten Wohngruppen in Triest auf den Namen »Casa Rosa Luxemburg« getauft worden (siehe dazu Düsberg 1995).

Es war spürbar, dass es sich bei dieser »Befreiung« um einen kollektiven Prozess handelte, der »alle anging«: die Männer und Frauen, die nach jahre- und jahrzehntelanger Internierung und Entrechtung zum Leben zurückgefunden hatten, zu Personen und Bürger*innen geworden waren; die Würde, Rechte und Ideale derjenigen, die in der Institution arbeiteten, die Familien, die Kultur, die Stadt, die ganze Gesellschaft. Pier Luigi Di Piazza, Pfarrer und Menschenrechtsaktivist aus Udine, beschrieb dies Jahre später mit folgenden Worten: »Durch Basaglia und seine Aktion der Befreiung von der Anstalt [der Krankenhauspsychiatrie] sind den Menschen, der menschlichen Gemeinschaft grundlegende existenzielle Erfahrungen wie der des ›Andersseins‹, das ganze Spektrum und der Reichtum der menschlichen Beziehungen, des Leidens und menschlicher Verletzlichkeit, das heißt der ›Vielfalt‹ zurückgegeben worden« (Di Piazza 2009). Franca Ongaro und Franco Basaglia hätten hinzugefügt, dass der Gesellschaft auch die Konflikte und Rechte »zurückerstattet wurden«, die eine demokratische Community reifer, verantwortlicher, gerechter und freier werden lassen.

Im Anschluss an ein Soziologiestudium in Berlin eröffnete sich für mich später, vermittelt durch Carmen Roll, die seit den 1970er-Jahren mit Basaglia, mit Franco Rotelli und dann mit Mario Novello zusammengearbeitet hatte, die

Gelegenheit, in dem Reformprojekt in Udine mitzuwirken. Nun gehörte ich selbst zu der Gruppe der Mitarbeiter*innen, die zusammen mit einer Vielzahl von Akteur*innen Feste im Park des sich in Auflösung befindenden psychiatrischen Krankenhauses organisierte, das in Udine 1999 definitiv geschlossen wurde. Parallel dazu wurden die gemeindeintegrierten Zentren für psychische Gesundheit zu 24-Stunden-Diensten ausgebaut – 2006 wurde auch in Udine in allen Diensten die Fixierung abgeschafft. Ähnlich wie in Triest wurde der hundert Jahre alte Park der ehemaligen Anstalt zu einer »Bühne«, einem öffentlichen Begegnungsort, an dem mit unterschiedlichsten Initiativen, von Tortenwettbewerben, Fußballturnieren über Konzerte, Kunstaustellungen, Theater, historische und botanische Führungen, Tagungen, Podiumsdiskussionen die kulturellen, politischen und sozialen Dimensionen der Veränderungen verhandelt, vermittelt und gefeiert wurden. Die Feste entstanden spontan aus der Arbeit der Rehabilitation, aus der Öffnung (und sukzessiven definitiven Schließung der Abteilungen) und waren so etwas wie Katalysatoren eines kollektiven Transformationsprozesses, der die Grenzen des fachspezifischen Diskurses sprengte. Die Stadt konnte sich so dem bis dahin überaus stigmatisierten und gefürchteten Ort wieder annähern, ihn sich teilweise wieder aneignen bzw. ihn umgestalten und wiederbeleben (siehe dazu Bertoni 2018).

So traf beispielsweise 2014 die lokale Sektion des einflussreichen Nationalen Italienischen Partisanenvereins (Associazione Nazionale Partigiani d'Italia, ANPI) die symbolträchtige Entscheidung, das große Volksfest zum Tag der Befreiung vom Nazifaschismus am 25. April[2] in den Park des ehemaligen psychiatrischen Krankenhauses von Udine zu verlegen. Es wäre reduktiv, die Inklusion der Psychiatriereform in das historische Narrativ des antifaschistischen Widerstandskampfes allein der Tatsache anzurechnen, dass Franco Basaglia und andere Mitglieder der Gruppe der Demokratischen Psychiatrie sich und seine Tätigkeit in dieser Tradition verorteten (siehe dazu auch die Einführung und den Text von Luciana Degano Kieser in diesem Buch). Der ANPI engagiert sich heute für ein aktualisiertes, erweitertes Verständnis des Widerstandskampfes im Sinn der Förderung einer demokratischen, pluralistischen und freiheitlichen Zivilgesellschaft, der sozialen Gerechtigkeit und der Bür-

2 Der 25. April ist einer der wichtigsten nationalen Feiertage in Italien, an dem die Befreiung vom Faschismus und von der Besetzung durch das nationalsozialistische Deutschland durch die Resistenza (den antifaschistischen Widerstandskampf) und durch die Alliierten als Geburtsstunde der demokratischen Republik Italiens gewürdigt wird.

gerrechte insbesondere von diskriminierten Minderheiten. In Udine nehmen die Vereine, die sich für die Geflüchteten, Schwulen und Lesben, die Frauen-, Umwelt- und Antimafiabewegung einsetzen, Gewerkschaften und eben auch Gruppen aus dem Umfeld der Kooperativen und Dienste der Psychischen Gesundheit an seinen Initiativen teil. Auch das breite Echo auf das Basaglia-Jahr (den hundertsten Geburtstag) zeigt, wie sehr dieses Erbe Teil der »Volkskultur« geworden ist: Es gibt beispielsweise kein Kulturfestival in der Region, das dieses Jahr nicht auf »Basaglia 100« Bezug nähme.

»Dit unterschreib ick nich«

Die gesellschaftliche Einbettung des Diskurses der Psychiatriereform wäre allerdings nicht ohne die vorhergehende radikale theoretische und praktische Kritik und Infragestellung der psychiatrischen Wissenschaft und Institution möglich gewesen. Sie stellten die Vorbedingung für diesen Wandel dar. Die Praktiken der Anklage, Verweigerung und Negierung erscheinen heute – eine Zeit, in der Innovation bzw. Entwicklung mit konfliktfreier Optimierung und Konsensbildung gleichgesetzt wird – eher unpopulär. In einer ihrer Reflexionen über die Geschichte der italienischen Psychiatriereform hob Franca Ongaro hervor, dass alles mit einem *Nein* begann (Ongaro Basaglia 1998, S. 3). Überliefert ist der Satz, den Basaglia im venezianischen Dialekt aussprach, als ihm, der gerade seinen Direktorenposten im psychiatrischen Krankenhaus von Gorizia angetreten hatte, routinemäßig die Liste der dort fixierten Patient*innen zur Unterschrift vorgelegt wurde: »E mi no firmo« – berlinerisch wäre das etwa »Dit unterschreib ick nich« (Slavich 1961/2018, S. 30).

Negiert wurden indes nicht nur punktuelle Formen der Ausübung von Gewalt in der Anstalt, sondern ein ganzes System. 1969 veröffentlichten Franca Ongaro Basaglia und Franco Basaglia in Zusammenarbeit mit den namhaften Fotograf*innen Carla Cerati und Gianni Berengo Gardin den Fotoband *Morire di classe* (»An der Klasse sterben« bzw. »Tod durch Klassenzugehörigkeit«). Es handelte sich um ein bahnbrechendes, bis dahin beispielloses Publikationsprojekt, durch das eine massive öffentliche Anklage der Verhältnisse in verschiedenen italienischen Anstalten in einer künstlerisch anspruchsvollen Weise Ausdruck fand. Erschütternde Porträts der internierten

Menschen, ihrer Ohnmacht und Verzweiflung, der entwürdigten und gefesselten Körper, die Dokumentation der Erniedrigung und Gewalt wurden durch Texte von Schriftstellern und Wissenschaftler*innen (Erving Goffman, Frantz Fanon, Bertolt Brecht, Peter Weiss u. a.), durch Auszüge aus Briefen und anderen Zeugnissen wie die auf Anstaltswände geritzten Sätze von Patient*innen begleitet. Ein Zitat stammt von Primo Levi, dem jüdischen Wissenschaftler, Schriftsteller und Überlebenden des nationalsozialistischen Vernichtungslagers Auschwitz, der eines der bedeutendsten Zeugnisse über die Internierung und das Lager geschaffen hat. (Levi 1989).

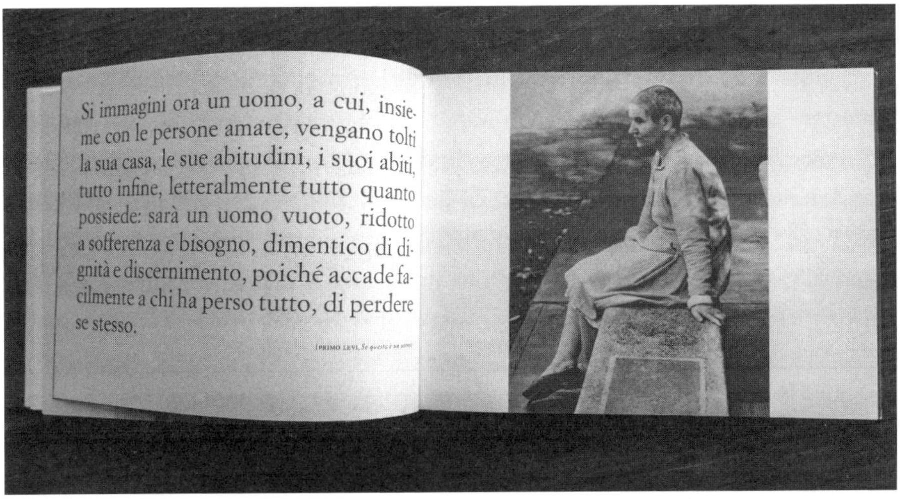

»Man stelle sich einen Menschen vor, dem man, zusammen mit seinen Lieben, auch sein Heim, seine Gewohnheiten, seine Kleidung und schließlich alles, buchstäblich alles nimmt, was er besitzt: Er wird leer sein, beschränkt auf Leid und Nöte, verlustig seiner Würde und seines Urteilsvermögens, denn wer alles verloren hat, verliert auch leicht sich selbst« (PrimoLevi in Basaglia & Basaglia Ongaro 2008).
Foto: Paolo Comuzzi

Lager und psychiatrische Anstalten

Basaglias Kritik war stark von Erving Goffman beeinflusst, der in seiner Untersuchung über Totale Institutionen die Ähnlichkeiten zwischen Konzentrationslagern, Gefängnissen und psychiatrischen Anstalten bzw. Krankenhäusern reflektierte. Die Analogie zwischen Lager und Anstalt war in Italien schon 1966 durch das Buch *Manicomi come Lager* (»Anstalten wie Lager«) des Historikers Angelo Del Boca bekannt geworden, der seine spätere journalistische Tätigkeit vor allem der Dokumentation der Verbrechen des italienischen Kolonialismus gewidmet hat. Sowohl Valeria Babini (2009, S. 207 f.) als auch John Foot (2014, S. 75–84) beschreiben, dass die Analogie zwischen psychiatrischem Krankenhaus, Totaler Institution und dem Lager eine Kernfrage für die antiinstitutionelle Bewegung darstellte: Die Reform eines Lagers musste als ein sinnloses Unterfangen erscheinen, ein Lager konnte nur *befreit* werden. Bei der deutschen Historikerin und Leiterin der Gedenkstätte Bernburg, Ute Hoffmann, fand ich die Analogie zwischen dem psychiatrischen Krankenhaus und dem Lager wieder: »Es gab für die Kranken und Behinderten 1945 keine Zäsur, die vergleichbar gewesen wäre mit der Befreiung der überlebenden Häftlinge aus den Konzentrationslagern« (Hoffmann 2011, S. 68).

Wiewohl diese Reflexionen in einem anderen thematischen Kontext, nämlich der Kontinuität der Psychiatrie im Nachkriegsdeutschland, entstanden sind, wurden sie für mich zu einer Fährte, die mir verstehen half, welchen neuralgischen Punkt die antiinstitutionelle Bewegung bei mir getroffen hatte: Jene Zäsur war hier durch diese Bewegung aber doch im Rahmen der staatlichen Psychiatrie gesetzt worden. Einige Stellen, in denen Basaglia die vernichtende Gewalt der Psychiatrie benennt, muten gleichsam wie die Vorwegnahme der Auseinandersetzung mit den dunkelsten Seiten der NS-Psychiatriegeschichte an. Deutlich wird bei Basaglia zudem die Verwandtschaft zwischen den psychiatrischen und ethnischen bzw. kolonialistischen Rassenideologien (dazu Basaglia 1971, 1981, 1982; siehe auch Roberto Beneduce in diesem Buch). Dabei ist ungeklärt, ob Franco Basaglia, der 1980 starb, über Informationen über die Psychiatrie im Nationalsozialsozialismus verfügte und im Rahmen des Beitrags nicht beabsichtigt, auf die komplexen Fragen der (Dis-)Kontinuitäten in der Psychiatrie vor, im und nach dem Nationalsozialismus einzugehen. In meiner partiellen Wahrnehmung sind in Deutschland einige Formen von radikaler Kritik an der psychiatrischen Institution und Wissenschaft lange Zeit überwiegend von der Betroffenenbewegung geäußert worden, während sie in Italien auch von institutionellen Entscheidungsträgern kam.

Gerade vor dem Hintergrund der deutschen Geschichte habe ich die basaglianische Bewegung als einen (positiven) Bruch mit der herkömmlichen Psychiatrie erlebt, als eine Transformation, die in die Suche nach alternativen Praktiken und nach »Diensten« mündete, »vor denen man keine Angst mehr haben musste«, die um das Vertrauen der Menschen ringen, die sich als vertrauenswürdig erweisen wollen. Gleichzeitig bin ich sehr dankbar für die wertvolle Forschung zur Psychiatriegeschichte und das Gedenken an ihre Opfer, die in Deutschland entstanden sind, die gesellschaftliches Trauern und Nachdenken ermöglichen. Diese Forschung hat auch die historische Forschung in Italien, die dieses Thema vernachlässigt, angeregt und unterstützt. Das Wissen um die Geschichte sollte allerdings überall noch mehr den kritischen Blick für die *aktuelle* Lage der Psychiatrien schärfen helfen.

Das Potenzial eines grenzüberschreitenden Austausches in beide Richtungen halte ich gerade in der heutigen Zeit für bedeutend und geradezu notwendig. Auch gemeindeintegrierte Dienste sind nicht vor Tendenzen der Psychiatrisierung und Regression geschützt, und die basaglianische Kultur ist in Italien im akademischen Bereich und zum Teil in der Fachgesellschaft marginalisiert. Wie Benedetto Saraceno schreibt (2023, siehe auch im vorliegenden Buch), braucht es Konzepte und eine Theoriebildung, die die Praxis der »unermüdlichen De-Institutionalisierung« und der Cura (Sorge) im Territorium unterstützen kann. Insbesondere denke ich an die Möglichkeiten, die der Austausch mit den Erfahrenen, der EX-IN-Bewegung, den Mad Studies und mit den intersektionalen feministischen Studien bieten kann.

Pino Rosati und den Brückenbauerinnen gewidmet.

Kirsten Maria Düsberg, Kulturarbeiterin, Soziologin, realisiert grenzüberschreitend Forschungs- und kulturelle Projekte zur Geschichte der Psychiatrie(-kritik) und -reformen; EX-IN-Trainerin; von 1996 bis 2017 Mitarbeiterin der sozialen Kooperativen im Projekt der Auflösung des psychiatrischen Krankenhauses und in den Diensten der Psychischen Gesundheit von Udine, Friaul-Julisch Venetien. Kontakt: kimduesberg@gmail.com

Literatur

Babini, V. P. (2009): Liberi tutti. Manicomi e psichiatria in Italia: Una storia del Novecento. Bologna: Il Mulino.

Basaglia, F. (1971): Die negierte Institution oder Die Gemeinschaft der Ausgeschlossenen. Frankfurt a. M: Suhrkamp.

Basaglia, F. (2002): Die Entscheidung des Psychiaters. Bilanz eines Lebenswerkes. Köln: Psychiatrie Verlag (im Original: Conferenze Brasiliane, 1979).

Basaglia, F. (1981): Scritti I: 1953–1968. Torino: Einaudi.

Basaglia, F. (1982) Scritti II: 1968–1980. Torino: Einaudi.

Basaglia, F. (Hg.) (1998): L'istituzione negata. Rapporto da un ospedale psichiatrico. Milano: Baldini & Castoldi.

Basaglia, F. & Ongaro Basaglia, F. (1969): Morire di classe. La condizione manicomiale fotografata da Carla Cerati e Gianni Berengo Gardin. Turin: Einaudi. Neu gedruckt: Muggia T. S (2008): Editore Duemilauno Agenzia Sociale cooperativa sociale – impresa sociale.

Bertoni, M. A. u. a. (Hg.) (2018): Parole e gesti di cura. Relazioni del Cvonvegno 31 gennaio, 1 e 2 febbraio 2018. Testimonianze e narrazioni a 40 anni della Legge 180. Pasian Di Prato (UD): L'Orto della Cultura.

Del Boca, A. (1966): Manicomi come Lager. Torino: Edizioni dell'Albero.

Di Piazza, P. L. (2009): Rede während der Veranstaltung und Demonstration im Park des ehemaligen Psychiatrischen Krankenhauses in Udine am 20. September 2009.

Düsberg, K. (1995): Frauen-Räume in der Triestiner Psychiatrie. In: *Freiburger Frauenstudien,* 1, 1.

Foot, J. (2014): La »Repubblica dei matti«. Franco Basaglia e la psichiatria radicale in Italia, 1961–1978. Milano: Feltrinelli.
Hoffmann, U. (2011): Aspekte der gesellschaftlichen Aufarbeitung der NS-»Euthanasie«. In: Westermann, S. u. a. (Hg.): NS-»Euthanasie« und Erinnerung. Vergangenheitsaufarbeitung – Gedenkformen – Betroffenenperspektiven. Münster: LIT Verlag, S. 68 f.
Levi, P. (1958,1963, 1989): Se questo é un uomo. La Tregua, Turin: Einaudi. (2011, erste dt. Ausgabe 1961): Ist das ein Mensch? München: Hanser.
Novello, M. & Gallio, G. (2023): Franco Basaglia e la psichiatria fenomenologica. Ipotesie materiali di lettura. Modena: Muchi Editore.
Ongaro Basaglia, F. (1998) Nota introduttiva. In: Basaglia, F. (Hg.) (1998): L'istituzione negata. Rapporto da un ospedale psichiatrico. Milano: Baldini & Castoldi.
Schmid, S. (1977): Freiheit heilt. Bericht über die demokratische Psychiatrie in Italien. Berlin: Wagenbach.
Slavich, A. (1961/2018): All'ombra dei ciliegi giapponesi. Merano: Edizioni Alphabeta Verlag.

Alltags- und Lebensweltorientierung

Der Einfluss des Denkens und Handelns von Franco Basaglia auf sozialpsychiatrisches Handeln

Klaus Obert

Meine Arbeit in Stuttgart war über die gesamten vierzig Jahre hinweg stark geprägt durch die theoretischen Überlegungen und vor allem die Praxis von Franco Basaglia. Vor dem Hintergrund einer nicht unwesentlichen Prägung durch die 68er-Bewegung und der damit einhergehenden Entwicklung einer undogmatisch kapitalismuskritischen Haltung als Grundlage bin ich während des Studiums auf die Psychiatrie gestoßen. Die Befassung mit dieser Thematik ging wiederum mit der fundamentalen Kritik an der Psychiatrie einher, das heißt an ihrer Praxis und jene vermeintlich wissenschaftlich legitimierende Theorie des medizinischen Modells.

Während eines Praktikums auf einer forensischen Station in einem psychiatrischen Landeskrankenhaus 1976 habe ich mich gleichzeitig mit der *Negierten Institution* (1973) von Franco Basaglia befasst. Dabei war es kein einfaches Unterfangen, den Spagat zwischen der Logik der Anstalt einerseits und den Inhalten des Buches andererseits irgendwie zusammenzubringen. Die forensische Station befand sich damals am unteren, am letzten Ende in der Anstaltslogik, gleichwohl es dort nicht wenige engagierte Mitarbeiter*innen gab, die zum Beispiel mit den Untergebrachten einen gemeinsamen Urlaub in einem gut situierten Hotel in einem Kurort durchführten. Ebenso wurde 1977 von der Station ein erster Besuch in Triest organisiert. Von diesem Zeitpunkt an war ich »infiziert« von der Theorie und Praxis der »basaglianischen Entinstitutionalisierung der Psychiatrie«. Die immer auch selbstkritische Identifikation mit dem italienischen Weg hat dazu geführt, Ideen, Konzepte, vor allem aber praktische Erfahrungen in die eigene Alltagsarbeit einzubringen.

Die für mich wichtigsten Elemente des basaglianischen Denkens und Handelns

Was mich außerordentlich beeindruckte und zu einem zentralen Impetus für die kritische Identifikation mit Basaglias Denken und Handeln wurde, war die Dialektik von Theorie und Praxis unter dem Primat der Praxis (*Techniker des praktischen Wissens*, Basaglia & Ongaro Basaglia 1980). Franco Basaglia entwickelte nicht nur eine fundierte Kritik an der Psychiatrie wie auch an der Gesellschaft, sondern war gleichzeitig darin erfolgreich, diese konsequent in die Praxis umzusetzen.

Die Entwicklung und Gestaltung einer kritischen Praxis kann wiederum letztlich nur erfolgreich sein, wenn sie mit einer kritischen (sich permanent weiterentwickelnden) Theorie verknüpft ist. Dieses »Vermächtnis« der »Kritischen Theorie« der Frankfurter Schule (Horkheimer, Adorno, Marcuse, Habermas etc.) ist im Denken von Franco Basaglia zweifelsfrei wiederzufinden, auch wenn er sich explizit nicht auf die Frankfurter Schule bezieht, sondern in frühen Jahren sich mit der Phänomenologie (Husserl, Binswanger, Minkowski) und den Theorien von Gramsci befasst hat (Basaglia 1981, S. 3 ff.).

Ein zentrales Element stellt die Reduktion von Gewalt und Zwang hin zu einer gewaltfreieren Psychiatrie im basaglianischen Denken und Handeln dar, bestimmt durch die Anerkennung des Gegenübers als gleichberechtigtem Subjekt in seiner unhintergehbaren Würde mit dem Recht, am gesellschaftlichen Leben teilzunehmen. Gleichzeitig verbindet sich damit die Orientierung am sogenannten Schwierigsten, nämlich keinen Menschen zurückzulassen, wie dies auch in dem Film über die italienische Psychiatrie *Nessuno o tutti* (»Keiner oder alle«; Agosti u. a. 1975) deutlich zum Ausdruck kommt.

Logisch und nur konsequent leitete sich daraus die Abschaffung der psychiatrischen Anstalt durch ihre Überwindung als dem rationalen Behältnis der Irrationalität ab, als dem Ort, an dem das Leiden zur Krankheit institutionalisiert und der Mensch auf das Objekt der Krankheit reduziert wird und nur in der Sprache der Krankheit sprechen darf bei gleichzeitiger Unterdrückung seiner Bedürfnisse. Die Herrschaftssprache der Krankheit überlagert, begräbt, verschüttet das Leiden, bringt es auf diese Weise zum Schweigen, jenes Leiden, das untrennbar mit dem Alltag und der Interaktion mit der Umwelt verbunden ist. Eine zentrale Herausforderung besteht darin, das stählerne Gehäuse der

Krankheit, das den Menschen als Ganzes »ausschaltet« und zum Verschwinden bringt, zu überwinden.

Erst wenn diese institutionelle Verkrustung überwunden ist, kann der Menschen erreicht werden. Dafür muss nach Basaglia die Anstalt zerstört werden, da sie aufgrund ihrer Funktion nicht therapeutisch sein kann: Dieses Motiv zieht sich als immer wiederkehrendes Thema durch die Schriften von Franco Basaglia wie auch von Franco Rotelli, Agostino Pirella und vielen weiteren Mitstreiter*innen durch. Die logische Konsequenz daraus heißt, nicht nur die Anstalt zu überwinden, sondern auch das jene legitimierende, vermeintlich wissenschaftliche Defizitmodell, in dem das menschliche Leiden als ein Zusammenwirken genetischer, psychosozialer und interaktiver Faktoren im Gegensatz dazu auf das kranke Gehirn reduziert und darin eingeschlossen wird. Es abstrahiert zugleich von der Lebenslage, den Bedürfnissen und dem Leiden der Menschen und legitimiert damit unter dem Diktum der potenziellen Gefährlichkeit deren Ausgrenzung und Unterbringung in die psychiatrische Anstalt.

Franco Basaglia hat seelisches Leiden als möglicherweise »Krankheit« nie infrage gestellt, anders als die englische Antipsychiatrie. Aus diesem Grund hat er sich von der Zuschreibung als Antipsychiater distanziert, höchstens den Begriff des demokratischen Psychiaters ließ er gelten. Aus seiner Sicht sollte die Paradigmakrise (der positivistischen Wissenschaft überhaupt) erhalten und ausgehalten werden. Entgegen der Einschließung in das Korsett der Krankheit und der psychiatrischen Anstalt geht es vielmehr um die Hinwendung zur Lebensweltorientierung im »Territorium« (Sozialraum). Psychiatrie wird so zum Bestandteil eines kritischen, politischen, partizipativen Handelns im Sozialraum mit den erforderlichen Allianzen in der Zivilgesellschaft (Vereine, Kirchen, Organisationen, Nachbarschaft, Familie) und der Politik.

Der leidende Mensch als Ganzes in seiner Lebenswelt, der Mensch in einem schwer zu bewältigenden, beschädigten Alltag, der aus unterschiedlichen Gründen vielfach misslingende Alltag – all dies rückt ins Zentrum des professionellen Handelns. Dieses Handeln lässt sich auf die Bedürfnisse und Lebenslagen der leidenden Person ein, übergreifend und gemeinsam und nicht reduziert auf die einzelnen Berufsgruppen der psychiatrischen Versorgung. Der leidende Mensch wird schließlich zu einer Kategorie des Sozialen. Die Hilfe und die Unterstützung (das »presa in carico«, das »esserci«) müssen deshalb in der Lebenswelt der Menschen stattfinden. Psychiatrische Hilfen sind somit eine *soziale* Disziplin und keine primäre medizinische, gleichwohl die Medizin zu integrieren ist, aber eben nicht als hegemoniale Disziplin, welche die Plätze den anderen Berufsgruppen zuweist.

Die Bestrebung, italienische Erfahrungen und Prinzipien umzusetzen

Vor dem Hintergrund der realen Gegebenheiten in Stuttgart haben wir damals versucht, alltags- und lebensweltorientiert an den anspruchsvollen Vorgaben von Franco Basaglia und seinen Mitstreiter*innen anzusetzen und uns daran abzuarbeiten. Das basaglianische entinstitutionalisierende Denken und Handeln weist große Überschneidungen mit dem Ansatz der Lebensweltorientierung von Hans Thiersch auf. Dieser betont den Alltag als einen Ort der Unterstützung, Hilfe und Begleitung hin zu einem gelingenderen Alltag für die Adressat*innen.

Wir versuchten (als Nichtmediziner*innen), die »italienischen Erfahrungen« im Aufbau der ambulanten Arbeit einzubringen und zu etablieren. In der fachöffentlichen Diskussion mussten aufgrund der bestehenden Machtverhältnisse immer wieder Kompromisse eingegangen werden, um erst einmal psychiatriepolitisch anerkannt zu werden. Erst die konsequente Umsetzung einer fachlich fundierten, niederschwelligen ambulanten Arbeit in Verbindung mit dem breiten Auf- und Ausbau sozialpsychiatrischer Einrichtungen und Dienste zu einem dichten Netz an sozialpsychiatrischen Hilfen und die Umsetzung einer konsequenten regionalen Versorgungsverpflichtung führten zu einer Akzeptanz in der Fachöffentlichkeit. Dadurch wurde es möglich, in einem günstigen sozialpolitischen Klima auf Politik und Verwaltung Einfluss nehmen zu können. In diesem Klima konnte sich eine beindruckende Selbsthilfebewegung entwickeln. Sowohl die organisierten Psychiatrieerfahrenen als auch die organisierten Angehörigen psychisch erkrankter Menschen nahmen auf verschiedenen Ebenen konsequent und kontinuierlich Einfluss auf die Entwicklung der psychiatrischen Hilfen in Stuttgart.

Alltags- und lebensweltorientiertes Handeln im Sozialraum

Vor dem Hintergrund hiesiger Machtverhältnisse ist es gelungen, den niederschwelligen, alltags- und lebensweltorientierten Ansatz in seiner Analogie zur Arbeit im Sozialraum (*Verso la citta che cura*, Rotelli 2021) umzusetzen. Dies bedeutet, den Menschen in seinem Alltag zu sehen, wahr- und ernst zu nehmen mit seinen Deutungs- und Handlungsmustern, um zu verstehen, wie er seinen Alltag bewältigt, wie er mit diesem und sein Umfeld mit ihm zurechtkommt: Wie lebt er, in welcher Umgebung, in welcher Wohnung; drohen Wohnungsverlust oder gar Obdachlosigkeit? Wie sehen seine Beziehungen aus? Oder ist der Mensch einsam und isoliert? Wie bestreitet er seinen Lebensunterhalt? Hat er noch eine sozialversicherungspflichtige Beschäftigung? Lebt er von Grundsicherung oder von einer kleinen Erwerbsunfähigkeitsrente oder ist er abhängig von Angehörigen, häufig einhergehend mit materieller Armut und sozialer Ausgrenzung? Welche Rolle und Bedeutung nimmt für ihn in der Bewältigung des Alltags die psychische Erkrankung ein (siehe auch Obert 2001; Obert u. a. 2018; Thiersch 1986, 2015 und 2020)? Grundlegende Voraussetzung dieses Vorgehens ist, dass sowohl die Erkrankung als auch der Umgang mit ihr immer als ein ge- oder misslingender Versuch der Bewältigung schwieriger bis unzumutbarer Lebensverhältnisse angesehen werden.

Ein solches professionelles, alltags- und lebensweltorientiertes Handeln lässt sich auf den Alltag der Adressat*innen ein, setzt sich mit dem Gegenüber in seiner häufig prekären Lebenslage auseinander, und zwar immer mit dem Ziel, den psychisch kranken Menschen (und sein Umfeld) darin zu unterstützen, mit dem Alltag (wieder) gelingender zurechtzukommen. Dieses Handeln zielt darauf ab, die sich stellenden Alltagsaufgaben zu bewältigen und die Möglichkeiten und Fähigkeiten, so gering sie im Einzelfall auch sein mögen, zu erweitern, um als gleichberechtigter Bürger am gesellschaftlichen Leben teilzunehmen. Sich darauf einzulassen bedeutet immer, mit dem Gegenüber zu klären, was dringend bearbeitet werden muss, was warten kann, wo das Gegenüber Unterstützung braucht und was allein bewerkstelligt werden kann. Dies bedeutet als Ultima Ratio auch, Verantwortung zu übernehmen, so schmerzhaft, unangenehm und ungewollt für alle Beteiligten dies auch manchmal sein mag, zuweilen auch gegen den Willen des jeweils Betroffenen.

Verantwortliches Handeln seitens der Professionellen im Alltag der Menschen bedeutet, sich nicht in der Orientierung einer neoliberalen Logik »davonzustehlen«, wenn die betreffende Person zum Beispiel trotz eines komplexen Hilfebedarfs Kontakt, Beziehung und Hilfe ablehnt und damit Gefahr läuft, allein zu bleiben, weiter ausgegrenzt und am Ende eventuell auf der Straße oder in der Forensik »zu enden« (Obert 2013; Thiersch 2020).

Eine solche Arbeit löst sich von der Priorisierung auf das Symptom. Dies bedeutet jedoch nicht, die Medizin auszugrenzen oder Medikamente abzulehnen. Die Medizin und mit ihr der Medikamenteneinsatz werden weiterhin ein wichtiger Bestandteil im alltags- und lebensweltorientierten Handeln sein, aber eben nur als gleichberechtigter Akteur *unter vielen.* Zwangsläufig führt die Arbeit im oft prekären und schwierigen Alltag der Menschen zum gemeinsamen Herangehen mit ihnen selbst, mit dem Selbsthilfenetzwerk und mit weiteren Akteuren im Sozialraum zur Unverzichtbarkeit des fachpolitischen Handelns (zum Konzept der offensiven Einmischung siehe Thiersch 2020, S. 193 ff.).

Kritische Prüfung und Veränderungsbereitschaft: Fazit

Bundesweit ebbten seit den späten 1990er-Jahren die Kontakte und der kontinuierliche Austausch mit Triest und anderen Regionen Italiens zunehmend ab. Aus Sicht der Vertreter*innen der italienischen Psychiatriereform engagiere sich die deutsche Psychiatrie zu wenig in Richtung der konkreten Überwindung der psychiatrischen Anstalten und ihrer Ersetzung durch Zentren für seelische Gesundheit. Die bundesdeutsche Sozialpsychiatrie stelle aus ihrer Sicht die grundsätzliche Logik der Psychiatrie zu wenig infrage.

Nicht wenigen Vertreter*innen der deutschen Reformpsychiatrie war der politische, sozialraumorientierte Ansatz der »Italiener« zu radikal und berge nach ihrer Meinung die Gefahr, vor allem Menschen mit hohem Hilfebedarf und Angehörigen nicht angemessen gerecht zu werden, ohne einen Rückgriff auf geschlossene Einrichtungen zu haben. Wo in Italien die Umsetzung allerdings funktioniert, wird seit Ende der 1970er-Jahre konsequent ambulant aufsuchend gearbeitet. Diese Erfahrungen und erworbenen Kenntnisse und Kompetenzen wurden von deutscher Seite aus nur in wenigen Regionen wahrgenommen. Die große Mehrheit der deutschen Sozialpsychiatrie wandte ihren Blick eher in Richtung England und in die skandinavischen Länder.

Allerdings kann in den letzten Jahren wieder eine Veränderung wahrgenommen werden. Die Entwicklung der italienischen Psychiatrie wird sukzessive vermehrt in den Blick genommen. Die Transformation der Forensik in Italien wie auch wiederaufgenommene Kontakte führen zu einer Intensivierung des Austauschs und der Auseinandersetzung. Franco Rotelli hat dies bei einer Tagung in Stuttgart 2022 sinngemäß wie folgt formuliert: Es kommt darauf an, dass sich jene zahlreichen Regionen zusammentun, austauschen, voneinander lernen und sich politisch Gewicht verschaffen, um dadurch die Transformation der Psychiatrie weiter verwirklichen zu können (siehe die Homepage des Caritasverbands für Stuttgart e. V. und https://www.youtube.com/watch?v=CRubwsJFYHI).

Es grenzt an Spekulation und doch stelle ich mir die Frage, was Franco Basaglia zur heutigen Situation sagen würde und was er uns auf dem Weg dieser Transformation der Psychiatrie mitgeben würde: »Aprire l'istituzione« (»Die Institution öffnen«; siehe auch Basaglia 2002) lautete auf einer der Konferenzen in Brasilien seine Antwort auf die Frage, was denn in Brasilien getan werden könnte. Des Weiteren würde er uns auf den Weg mitgeben, dass ein Schlüssel zur Öffnung von Türen (und in den Köpfen) und nicht nur zum Abschließen genutzt werden sollte. Unverändert würde er die konsequente Hinwendung zum Territorium fordern, aber nicht in der Übertragung des klinisch-medizinischen Modells auf das Soziale. Vielmehr würde er vermutlich nach wie vor die kritische Auseinandersetzung mit den Techniken und Methoden fordern, die immer riskieren, sich von ihrer gesellschaftlichen Bedingtheit und ihren Zusammenhängen loszulösen und zu entpolitisieren, dass gerade deshalb die Professionellen gemeinsam mit der Selbsthilfe nicht unter sich bleiben dürfen, abgegrenzt und am Rande des gesellschaftlichen Lebens.

Partizipation bedeutet nach Basaglia, als gleichberechtigter Akteur auf Augenhöhe zu handeln, aber eine Partizipation, die vom Ziel geprägt ist, die Psychiatrie (die psychosoziale Versorgung) der Gesellschaft wieder zurückzugeben: »Wir haben der Gesellschaft mit der Rückkehr der Irren Gewalt angetan, aber wir haben die Gesellschaft damit nicht alleingelassen« (Basaglia 1973, S. 381). Partizipation nach Basaglia heißt, die technische Spezialisierung und Zersplitterung infrage zu stellen und diese zu transformieren, das heißt, die

Menschen dort zu unterstützen und zu begleiten, wo sich ihr Lebensmittelpunkt befindet, und die Verhältnisse gleichzeitig in Richtung sozialer Gerechtigkeit und Demokratie, gegen Armut und Ausgrenzung mit zu verändern. Um am Ende noch einmal Basaglia direkt zu Wort kommen zu lassen: »Für uns heißt es weiterhin, die Widersprüche des Systems, das uns konditioniert, zu leben und zu ertragen; eine Institution zu verwalten, die wir ablehnen; therapeutische Arbeit zu leisten, von der wir nicht überzeugt sind, und dagegen anzugehen, dass unsere Institution […] für das System weiterhin nur funktional ist« (ebd.).

Klaus Obert, Dr., war bis Ende 2021 Bereichsleiter für Sucht- und Sozialpsychiatrische Hilfe im Caritasverband für Stuttgart e. V., langjähriger Sprecher des Gemeindepsychiatrischen Verbundes in Stuttgart und stellvertretender Vorsitzender der Bundesarbeitsgemeinschaft Gemeindepsychiatrischer Verbünde. Anfang der 1980er-Jahre längere Hospitation in Triest und in Arezzo. Von 1982 bis 2021 Aus- und Aufbau sozialpsychiatrischer Dienste bis hin zur Einrichtung des Gemeindepsychiatrischen Verbundes gemeinsam mit den anderen Trägern in Stuttgart.

Literatur

Agosti, S. u. a. (1975): Nessuno o tutti [Keiner oder alle]. Filmreihe. Parma.

Basaglia, F. (1972): Die abweichende Mehrheit. Frankfurt a. M.: Suhrkamp.

Basaglia, F. (1973): Die negierte Institution oder Die Gemeinschaft der Ausgeschlossenen. Frankfurt a. M.: Suhrkamp.

Basaglia, F. (1975): Ideologie und Praxis der psychischen Gesundheit. In: Basaglia, F. (1981): Scritti II. Torino: Einaudi.

Basaglia, F. (1981): Il mondo dell' »incomprensibile« schizophrenico attraverso la »Daseinsanalyse«. In: Basaglia, F.: Scritti I. Torino: Einaudi.

Basaglia, F. (2002): Die Entscheidung des Psychiaters – Bilanz eines Lebenswerks. Bonn: Psychiatrie-Verlag.

Basaglia, F. & Ongaro Basaglia, F. (1980): Techniker des praktischen Wissens. In: Basaglia, F. u. a. (Hg.): Befriedungsverbrechen. Über die Dienstbarkeit der Intellektuellen. Frankfurt a. M.: Europäische Verlagsanstalt, S. 11 ff.

Becker, H. (1973): Außenseiter – Soziologie des abweichenden Verhaltens. Frankfurt a. M.: S. Fischer.
Dörner, K. (2023): Mit dem Schwächsten beginnen. Erinnerungen an Klaus Dörner. In: *Psychiatrische Praxis,* 50, 1, S. 53 f.
Dörre, K. (2022): Die Utopie des Sozialismus – Kompass für eine Nachhaltigkeitsrevolution. Berlin: Matthes & Seitz.
Gallio, G. u. a. (1983): La libertà é terapeutica? Milano: Feltrinelli.
Heller, A. (1976): Theorie der Bedürfnisse bei Marx. Westberlin: Verlag für das Studium der Arbeiterbewegung.
Kosik, K. (1967): Dialektik des Konkreten. Eine Studie zur Problematik der Menschen und der Welt. Frankfurt a. M.: Suhrkamp.
Marzi, V. (2012): Scritti scelti. Fuori: Onda.
Obert, K. (2001): Alltags- und lebensweltorientierte Ansätze sozialpsychiatrischen Handelns. Bonn: Psychiatrie-Verlag.
Obert, K. (2013): Grundlagen sozialpsychiatrischen Handelns und Behandelns. In: Rössler, W. & Kawohl, W. (Hg.): Soziale Psychiatrie – Das Handbuch für die psychosoziale Praxis. Band 1. Stuttgart: Kohlhammer, S. 161–181.
Obert, K.; Pogadl-Bakan, K. & Rein, G. (2018): Aufsuchende psychiatrische Arbeit. Köln: Psychiatrie Verlag.
Ongaro Basaglia, F. (1982): Manicomio perché. Milano: Emme Edizioni.
Pirella, A. (2020): L'esperienza di Arezzo a 40 anni dalla legge 180. Bibbiena: Fruska Srl.
Piro, S. & Marone, F. (1984): Il caso particolare della psichiatria. Salerno: Cooperativa editrice.
Rotelli, F. (1994): Per la normalita. Trieste: Edizioni E.
Rotelli, F. (2016): L'Istituzione Inventata / Almanacco Trieste 1971–2010. Meran: Alphabeta Verlag.
Rotelli, F. (2021): Verso la citta che cura. In: *La rivista delle Politiche sociali / Italian journal of social policy,* 2, S. 53 ff.
Schütz, A. (1993): Der sinnhafte Aufbau der sozialen Welt. Eine Einleitung in die verstehende Soziologie. Frankfurt a. M.: Suhrkamp.
Thiersch, H. (1986): Die Erfahrung der Wirklichkeit: Perspektiven einer alltagsorientierten Sozialpädagogik. Weinheim, München: Juventa.

Thiersch, H. (2015): Soziale Arbeit und Lebensweltorientierung. Gesammelte Aufsätze. Band 1 und 2. Weinheim, Basel: Beltz Juventa.
Thiersch, H. (2020): Lebensweltorientierte Soziale Arbeit – revisited. Weinheim, Basel: Beltz Juventa.

»Im Schatten der Anstalt kein Leben im Territorium«

Klaus Pramann

Franco Basaglia habe ich persönlich nicht kennengelernt – aber den wichtigsten Teil seines Lebenswerks: Die konsequente Auflösung eines psychiatrischen Krankenhauses und die Transformation in regionale ambulante »Centri di Salute Mentale« – unumkehrbar; denn 1978 war das Psychiatriegesetz 180 für ganz Italien verabschiedet worden, das eine umfassende Reform der psychiatrischen Versorgung und Richtlinien für die Schließung aller psychiatrischen Krankenhäuser enthielt. Diese Ereignisse haben weltweit für Aufsehen gesorgt.

Zuerst Aufbruch – dann Ernüchterung

Auf die deutsche Psychiatriereform insgesamt hatte das italienische Modell zwar (leider) keine nachhaltige Auswirkung, aber es gab einige unterschiedlich bedeutende Ereignisse und Entwicklungen, die ohne die ausstrahlende Wirkung von Basaglia und der italienischen Reform undenkbar gewesen wären. In der zeitlichen und einander bedingenden Reihenfolge sind dies unter anderem:

Der *Auflösungsbeschluss* der Deutschen Gesellschaft für soziale Psychiatrie (DGSP) 1979 in Freiburg: Unter dem Titel »Psychiatrie: Hilfe? Ersatz? Macht?« ging es bei dieser Tagung um die Infragestellung der Rolle der Psychiatrie in der Gesellschaft. Das italienische Modell war allgegenwärtig und weckte teils Aufbruchsstimmung, teils Skepsis. Die Aufbruchsstimmung überwog: Auf dem Abschlussplenum wurde dafür gestimmt, dass die DGSP als Fachverband öffentlich für die Auflösung psychiatrischer Anstalten eintreten und diese fordern solle.

Die *Auflösungsdemonstration:* Beim Mannheimer Kreis im Mai 1980 beschlossen 1.200 Teilnehmende, in Bonn (also bei der Regierung) für die Auflösung psychiatrischer Anstalten und Heime zu demonstrieren. Diesem Beschluss schloss sich am gleichen Tag der Gesundheitstag in Berlin mit mehreren Tausend Personen an (unter ihnen auf dem Podium: Franco Basaglia, drei Monate bevor er an einem Hirntumor verstarb). Der radikale Wortlaut dieser Resolution zeigt, wie präsent Basaglias Anstaltsauflösung in den Köpfen der Teilnehmenden war.

> »Psychiatrische Großkrankenhäuser und -Anstalten sind Stätten der Entwürdigung und Entrechtung von Mitbürgern unter fragwürdiger Legitimation. Die totale Institution der großen Anstalten wirkt auf Insassen und Personal behindernd und kränkend. Die Wiederherstellung der Menschenrechte der Betroffenen erfordert ohne Verzug die Auflösung der psychiatrischen Großkrankenhäuser und -Anstalten. Für die Auflösung benötigen wir eine breite Mobilisierung der Bürger und Institutionen. Zu diesem Zweck beschließen wir, am 19. Oktober 80 einen Sternmarsch nach Bonn durchzuführen. Wir rufen alle Bürger zur Teilnahme auf! Wir fordern eine Auflösung der psychiatrischen Großkrankenhäuser und -Anstalten durch den Aufbau von Alternativen, die es erlauben, psychosoziale Probleme der Menschen in ihren gesellschaftlichen Alltag einbezogen aufzunehmen und zu behandeln« (Auszug).

Die Demonstration mit einer Eröffnungsrede von Klaus Dörner vor 5.000 Teilnehmenden schlug Wellen. Während danach das Thema der Abschaffung psychiatrischer Anstalten allenthalben Diskussionen auslöste, fasste einer noch im selben Jahr einen für Deutschland erstmaligen Entschluss:

Die *Auflösung von Kloster Blankenburg,* einer Bremer Verwahranstalt für psychiatrische Langzeitpatient*innen, vierzig Kilometer von der Stadt entfernt, wurde vom Gesundheitssenator Herbert Brückner beschlossen, nachdem er sich ein Bild von den dort herrschenden Verhältnissen gemacht hatte.

Ein multiprofessionelles Team sollte den Auflösungsprozess in Gang bringen. Eine mit der ärztlichen Leitung vorab getroffene Verabredung sah vor, dass die Patient*innen zukünftig wieder in Wohnungen leben können sollten. Unter »Rehabilitation« für die langjährigen Insass*innen wurde die Wiedereinsetzung in die Rechte als Bürger*innen verstanden, nicht therapeutisches Wohnen-Üben. Ein Konzept beschrieb erste Schritte eines Deinstitutionalisierungsprozesses. Erste Wohngemeinschaften in Bremen wurden gegründet.

In den Jahren 1983 und 1984 wurden bei zwei Besuchen von Blankenburger Patient*innen, Betreuer*innen und Freund*innen in der Triester Ex-Anstalt San Giovanni und einem Gegenbesuch einer ebenfalls gemischten italienischen Gruppe in Bremen und Blankenburg Freundschaften geschlossen und Erfahrungen mit dem Thema »Auflösungsprozesse« gemacht. Als Reisevorbereitung diente Klaus Hartungs Buch *Die neuen Kleider der Psychiatrie* mit der Geschichte der Skulptur »Marco Cavallo« und von Franco Basaglias Anstaltsauflösung. Die Treffen mit Basaglias Nachfolger Franco Rotelli und seinen Mitarbeitenden weckten Mut, aber auch Zweifel. Die mitgereisten Patient*innen erlebten nach Jahrzehnten zum ersten Mal, wie sich ein Leben in Freiheit anfühlt und dass sie sich tatsächlich zukünftig ein Leben ohne Anstalt vorstellen konnten, was sie vorher nicht zu denken gewagt hätten. Sie spürten aber auch, was das für die eigene Lebensgeschichte bedeutet: »Man hat ja überhaupt nichts vom Leben gehabt« (Heiko Schröder, zwanzig Jahre lang in Blankenburg »vergessen«). Für die Bremer Gäste war es beeindruckend, wie überzeugt die italienischen Gastgeber*innen von ihrer Arbeit waren:

> »Es ging ihnen nicht um eine möglichst reibungsarme Betreuung von Klienten, sondern sie hatten eher Sorge, dass sich das Moment der Bewegung abschleifen könnte und kein belebender Einfluss mehr auf die kulturelle Szene der Stadt ausgeübt werden könnte. Die Arbeit wird als eine Art kulturelle Offensive gegen die ausgrenzenden Normierungsbestrebungen in der Gesellschaft gesehen. Wo oft bei uns über lästige Befriedungsstrategien, denen man ausgesetzt ist, geklagt wird, da spürt man in Triest mehr eine gemeinschaftliche Identität, dagegen etwas zu unternehmen« (Pramann 1984, S. 11).

Was die Gemüter bewegte, weckte aber auch Zweifel, was sich von dem so anders geprägten Bewusstsein der italienischen Gastgeber*innen mit nach Bremen nehmen ließe. Der Wunsch nach mehr Einfluss des Triester Modells auf die Bremer Psychiatrie führte zur Idee einer Partnerschaft zwischen Bremen und Triest. Die Befürwortung einer solchen Partnerschaft durch Franco Rotelli und durch den Gesundheitssenator Herbert Brückner machte zunächst Mut.

Beim Gegenbesuch der Triester Gruppe in Bremen wurde bei einigen Treffen mit Mitarbeiter*innen der Klinik und der sozialpsychiatrischen Dienste darüber gesprochen, ob das Triester Modell als Orientierung dienen könne für einen Umbau der Klinikpsychiatrie in ambulante Zentren – eine Herausforderung für Mitarbeitende und Klinikleitung in Anbetracht der bekannten radikalen Position Basaglias:

»Man kann im Schatten der Anstalt kein Leben im Territorium schaffen, wenn dort das Spiegelbild der Irrenanstalt fortlebt, wenn das Territorium selbst in der Anstalt lebt und sich als Anstalt reproduziert.

[Basaglia verwendet im weiteren Text die Metapher eines Segelschiffes für die Anstalt, in Anlehnung an die Legende des Narrenschiffs, die Hg.]

Wenn das Schiff noch weiterfährt, mit den Verrückten an Deck und in den Laderäumen, dann bedeutet das, dass die Verrückten als solche noch existieren und mit ihnen das Bild des Wahnsinns. Solange das Schiff noch existiert, werden sich darin die Sicherheitsbedürfnisse aller anderen widerspiegeln. Wenn aber das Schiff gesunken ist, dann kann das Problem der Vielfalt als das auftauchen, was es in Wirklichkeit ist: ein Problem unseres Daseins« (Basaglia 1979 /2023, S. 128, siehe Auszug aus dem Interview mit Ernesto Venturini in diesem Buch).

Die Gespräche zwischen Bremer und Triester Kolleg*innen zeigten es bald: Von der Bremer Klinikleitung war keine Orientierung am Triester Modell gewollt und die sozialpsychiatrischen Dienste sollten ambulante Ergänzung zum Klinikzentrum bleiben. Für die Zukunft der Blankenburger Patient*innen waren nicht mehr eigene Wohnungen, sondern neue Heimeinrichtungen geplant. Eine Partnerschaft mit Triest war vonseiten der Klinik nicht erwünscht. Wer das gewünscht hatte, war enttäuscht. Eine zweite Triest-Reise gab es trotzdem.

Auf der Rückfahrt von ihrem zweiten Triest-Besuch kamen die fünfzig Reisenden, noch ganz unter dem Eindruck ihres 14-tägigen improvisierten Lebens in der Ex-Anstalt San Giovanni und inspiriert von der dortigen Geschichte der Befreiung, auf die Idee, eine Karawanenreise von Süden nach Norden durch deutsche psychiatrische Krankenhäuser zu machen – als Protestzug gegen die Klinikpsychiatrie, und zwar sowohl in der Form ihrer alten, hässlichen Anstalten als auch in ihrem modernisierten, neuen Kleid. Marco Cavallo, das weltweit bekannte Befreiungssymbol, sollte an der Spitze dieses Karawanenzugs mitreisen.

Die *Blaue Karawane 1985*, ein bunter, deutsch-italienisch gemischter Zug von Ex-Patient*innen, Klinik-Mitarbeitenden, Künstler*innen und anderen, machte sich von Triest aus auf den Weg durch neun Städte der BRD und ihre psychiatrischen Kliniken bis nach Bremen. Immer dabei: das Blaue Pferd Marco Cavallo und die ebenso großen Bremer Stadtmusikanten aus Pappmachee.

Mit künstlerischen und zum Teil provokanten Aktionen richtete die Karawane den Blick öffentlichkeitswirksam auf die unwürdige Unterbringung von Menschen in den Anstalten und forderte eine radikale Abkehr von der Zwangspsychiatrie. Die Reise endete mit dem internationalen Kongress »Gesellschaft ohne Irrenhaus« und mit einem Wiedersehen mit Franco Rotelli und anderen italienischen Freund*innen. Und zum Schluss: ein Demonstrationszug zum Marktplatz am Rathaus mit Marco Cavallo und den Bremer Stadtmusikanten.

Nach der Reise gründeten die Künstler*innen der Blauen Karawane 1985 das Projekt *Kunst und Psychiatrie Blaumeier e. V.*, das mit seinen Kunst- und Theateraktionen Berühmtheit erlangte. Am gleichen Ort wurde das Café Blau eröffnet. Weitere Blaue-Karawanen-Aktionen und schließlich das inklusive *BlauHaus-Projekt* (»Gemeinschaftliches Leben, Wohnen und Arbeiten in der Überseestadt«) trugen dazu bei, dass die blauen Projekte insgesamt einen belebenden Einfluss auf die kulturelle Szene der Stadt ausübten.

Gar nicht belebend entwickelte sich die psychiatrische Versorgung – mehr als zuvor von der Klinik dominiert, auch in den Stadtteilen. Einweisungen mit und ohne Zwang nahmen zu. Bremen hatte sogar die höchste Bettenmessziffer in Deutschland. Auch nach der Auflösung von Kloster Blankenburg versagte das Versorgungssystem dabei, Abschiebungen von Bremer*innen in Institutionen außerhalb von Bremen zu verhindern, sodass heute mittlerweile wieder etwa 170 Personen in Fremdeinrichtungen fehlplatziert sind. Die Plätze für Betreutes Wohnen und in Heimen nahmen ebenfalls zu wie die von der Konkurrenz der Träger dominierte institutionenorientierte Versorgung. »Ein solches System gewinnt am Kranksein seiner Patientinnen und Patienten und verliert an ihrer Gesundung« (Hermann Schulte-Sasse, Gesundheitssenator a. D., 2014 im Bericht an die Gesundheitsdeputation über den Zustand der Bremer Psychiatrie).

Transformation! Oder doch das Krankenhaus weiter im Zentrum?

Angesichts dieser Fehlentwicklung forderte die Bremische Bürgerschaft 2013 eine Neuausrichtung der Bremer Psychiatrie, eine Transformation »von stationär zu ambulant« sowie eine ressortübergreifende Versorgung aus einer Hand.

Psychisch Erkrankte sollten zukünftig auch bei akuten Krisen nicht mehr in eine Klinik eingewiesen werden, sondern in ihrem vertrauten Wohnumfeld nach dem Grundsatz behandelt werden: Der Ort des Lebens ist auch der Ort der Behandlung (»Home Treatment«). Nach diesem Bürgerschaftsbeschluss bildeten Psychiatrieerfahrene und in der Psychiatrie Tätige einen Arbeitskreis und entwarfen ein Modellkonzept für eine der Bremer Regionen: »Neue Psychiatrie und das *Zentrum für seelische Gesundheit* mit integriertem Krisenort«. Das Konzept, das sich am Triester Modell orientierte, wurde auf breiter Ebene von Fachleuten, Fachverbänden, von Psychiatriebetroffenen und Politiker*innen befürwortet. Es erfüllt die seit Juni 2021 geltenden Vorgaben der WHO, die die Entwicklung der territorialen Dienste für psychische Gesundheit in Triest zu ihrem Pilotprojekt erkoren hat, und es entspricht der UN-Behindertenrechtskonvention und seiner Umsetzung durch den Bremer Landesaktionsplan.

Das Konzept beschreibt modellhaft, wie die Versorgung von einem zentralen Ausgangspunkt aus und aus einer Hand organisiert werden kann. Der Transformationsprozess von einer vorwiegend stationären zu einer weitestgehend ambulanten Versorgung durch Home Treatment folgt inhaltlich den Prinzipien der Sozialraumorientierung, des Offenen Dialogs und der Deinstitutionalisierung, was bedeutet, dass die Behandelten als Personen mit ihrer Geschichte in ihrem sozialen Umfeld gesehen werden und nicht als Träger medizinischer Diagnosen. Das Zentrum dient der Behandlung von Menschen mit psychischen Krisen und ist gleichzeitig auch ein lebendiger, im Stadtteil vernetzter Treffpunkt für Bürger*innen. Im besten Fall kann sich in solch einem Zentrum für seelische Gesundheit das verwirklichen, was Franco Rotelli 1988 als »Die erfundene Institution« und mit dem Bild des Marktes von Marrakesch beschrieben hat (Rotelli 1988, S. 51 siehe Beitrag im vorliegenden Buch):

> »Sicherlich hat es etwas damit zu tun, dass sich dort [auf dem Markt] die sozialen Schichten vermischen, austauschen, die Menschen sich gegenseitig beobachten, spielen und arbeiten (einige können sehr verrückt sein). Ein guter Markt ist einer der wenigen Orte, an dem der soziale Körper sich wieder erkennt, als Ganzes existiert, und es ist schwierig für alle, sich der Anziehungskraft seines Gewimmels (des Marktes und Körpers) zu entziehen. Der Mensch entdeckt hier seine Einzigartigkeit im Prozess der Teilnahme und Teilhabe!«

Zur Finanzierung der regionalen Versorgung in Bremen steht seit Anfang 2024 ein Psychiatriebudget nach § 64b SGB V als Modellvorhaben acht Jahre lang zur Verfügung. Dadurch ist die Transformation von stationär zu ambulant (wie seit 2013 von der Bürgerschaft gefordert) erstmals möglich geworden, und Menschen könnten zukünftig nach ihren Bedürfnissen versorgt werden anstatt nach den Bedarfen von Leistungserbringern. Es bietet sich für Bremen die einmalige Gelegenheit, fünf regionale Dienste für psychische Erkrankungen in ähnlicher Weise wie in Triest, dem Pilotprojekt der WHO, aufzubauen.

Aktuell werden in den fünf Bremer Stadtteilen erste Schritte in Richtung einer regionalen Home-Treatment-Versorgung (Übergangskonzepte entsprechend) gemacht. Wird es tatsächlich zu einem konsequenten Abbau der stationären Klinikversorgung und einem Umbau zu einer am Home Treatment orientierten Versorgung durch regionale Zentren für seelische Gesundheit kommen? Wird es tatsächlich eine Transformation im Sinne des Bürgerschaftsbeschlusses von 2013 geben? Oder wird das Krankenhaus doch weiter bestehen als zentraler Ort mit ergänzenden regionalen Diensten? Wie sagte Franco Basaglia: »Man kann im Schatten der Anstalt kein Leben im Territorium schaffen.«

Klaus Pramann ist Psychiater, Neurologe und Psychotherapeut und seit 1981 in Bremen tätig, bis 1989 in psychiatrischen Krankenhäusern, seit 1989 in eigener Praxis. Beteiligt an der Auflösung von Kloster Blankenburg von 1981 bis 1985. Mitbegründer des Vereins Blaue Karawane e. V. und vom BlauHaus.

Literatur

Basaglia, F. (1979/2023): Dopo l’ospedale nel territorio. In: *aut aut* (»La psichiatria e il futuro della salute mentale), 398, S. 93–128.

Hartung, K. (1980): Die neuen Kleider der Psychiatrie. Vom antiinstitutionellen Kampf zum Kleinkrieg gegen die Misere. Berichte aus Triest. Berlin (West): Rotbuch.

Pramann, K. (1984): Mit dem Rollstuhl in die Adria. In: *Klosterbote*.

Rotelli, F. (2021): L’istituzione inventata (1988). In: Ders.: Quale psichiatria? Taccuino e Lezioni. Merano: Edizoni Alphabeta Verlag, S. 41–53.

Schulte-Sasse, H. (2014): Bericht an die Gesundheitsdeputation. Bremen.

Wir müssen uns jeden Tag neu erfinden

Jörg Utschakowski

Während meines Studiums habe ich mich mit der Psychiatriereform in Italien beschäftigt – wichtige Literatur waren für mich das von Franco Basaglia herausgegebene Buch *Die negierte Institution* und der Band von Franca Ongaro Basaglia und Franco Basaglia *Befriedungsverbrechen. Über die Dienstbarkeit der Intellektuellen,* zu dem viele psychiatriekritische Autor*innen der 1960er- und 1970er-Jahre wie Ronald D. Laing, Erich Wulff, Erving Goffman, Robert Castel und andere einen Beitrag geleistet haben.

Nach dem Studium ging einer meiner Freunde zum Volontariat für ein halbes Jahr nach Triest. Als ich ihn dort besuchte, war ich begeistert von der gelebten Theorie, dem Engagement der Mitarbeitenden in den Zentren für seelische Gesundheit und der überall zu spürenden Aufbruchsstimmung, obwohl das Gesetz 180 schon zehn Jahre zuvor verabschiedet worden war. Auf meine Frage, warum es immer noch so viel positives Ringen miteinander, so viel spürbaren Enthusiasmus gab, war die Antwort: »Wir müssen uns jeden Tag neu erfinden, um zu zeigen, dass das, was wir hier tun, funktioniert.« Seitdem bin ich fast jedes Jahr nach Triest gereist.

Später habe ich verschiedene Projekte gemeinsam mit den Triester Kolleg*innen organisiert, unter anderem ein EU-Projekt zur Ausbildung für sozialraumorientierte psychiatrische Pflege und ein Volontärsprogramm zur Unterstützung der Transformation der Psychiatrie in Albanien.

Hilflose Psychiatrie

Meine ersten Erfahrungen mit der Psychiatrie habe ich vor meinem Studium in einer Arbeits- und Lebensgemeinschaft gemacht. Dort lebten Menschen mit psychischen Erkrankungen und die Betreuenden zusammen. Dies hat dazu geführt, dass es für mich niemals ein »ich und die« gegeben hat. Das Zusammenleben hat mir viel eher gezeigt, dass das, was Menschen denken, fühlen und tun, weit vielfältiger ist, als ich es bis dahin kannte. Später in Triest habe ich diese Erkenntnis als Motto wiedergefunden: »Da vicino nessuno e normale« – Aus der Nähe ist keiner normal.

Mein erster beruflicher Tätigkeitsort war eine geschlossene Aufnahmestation. Hier fand ich sie wieder, die von Basaglia beschriebenen institutionellen Gegebenheiten: den Zwang, die Macht, die Sprache und das Verhalten, andere zu pathologisieren, die Deutungshoheit über Vorgänge ... Eine Begegnung oder gar eine Beziehung auf Augenhöhe fand selten statt. Ich war erschüttert, wie selten die Behandlung als hilfreich und fördernd empfunden wurde. Später, bei der Arbeit mit ehemaligen Langzeitpatient*innen aus dem Kloster Blankenburg in der Nähe von Bremen, habe ich erfahren müssen, was die Konsequenz der Abgrenzung des Personals von den Patient*innen ist, die als Objekte der Behandlung gesehen werden. Diejenigen, die trotz der »Behandlung« dauerhaft auffällig und unangepasst blieben und immer wieder aufgenommen oder gar nicht mehr entlassen wurden, wurden für »unheilbar« und »therapieresistent« erklärt. Dies diente als Begründung für eine dauerhafte Internierung in einer Langzeitanstalt mit den bekannten Hospitalismusfolgen.

Dass es gelungen ist, die ehemaligen Blankenburger Patient*innen wieder in Bremen zu integrieren, lag nicht daran, dass es eine neue effektive Therapie gab, die die Menschen nach zwanzig, dreißig oder vierzig Jahren Psychiatrieaufenthalt genesen ließ. Es bestätigte sich eindrucksvoll der Slogan der Triester Psychiatrie: »La Liberta é therapeutica« – Freiheit heilt. Das, was den Menschen nach so vielen Jahren der Isolation und Erniedrigung geholfen hat, neue oder lange verschüttete Fähigkeiten (wieder) zu erlangen, waren ganz alltägliche Anforderungen: Wo bekomme ich etwas zu essen, wie bekomme ich meine Wäsche sauber, wie organisiert sich das Zusammenleben in einer Wohngemeinschaft? Manche feierten später den Tag der Entlassung ausgiebiger als den eigenen Geburtstag, nämlich als einen Tag der Wieder-Geburt nach etlichen Jahren menschenunwürdiger Unterbringung.

Deinstitutionalisierung und Transformation

Was mich von vornherein an der Entwicklung der Psychiatrie in Triest fasziniert hat, ist die Idee der Transformation. Es ging in Triest niemals darum, eine Reform durchzuführen und das bestehende System zu verbessern oder zu ergänzen. Basaglia und seiner Equipe ging es um eine komplette Umwandlung, eben um eine Transformation. Obwohl es viele Parallelen in der Vorgehensweise in Gorizia und Triest gibt, ist doch ein wesentlicher Unterschied, dass der Fokus in Triest nicht nur auf der Überwindung der unterdrückenden Anstaltsstrukturen lag, sondern sich viel stärker auf das Territorium, die Außenwelt richtete. 1977 konnte Basaglia die Schließung der Anstalt San Giovanni verkünden. Er war nicht daran interessiert, einen weiteren goldenen Käfig zu schaffen oder eine therapeutische Gemeinschaft nach dem Vorbild von Maxwell Jones (siehe Foot 2014). Die Kernarbeit sollte *außerhalb* der Anstalt stattfinden – in Triest und der umgebenden Region.

»Der erste Schritt«, so schrieb Basaglia – Ursache und Wirkung des Übergangs von der »Bewachermentalität« zu einer echten therapeutischen Konzeption –, »besteht also in dem Wandel der zwischenmenschlichen Beziehungen aller Beteiligten« (1973, S. 144). Diese neuen Beziehungen konnten nicht hinter Mauern, im institutionellen Kontext einer Anstalt entstehen. Etwas ganz Neues, bisher nicht Dagewesenes musste geschaffen werden. Es bedurfte gemeindeorientierter Strukturen, die die Anstalt überflüssig machten. Hierzu gehörten die Wohngemeinschaften, die Kooperativen und die »Centri di Salute Mentale« – die Zentren für seelische Gesundheit.

Prinzip der Transformation in Triest war nicht, das alte System zu verbessern, sondern aus den bestehenden Ressourcen (Personal, finanzielle Mittel, Gebäude etc.) des alten Systems ein neues System zu etablieren. Um das Ziel zu erreichen, außerhalb der Anstalt in den Stadtregionen Zentren für seelische Gesundheit aufzubauen, gab es kein zusätzliches Personal. Also musste man versuchen, Personal aus der Anstalt in die Stadtteile zu bringen. Dies gelang zum Beispiel dadurch, dass Wohngemeinschaften in der Stadt gegründet wurden, in die Patient*innen aus der Anstalt entlassen werden konnten, und das zur Betreuung erforderliche Personal ging mit.

Neben der Wohngemeinschaftsbetreuung konnten dann auch die ersten Angebote in den Stadtteilen aufgebaut werden. Je mehr Patient*innen aus der Anstalt entlassen wurden, desto mehr Personal stand für die Zentren für seelische Gesundheit zur Verfügung und desto mehr wurde es möglich, Menschen in Krisen ein Angebot vorzuhalten, das die Aufnahme in der Anstalt unnötig machte. So gelang es sukzessive, aus einem krankenhausbasierten Versorgungssystem mit 1.200 Betten ein gemeinde- oder sozialraumorientiertes System mit rund fünfzig Betten zu entwickeln. Um diese Entwicklung nachhaltig zu sichern, war es auch wichtig, den sukzessiv frei werdenden Gebäuden auf dem Anstaltsgelände eine neue Funktion zu geben und auch sie zu transformieren. So hielten beispielsweise nach und nach ein Kindergarten, ein slowenisches Gymnasium oder ein europäisches Forschungszentrum Einzug. Dies sollte ideell, aber auch praktisch die Rückkehr der alten Anstalt verhindern.

Von einem Teilnehmer einer deutschen Besuchergruppe in Triest gefragt, warum es in Deutschland so schwerfalle, eine ähnlich konsequente Transformation umzusetzen, antwortete der damalige Direktor des Departements für seelische Gesundheit, Franco Rotelli: »Weil Deutschland zu reich ist.« Dies hörte sich zunächst wie ein Widerspruch an. Worauf Rotelli aber anspielte, war die Tatsache, dass die Transformation in Triest aus den bestehenden Ressourcen umgesetzt werden musste, weil kein zusätzliches Geld zur Verfügung stand.

In Deutschland aber war (und ist) es Praxis, die Psychiatrie durch zusätzliche Angebote zu ergänzen, statt die stationäre Psychiatrie als Institution infrage zu stellen und die Ressourcen in gemeindebasierte Home-Treatment-Angebote zu investieren. Dies führte im Laufe der Zeit zu einer fortwährenden Ausweitung der Psychiatrie. Durch das bestehende Finanzierungssystem psychiatrischer Behandlung wird nach wie vor die stationäre Psychiatrie besser finanziert als ambulante Angebote, wodurch kaum Anreize entstehen, andere Angebotsformen stärker in den Fokus zu rücken. Die einzige Möglichkeit, alternative Versorgungsangebote aufzubauen, besteht derzeit in der Umsetzung von Modellprojekten mit einem Psychiatriebudget nach § 64b SGB V.

In Bremen versuchen wir im Rahmen eines solchen Modellprojekts die Transformation zu realisieren, das heißt, die Ressourcen, die derzeit in den stationären Behandlungsangeboten gebunden sind, sukzessive durch die Schließung von Stationen in Home Treatment und tagesklinische Angebote umzuwandeln. Es werden neue, aber keine zusätzlichen Angebote entwickelt. Der Umbau erfolgt innerhalb des festgelegten Budgets. Das erlaubt uns, das Home Treatment sehr viel umfangreicher auszubauen, als es bisher in der Psychiatrie in Deutschland möglich ist.

Kulturelle Transformation

Der Bericht über die Lage der Psychiatrie in der Bundesrepublik Deutschland von 1975 attestierte »therapeutischen Nihilismus« und »elende, menschenunwürdige« Umstände. Das galt in jener Zeit für die psychiatrische Versorgung in vielen Ländern Europas bis in die 1980er-Jahren hinein. Diese Situation grundlegend zu verändern hatte Basaglia sich zum Ziel gesetzt. Ausgangspunkt war »nicht nur der Fortschritt des wissenschaftlichen Denkens, sondern vielmehr der fortschreitende Erwerb von Bürgerrechten durch Bevölkerungsgruppen, die davon ausgeschlossen waren« (siehe dazu Franca Ongaro Basaglia in diesem Buch).

Dies war ein einfacher und gleichzeitig revolutionärer Gedanke: den Insass*innen der psychiatrischen Anstalt eine Stimme zu geben, ihnen als Individuen, Subjekte und Bürger*innen zu begegnen, sie einzuladen, mitzugestalten. Das begann zunächst mit den Vollversammlungen in der Anstalt, bei denen auch die Gäste und Nutzer*innen (diese Begriffe sollte dem Statuswechsel Ausdruck verleihen) die einzelnen Schritte der Transformation mitbestimmen sollten, und setzte sich mit der Gründung der ersten Kooperative fort, über die die zuvor als Arbeitstherapie bezeichneten Dienstleistungen für die Klinik, wie Putzen und Bettenmachen, nun entlohnt werden konnten.

Auch fünfzig Jahre nach der Transformation in Triest stehen wir immer noch vor der gleichen Aufgabe: Heute sind die Gegebenheiten zwar nicht mehr so erschütternd, aber der Wandel von einer fürsorglichen Fremdbestimmung zu einer Assistenz der selbstbestimmten Lebensführung ist noch lange nicht vollzogen. Mit Ansätzen wie Empowerment, Recovery und Open Dialogue sind wir immerhin in dem Anliegen, die Selbstbestimmung der Betroffenen anzuerkennen, schon viel weitergekommen. Auch die kontinuierliche Ausweitung der EX-IN-Bewegung und die Arbeit der Genesungsbegleiter*innen und Peerexpert*innen tragen dazu bei, die Stimmen der Betroffenen hörbar und ihre Perspektive sichtbar zu machen.

Auch in der UN-Behindertenrechtskonvention (UN-BRK), im deutschen Bundesteilhabegesetz und mit der Reform des Betreuungsrechts wird (erneut) gefordert, die Wünsche, Anliegen und Ziele der Betroffenen in den Mittelpunkt zu stellen. Dass die Achtung und der Respekt vor den Betroffenen gesetzlich festgeschrieben werden müssen, zeigt einerseits, wie weit wir davon entfernt sind, aber andererseits haben wir gesetzliche Regelungen, die eine wichtige Grundlage für das weitere Vorgehen darstellen. Dabei ist es wichtig, zu erkennen, so betont Franca Ongaro Basaglia, »dass es keinen bedeutenden kulturellen und sozialen Wandel geben kann, wenn sich im Prozess der Emanzipation, der Befreiung, der Eroberung von Rechten durch zuvor ausgeschlossene Kategorien von Menschen nicht auch diejenigen Gruppen, denen diese Rechte immer garantiert wurden, von der alten Kultur, den alten Überzeugungen, den alten Vorurteilen und den alten Privilegien emanzipieren« (siehe ihren Beitrag in diesem Buch).

Das heißt: Eine nachhaltige Implementierung von Beteiligung und Berücksichtigung der Belange der Betroffenen und der mit der UN-BRK eingeleitete Paradigmenwechsel vom medizinischen zum menschenrechtlichen Modell können nur dann gelingen, wenn die psychiatrisch Tätigen erkennen, dass von dieser Entwicklung nicht nur Menschen mit seelischen Erschütterungen profitieren, sondern ebenso sie selbst, da »die Bedürfnisse des anderen in Wirklichkeit auch unsere eigenen Bedürfnisse sind« (ebd.). Hierbei geht es um einen tiefgreifenden Kulturwandel, in dem Betroffene nicht mehr als defizitär, eingeschränkt und dysfunktional angesehen werden, sondern Teil einer breiten Vielfalt sind.

Das führt zum Ansatz der Koproduktion. »Koproduktion« beschreibt einen demokratischen, inklusiven, emanzipatorischen Ansatz, der in verschiedenen politischen sowie sozial- und gesundheitswissenschaftlichen Bereichen genutzt werden kann, um Personengruppen, die sonst als Objekte von Forschung, Behandlung und Planung erscheinen, als Protagonist*innen zu beteiligen und mit Entscheidungsmacht auszustatten. Koproduktion ist eher ein Handlungsansatz mit Werten und Leitgedanken als ein klares Modell. Sie ist verbunden mit sozialer Verbundenheit, Inklusion, persönlichen Kompetenzen, Fähigkeiten und einem sozialen Zugewinn durch Engagement (Slay & Stephens 2013).

Für diesen Prozess ist es erforderlich, die Wissenshoheit der Fachpersonen infrage zu stellen und ihnen das Wissen von Erfahrungsexpert*innen gleichberechtigt zur Seite zu stellen.

In einem Interview sagte Franco Basaglia einmal: »Wir praktizieren, bevor wir theoretisieren, alles andere wäre reaktionär. Ich bin das Risiko des empirischen Experiments eingegangen, denn sonst hätte ich unvermeidlich wieder nur die alte Theorie angewandt, hätte neue Erfahrungen in alte Regeln und Begriffe übersetzt« (Braun & König 2011). Das Experiment scheint gelungen. Triest ist für mich ein Ort, an dem ich mit Kolleg*innen diskutiere, streite, reflektiere, neue Perspektiven entwickle und Hoffnung und Zuversicht tanke. Den Blick über das Offensichtliche hinaus auf Zwangsmechanismen, Gesellschaft, Politik, Beziehungskultur, Macht, Identitätsbildung, Psychiatrie und Teilhabe in ihren Wechselwirkungen zu erweitern ist hier so selbstverständlich wie an keinem anderen Ort, den ich kenne. Das Interessante ist, dass man diesen Diskurs nicht nur mit einigen wenigen Vordenker*innen, sondern mit ganz vielen Mitarbeitenden des Gesundheitssystems in Triest führen kann. Die Transformation, die demokratische Psychiatrie, ist zur Kultur geworden, ist aber kein etabliertes System, das aus sich selbst heraus funktioniert, denn auch heute noch wird mir gesagt: »Wir müssen uns jeden Tag neu erfinden, um zu zeigen, dass das, was wir hier tun, funktioniert.«

Jörg Utschakowski, 15 Jahre Sozialarbeiter in einem psychiatrischen Krankenhaus und im Betreuten Wohnen, zehn Jahre Leitung des Forschungs- und Fortbildungsinstituts FOKUS der Initiative zur sozialen Rehabilitation in Bremen, Leiter und Organisator des EU-Projekts EX-IN, seit 2015 Referat Psychiatrie und Sucht bei der Senatorin für Gesundheit in Bremen.

Literatur

Basaglia, F. (1973): Die negierte Institution oder Die Gemeinschaft der Ausgeschlossenen. Frankfurt a. M.: Suhrkamp.

Braun, C. & König, S. (2011): Aus der Nähe ist keiner normal. Deutschlandfunk Kultur, 27. August 2011.

Foot, J. (2014): Franco Basaglia and the radical psychiatry movement in Italy, 1961–78. In: *Critical and Radical Social Work,* 2, 2, S. 235–249. https://www.ncbi.nlm.nih.gov/pmc/articles/PMC4430803 (24.02.2024).

Slay, J. & Stephens, L. (2013): Co-production in mental health: A Literature Review. London: New Economics Foundation.

Basaglia: Erfahrungsexpert*innen aus Italien erzählen

Silvana Hvalič, Federica Mangione, Susanna Brunelli, Eva Campioni, Elena Cerkvenič, Andrea Puecher, Andrea Saibene, Costanza Tuor & Andrea Zanon

Wir sind eine Gruppe von Expert*innen im Peersupport (Genesungsbegleiter*innen), die im Laufe ihrer Recoveryreise Sensibilität und Erfahrungen im Bereich der Psychischen Gesundheit gewonnen haben. Obwohl wir aus sechs verschiedenen Regionen Italiens stammen, haben wir in kurzer Zeit dank Onlinetreffen eine Gruppe bilden können, um zusammenzuarbeiten und uns dabei gegenseitig zu unterstützen.

Zunächst haben wir uns über die von den Herausgeber*innen dieses Buches vorgeschlagenen Texte und unsere Erfahrungen ausgetauscht, zum Teil auch mit Kirsten Düsberg. Dann erarbeiteten wir eine Skizze, einen Entwurf, und folgten der Spur, die uns zu dem geschriebenen Text führte, den wir uns als mehrstimmige kollektive Erzählung vorstellten – eine Stimme, die aus unterschiedlichen Stimmen besteht.

Zwischen vielen Fragen und wenigen Antworten tauchte eine Gewissheit auf: Die von uns gewünschten Veränderungen können nur erreicht werden, wenn das biomedizinische Paradigma überwunden wird, das auch heute noch in der Kultur der Dienste der Psychischen Gesundheit in Italien sehr dominant ist. Behandlung sollte sich nicht auf den Einsatz von Psychopharmaka beschränken, sondern die emotionalen, sozialen und kulturellen Bedürfnisse jedes einzelnen Menschen berücksichtigen. Jede*r Einzelne von uns sollte mutig und entschlossen Verantwortung für den eigenen Recoveryweg übernehmen. Gerade im Bereich der Psychischen Gesundheit und in der entsprechenden Versorgung sollte den Rechten der Menschen ein zentraler Stellenwert zukommen.

In der Region Friaul-Julisch Venetien – der Wiege der »basaglianischen Revolution« –, in Meran und in einigen anderen italienischen Städten wird seit Jahren ohne geschlossene Stationen und ohne die Anwendung physischer Zwangsmaßnahmen wie der Fixierung gearbeitet. Es wurden kompetente, offene, niedrigschwellige, einladende[1], in der Gemeinde integrierte Dienste aufgebaut, die mit den anderen psychosozialen Diensten, den Kommunen, Vereinen und sozialen Unternehmen vernetzt arbeiten. Wir wollen, dass sich diese Kultur der menschenrechtsbasierten Dienste weiterverbreitet; eine Kultur, die die individuellen Talente und Ressourcen der Menschen, dialogische Praktiken, menschliche Beziehungen und den Umgang mit Emotionen in den Vordergrund rückt. In allen Bereichen – von der Krise bis zur Rehabilitation und Prävention – sollen personalisierte Recoverywege, die auf eine reale Inklusion und auf Empowerment zielen, zur Selbstverständlichkeit werden.

Aufbruch in den 1960er-Jahren

Unsere Reise begann in den 1960er- und 1970er-Jahren, in denen komplexe gesellschaftliche Themen und Konflikte aufbrachen, die auf unterschiedlichen Ebenen verhandelt wurden: der politischen, juristischen, sozialen und kulturellen. Die Forderung nach Selbstbestimmung und der Kampf um die Bürgerrechte prägten den Alltag und die politischen Diskussionen. In der Folge der Reform des Familienrechts, der Anerkennung des Rechts auf Ehescheidung und auf Abtreibung, der Gewerkschaftskämpfe, des Inkrafttretens des Arbeiterstatuts wurde das Gesetz 180 (das später in das Gesetz 833 zur Einrichtung des nationalen Gesundheitsdienstes einfloss) verabschiedet. Es läutete das offizielle Ende einer anachronistischen und gefürchteten Institution ein: der Irrenanstalt bzw. des psychiatrischen Krankenhauses.

In jenen Jahren begannen die Deinstitutionalisierung und die Konstruktion neuer Dienste im Territorium: ein bis heute noch nicht vollendeter Transformationsprozess, an dem wir direkt und an vorderster Front beteiligt waren und sind, mit Schwierigkeiten, Ängsten und Zweifeln, motiviert durch die Hoffnung auf Veränderung.

---

1 Einladende Dienste: Die Begriffe »servizi accoglienti« bzw. »Accoglienza« verweisen auf zentrale Qualitätsmerkmale der mit der Reform entstandenen offenen gemeindeintegrierten Dienste. In diesem Wort verschmelzen freundliche Aufnahme, Gastfreundschaft, Aufmerksamkeit, Entgegenkommen, Disponibilität, Zugewandtheit, aber auch architektonische Qualitäten wie schöne, einladende, gemütliche und funktionale Räumlichkeiten.

Gemeinsam sind wir stark

Das Team Basaglias begann mit Veränderungen, die heutzutage als unspektakulär angesehen werden würden, zum Beispiel mit der Einführung von Besteck zum Essen und eigener Kleidung. Es folgten die Patientenversammlungen und 1972 die Gründung der ersten sozialen Genossenschaft Italiens, der »Lavoratori Uniti« (Vereinigte Arbeiter), welche die Ausbeutung durch unbezahlte Arbeit der Internierten in der Anstalt stoppte. Mit den Versammlungen eröffneten sich Räume, in denen alle zusammenkommen konnten, um über das Heute und das Morgen zu sprechen und zu diskutieren, um die eigenen Geschichten zu erzählen und die der anderen zu hören. Menschen, die jahrelang ihrer Stimme beraubt gewesen waren, begannen sich zu äußern, sie ergriffen das Wort, erst als einzelne Individuen, dann als kollektive Subjekte, und tauschten ihre Erfahrungen aus. In einer Versammlung wurde auch die Idee geboren, die Skulptur Marco Cavallo zu bauen, das blaue Pferd, mit einem Bauch voller Träume, Wünsche und Hoffnungen, das ein Symbol der Freiheit und auch ein Symbol für eine Revolution geworden ist, die die Welt verändert hat. Ein Werk, das aus Zusammenarbeit und Koproduktion entstand.

Um zu verstehen, wie sich dieser Veränderungsprozess entwickelte, kann uns das von Franco Basaglia herausgegebene Buch *Die negierte Institution* aus dem Jahr 1968 helfen, insbesondere das Kapitel, das dem Gespräch mit Furio gewidmet ist, einem Patienten und Herausgeber von *Il Picchio* (»Der Specht«), der Zeitschrift der Gäste des Psychiatrischen Krankenhauses von Görz (Gäste: nachdem die Zwangseinweisungen in freiwillige Unterbringungen umgewandelt worden waren, wurden die Patienten Ospiti = Gäste genannt).

In den Worten Furios finden wir, vielleicht zum ersten Mal in Italien, die Beschreibung eines authentischen Empowerment- und Recoveryprozesses sowie eine klare Analyse des institutionellen Wandels aus der Perspektive einer Person mit Psychiatrieerfahrung. Wir finden auch Bezugspunkte zum aktuellen Kontext: das Nachdenken über die Bedeutung der Resignation, die in den vielen Jahren der Ausgrenzung herangereift war, genauso wie die erloschenen Wünsche. Furio spricht über die stille Begeisterung in den ersten Versammlungen, aber auch über die Scham, die viele verspürten, wenn es darum ging, das Wort zu ergreifen, obwohl endlich die Möglichkeit dazu da war, sich zu entscheiden; über die Schwierigkeit, seine eigene Meinung zu äußern und diese Freiheit auszuleben, also »wollen, aber nicht können« und »können, aber nicht wollen«.

Die Anerkennung einer aktiven Rolle im Prozess der Öffnung der totalen Institution und die Entlohnung der Arbeit der Patient*innen standen am Beginn einer Reflexion über die Rolle der Menschen mit Erfahrung psychischen Leidens.

Aber ihre Stimmen kommen – heute wie damals – nicht nur im Kontext der psychiatrischen Dienste zum Ausdruck. Ein Beispiel, unter vielen anderen, ist die Dichterin Alda Merini (1998, S. 8)[2], die sich mit der Kraft ihrer Poesie befreit und die Erfahrung der Ausgrenzung und Zerstörung durch Psychiatriegewalt transzendiert hat:

Raum Raum will ich, so viel Raum
um mich unendlich sanft, verletzt zu bewegen;
ich brauche Raum, um zu singen, zu wachsen
zu irren und zu wandern und über den Graben
der göttlichen Weisheit zu springen.
Raum gebt mir Raum
damit ich einen unmenschlichen Schrei ausstoße,
jenen Schrei des Schweigens in all den Jahren
das ich am eigenen Leib erlebt habe.

Von der antiinstitutionellen zur Recoverybewegung

Heute wissen wir, dass etwas, was unmöglich schien – die Schließung der psychiatrischen Anstalten –, durch den Einsatz aller ermöglicht wurde. »Wir wissen jetzt, was getan werden kann«, sagte Franco Basaglia in seinen brasilianischen Konferenzen (Basaglia 2000) . Der nächste Schritt ist, das Paradigma der Psychischen Gesundheit am Recoverykonzept und konsequent an den Menschenrechten zu orientieren.

Das Entstehen der Bewegung der Survivor (Überlebenden), des Empowermentansatzes, die Ausbreitung des Recoverykonzepts seit den 1980er-Jah-

2 Alda Merini (21.3.1931–1.11.2009) war eine italienische Dichterin, Trägerin des Verdienstordens der italienischen Republik, deren Werke mehrfach ausgezeichnet wurden. Sie verbrachte mehrere Jahre ihres Lebens in Kliniken und psychiatrischen Krankenhäusern in Mailand und Turin.

ren gehen mit der Überzeugung einher, dass im Leben jedes einzelnen Menschen, in jedem Moment, eine unerschöpfliche Reserve an Mut, Weisheit und kreativer Lebensenergie besteht. Wenn wir dies heute in Italien praktizieren, so ist das auch ein Resultat des Werks von Franco Basaglia und jener Werte, die die damalige Bewegung verkörperte.

Recoveryorientierung ist eine Weiterentwicklung des Gedankens von Basaglia, der den Menschen und nicht die Diagnose oder »die Krankheit« in den Mittelpunkt gestellt hat. Ein Erbe, mit dem auch heute noch Altlasten und Ängste verbunden sind, die für die unterschiedlichsten Zwecke instrumentalisiert werden: von der Sensationslust der Medien über die Pharmaindustrie bis zur Politik.

In den Netzwerken von Angehörigen und Psychiatrieerfahrenen auf lokaler und nationaler Ebene sowie weltweit, in Tagungen und Seminaren wie in einfachen Begegnungen konkretisiert sich heute der Wunsch nach Innovation und Teilhabe, hier werden Erfahrungen geteilt, die Licht- und Schattenseiten der aktuellen Lage sichtbar machen:

Elena Cerkvenič: »Gegen Mitte der 1990er-Jahre wurde ich zusammen mit meiner Schizophrenie vom psychiatrischen Krankenhaus in München-Haar nach Trieste zu den Diensten für Psychische Gesundheit ›katapultiert‹. Nach langen Jahren der Begleitung auf einem individuellen Behandlungsweg, der auf meine Talente und Rechte fokussierte, ist es meinem persönlichen Engagement und dem der Mitarbeiter*innen der Dienste zu verdanken, wenn ich mich heute als Person, die ich bin, verwirklicht fühle. Ich bin glücklich mit meinem Alltag und meiner Familie, mit meiner Arbeit und glücklich mit meiner Verrücktheit, sodass ich sagen kann, dass ich mit Würde ein erfülltes Leben führe. Es war ein langer Prozess der Veränderung, der schließlich erfolgreich war.«

Andrea Saibene: »Leider gibt es immer noch viele Menschen, die von den Erzählungen guter Praxisbeispiele fasziniert sind, weil sie diese selbst nicht erleben, oder sich erst seit Kurzem als Person wahrgenommen fühlen. So ist es mir passiert, seit mir ein Job angeboten wurde und ich mit der Reduzierung der Medikamente begonnen habe. Vorher kannte ich meine Rechte nicht, ich hatte nie darüber nachgedacht, ich hätte mir nicht vorstellen können, dass man als Patient bestimmte Rechte haben könnte. Ich wurde nie um mein Einverständnis gebeten, nie hatte ich das Gefühl, dass mir zugehört wird. Ich nahm wahr, dass die psychiatrischen Dienste auf sich selbst bezogen und nicht auf die Personen ausgerichtet waren. Es ist eine sehr traurige, sehr schmerzhafte Geschichte, die ich, in dem Glauben, dass es zu meinem Besten war, passiv erlebt habe – um dann, dank der EX-IN-Ausbildung zum Genesungsbegleiter, eine andere Welt aus einer neuen, diversen und spannenden Perspektive zu entdecken: Wir sind alle *Menschen* und wir alle haben in uns die Kraft, die Fähigkeit, die Kompetenz, einen Recoveryweg einzuschlagen. Unsere Stimme sollte gehört werden und unsere Erfahrungen sollten als Bereicherung und nicht als Belästigung wahrgenommen werden.«

Aktive Mitgestaltung

Bis heute ist der Aufbau einer wirklich aktiven sozialen Rolle vom »Unterstützten« zum bewussten Protagonisten des eigenen Behandlungs- und Heilungswegs und der Teilhabe am gesellschaftlichen Leben keine Selbstverständlichkeit. Die jüngsten Richtlinien der WHO zum Aufbau einer gemeindeintegrierten und menschenrechtsbasierten psychischen Gesundheit kollidieren in vieler Hinsicht mit der alltäglichen Realität: der mangelhaften Integration von Menschen mit Behinderungen in die Arbeitswelt, den Langzeit-Wohneinrichtungen, dem Fortbestehen von Formen mechanischer und pharmakologischer Fixierung, dem Mangel an Informationen und Unterstützung bei der Absetzung von Psychopharmaka, der fehlenden Advocacy. Die Teilhabe muss real sein und darf sich nicht, wie so oft, in kurzen Kolloquien, in denen die Nutzer*innen über Entscheidungen informiert werden, erschöpfen. Ein Indiz für wirkliche Partizipation ist, zu überprüfen, ob die Möglichkeit zur effektiven, gleichberechtigten Planung und Koproduktion von Projekten und zur Mitgestaltung der Dienste besteht. Im Bereich der Psychischen Gesundheit sollten insbesondere auch Selbsthilfegruppen sowie frauen- und genderspezifische Angebote, die das Bewusstsein und das Selbstvertrauen der Frauen stärken, gefördert werden. In der Praxis sowohl der Dienste als auch der Genesungsbegleiter*innen ist eine kontinuierliche Reflexion über die Intersektion verschiedener Diskriminierungsfaktoren und sozialer Determinanten der Gesundheit wie Gender, Migrationserfahrungen, sexuelle Orientierung, kultureller und sozialer Hintergrund, Alter unerlässlich.

Qualitative Recherchen und Langzeitstudien haben bewiesen, dass Peersupport und Erfahrungswissen einen wesentlichen Beitrag zur Unterstützung von Genesungsprozessen, in Richtung Autonomie und Würde der Menschen einerseits und andererseits zur Gestaltung von Diensten, die wirklich genesungsorientiert sind, leisten können (Marin & Bon 2012; WHO 2019). Ein Meilenstein auf dem Weg zur Anerkennung der beruflichen Qualifikation im Bereich des Peersupports stellt die Gründung der Italienischen Berufsvereinigung der Expert*innen im Peersupport (AIPESP – Associazione Italiana Persone Esperte in Supporto tra Pari) dar, die am 18. Mai 2024 in Bologna stattfand. Es ist ein weiterer Schritt, der uns der Ausübung des Rechts näherbringt, zu sagen: »Das ist es, was mir guttut und mich gesund macht, und ich kann euch sagen, wie es mit mir zusammen realisiert werden kann.« Allerdings warnen wir davor, Peersupport in einer Zeit starken Mangels an personellen und wirtschaftlichen Ressourcen im öffentlichen Gesundheitswesen, wie wir sie derzeit erleben, als kostengünstige Ressource zu missbrauchen.

Zudem fordern wir, mehr öffentliche Mittel in den sozialen Sektor zu investieren, zur Verringerung der Armut, zum Kampf gegen Arbeitslosigkeit, Marginalisierung, Isolation und Stigmatisierung. Recovery wird durch eine Praxis der »Cura« (Sorge), durch angemessene soziale und sanitäre Unterstützung, durch Inklusion ermöglicht: ein Prozess, der es den Menschen erlaubt, ein erfülltes Leben nach ihren Möglichkeiten zu leben.

In den letzten Jahren haben Erfahrungsexpert*innen zum Teil in Zusammenarbeit mit Mitarbeitenden und Angehörigen bedeutende Beiträge zu dem Konzept Genesung, zu den Richtlinien für recoveryorientierte und menschenrechtsbasierte Dienste und zur Peerbegleitung erarbeitet, auf die wir in der Literaturliste hinweisen.

Für unsere Zukunft vertrauen wir auf den kontinuierlichen Austausch zwischen Menschen mit Erfahrung und Expert*innen im Peersupport. Dieser Wissenstransfer sollte international unter Einbeziehung der kritischen Forschung der »Mad Studies« stattfinden, um das Bewusstsein für den tiefgreifenden Wert von Erfahrungswissen zu erweitern. Dies eröffnet neue Perspektiven auf die Förderung sowohl des persönlichen als auch des sozialen Wachstums sowie auf das Wissen um die konkreten Möglichkeiten nicht invasiver, selbstbestimmter, begleitender und ganzheitlich orientierter Behandlungen und Heilungswege.

Übersetzung: Kirsten Düsberg, Luciana Degano Kieser

Susanna Brunelli, ehemalige Nutzerin der Dienste für Psychische Gesundheit, Erfahrungsexpertin und Peer-Supporter mit EX-IN-Ausbildung, Aktivistin für die Rechte und für das Wachstum von Erfahrenen, lebt in Verona, Venetien.
Eva Campioni, Erfahrungsexpertin und Peer-Supporter EX-IN, Angestellte bei dem Verein Alba, lebt in Pisa, Toskana.
Elena Cerkvenič, Erfahrungsexpertin und Peer supporter, zurzeit Praktikantin im italienischen Kulturzentrum für Frauen in Trieste, lebt in Friaul-Julisch Venetien.
Silvana Hvalič, Erfahrungsexpertin und Peer, Aus- und Fortbildung von Peers und psychiatrisch Tätigen, Dozentin an der Universität Trieste, Friuli Venezia Giulia.
Federica Mangione, Erfahrungsexpertin und Peer-Supporter mit EX-IN-Ausbildung, lebt in Vercelli, Piemont.
Andrea Puecher, Erfahrungsexperte und Peer-Supporter, Präsident der Vereine »Cerchio Fareassieme« und »Parole ritrovate Trentino« (Wiedergefundene Worte Trentino), Trient, Autonome Provinz Trient Südtirol.
Andrea Saibene, Erfahrungsexperte und Peer EX-IN, Erzieher, lebt in Imola, Emilia Romagna.
Costanza Tuor, Tätigkeit als Genesungsbegleiterin (EX-IN), ist von dem Werk Franco Basaglias und Franca Ongaro Basaglias und der Liebe zur Vielfältigkeit des Lebens inspiriert; lebt in Bologna, Emilia Romagna.
Andrea Zanon, Vorstandsmitglied der Berufsvereinigung der italienischen Experten im Peer-Support AIPESP, EX-IN-Ausbildung, ehemals tätig als Peer-Supporter in der Kooperative Scaccomatto Ferrara, lebt in Portogruaro, Venetien.

Literatur

Basaglia, F. (2000) Conferenze Brasiliane. Milano: Raffaello Cortina Editore. Dt. (2002): Die Entscheidung des Psychiaters. Bilanz eines Lebenswerkes. Köln: Psychiatrie Verlag.

Basaglia, F. (Hg.) (1968/1998): L'istituzione negata. Rapporto da un Ospedale Psichiatrico. Milano: Baldini & Castoldi.

Giovinazzi, P. & Puecher, P. (2022): »Psichiatria da protagonisti. Dall'esperienza di utenti e familiari un servizio di salute mentale ideale« [Psychiatrie der Protagonisten. Ein Dienst der Psychischen Gesundheit, ausgehend von den Erfahrungen der Nutzer*innen und Angehörigen konzipiert, d. Ü.]. Trento: Edizioni Centro Studi Erickson S.p.A.

Gruppo Ricerca e Recovery degli utenti e degli operatori dei 4 Centri di Salute Mentale del DSM-Trieste (2014): »*La* Carta della recovery«. I servizi di salute mentale e la guarigione. DSM ASUFC, Trieste. https://www.news-forumsalutementale.it/public/Carta-Recovery-2014.pdf (24.06.2024).

Marin, I. & Bon, S. (2012): Guarire si può. Persone e disturbo mentale« [Genesung ist möglich. Menschen und psychische Störungen, d. Ü.]. Merano: Alphabeta.

Merini, A. (1998): 57 poesie. Torino: Einaudi.

Sconfinamenti Nr. 30, Peer to Peer, Halbjahreszeitschrift für Soziale Studien. Muggia (TS): Editore Duemilauno: Agenzia sociale.

WHO (2019): WHO QualityRights module on transforming services & promoting rights. https://www.who.int/publications/i/item/9789241516815.

Franco Basaglia und die Psychiatrieerfahrenen von Gorizia

Andreas Jung

»Es bleibt uns nur die Möglichkeit, die Verbindung zwischen dem Kranken und seiner Geschichte – die immer die Geschichte von Übergriffen und Gewalt ist – zu hüten und dabei Herkunft und Ursache dieser Übergriffe und dieser Gewalt evident zu machen.«
Franco Basaglia (1973, S. 159)

Der Soziologe Max Weber hat bereits zu Beginn des 20. Jahrhunderts in seiner über das eigene Fach hinaus bekannten *Protestantischen Ethik,* einer Studie und einem Reisebericht über Amerika, den modernen Kapitalismus als »ein stahlhartes Gehäuse der Hörigkeit« bezeichnet. Daraus ergab sich einerseits die Problematik seiner Unentrinnbarkeit sowie andererseits auch die Möglichkeit seines Scheiterns in einer Katastrophe. Viele kritische und emanzipatorische Theorien des 20. Jahrhunderts, auch die, die im Aufbruch der Studierenden und der Protestbewegungen der zweiten Hälfte der 1960er-Jahre eine Rolle spielten, als sich der Kapitalismus auch durch fragwürdige militärische Auseinandersetzungen in einer Krise befand, verweisen auf die Diagnose Webers als möglichen Fluchtpunkt eigenen Denkens. Im Werk Franco Basaglias und der Arbeit seines Teams in der psychiatrischen Anstalt in Gorizia (Görz) und später in Triest sehe ich Verbindungslinien zu der Analyse Webers.

Hintergrund zum Folgenden bilden auch eigene Überlegungen, die ich mit der Expertise einer Schizophreniediagnose als Genesungsbegleiter in Psychiatrie und Sozialpsychiatrie entwickeln kann und die mit Basaglias Projekt, neue Formen der Gemeinschaft experimentell zu erschließen, in Resonanz treten. Hörigkeit, wie sie Max Weber verstand, unterscheidet sich von den Stimmen, denen Menschen in Psychosen ausgeliefert sind, dadurch, dass Stimmenhörer die Chance haben, sie in kreativen sozialen Kontexten zu regulieren. Das erfordert aber, die leisen Zwischentöne zu vernehmen und sie als Ressource für den Genesungsprozess einzusetzen.

Basaglias Arbeitsweise und die heutige Professionalität der Peers

Als Peer mit der in Deutschland üblichen EX-IN-Ausbildung, der auch als Trainer arbeitet und gemeinsam mit einer Fachkollegin den ersten EX-IN-Kurs in Bologna supervidieren durfte, habe ich mir die Aufgabe gestellt, die Arbeit von Basaglia und die seiner Frau in ihrem ersten großen Experiment in der Anstalt von Gorizia danach zu befragen, ob und wie es im Italien der 1960er- und 1970er-Jahre gelingen konnte, praktisches Erfahrungswissen von betroffenen Patientinnen und Patienten – Basaglia nennt sie in Anlehnung an Erving Goffman »Insassen« – zu generieren und in Konzepte einer dringend notwendigen Veränderung der Psychiatrie aufzunehmen. Können zu einem Zeitpunkt, an dem die Menschenrechte nicht nur in der Psychiatrie noch fundamental infrage gestellt werden, Betroffene überhaupt zum Motor von Veränderung werden oder brauchen sie selbst vor allem eine Fürsprache durch andere?

Basaglias Ansatz der antiinstitutionellen Psychiatrie, wie er es in Abgrenzung zur herkömmlichen Institution Psychiatrie und zur Anti-Psychiatrie nennt, die Gefahr läuft, in einer Abwehrhaltung zu verharren, begreift das Gehäuse Psychiatrie als das Ergebnis einer problematischen Institutionalisierung, die maßgeblich durch den Herrschaftsanspruch und die ökonomische Macht einer sozialen Klasse verursacht und manifestiert wird. Sie bedeutet Gewalt gegenüber Menschen, die durch willkürliche Unterbringung zu »Sachen« verdinglicht werden. Dadurch sind sie als Personen keine eigenständigen Akteure mehr, sondern es stößt ihnen von außen etwas zu. Gesellschaftliche Unterdrückung, hervorgerufen durch einen ökonomischen und auch psychischen Prozess der Verarmung, kann aber nur dann verändert oder gar abgeschafft werden, wenn sie vor allem bei den Bedürftigen und Marginalisierten, die in dieser Zeit in den Psychiatrien Europas aufzufinden sind, beginnt.

Von diesem Standpunkt und diesem Anliegen ausgehend, musste die Institution nicht nur negiert, sondern wie der moderne Kapitalismus selbst bis zur Unkenntlichkeit verwandelt werden. Aus nicht mehr »Gehörten« sollten und könnten in diesem Prozess erstmalig freie Bürger und Bürgerinnen werden. Diese erforderliche Transformation war auch gekoppelt an stattfindende Entwicklungen der bürgerlichen Gesellschaft im Westen. Basaglias Projekt war und ist keine Insel.

Die Philosophie, die sich dahinter verbirgt, heißt »Philosophie der Praxis«, da sie selbst auch immer wieder Veränderungen unterliegt. Glaubenssätze und Dogmen sind dabei eher eine Barriere, als dass sie den eigenen Zielen dienlich sind. Einem »organischen Intellektuellen«, der Mitglieder unterschiedlicher Gesellschaftsschichten einbeziehen kann (und wie ihn der italienische Philosoph Antonio Gramsci für eine Praxis der politischen Veränderung fordert), geht es trotz aller notwendigen strategischen Positionierung immer auch um Glaubwürdigkeit, um einen aufrechten Gang also, der in der herkömmlichen Institution Psychiatrie in dieser Zeit eher eine Ausnahme war. Dieses Projekt in Angriff zu nehmen und dabei durch Zivilcourage Zuversicht auszustrahlen, das zeichnete den geborenen Venezianer Basaglia in besonderem Maße aus. Gerade aufgrund seiner eigenen bürgerlichen Herkunft hat sein bedingungsloses Eintreten für die Patient*innen einen bleibenden Eindruck hinterlassen; war doch sein Name mit vielen Hoffnungen verbunden, auch für die Weiterentwicklung einer europäischen Intelligenz.

Liest man Basaglias Schriften, fällt einem sofort die moderne Form seines Arbeitens auf, die auch in der Niederlegung der eigenen Gedanken ihren Ausdruck findet. Dazu gehört in Gestalt ausführlicher Interviews Basaglias Präsenz in der medialen Öffentlichkeit, die er auch außerhalb Italiens nicht scheute. Er war in all den Dingen, die er oft auf unaufdringliche Weise an sich zog, professionell; ein aufgeklärter und aufklärender Intellektueller, der sowohl mit Patient*innen als auch mit Kolleg*innen der in der Psychiatrie tätigen Berufsgruppen das Gespräch suchte. Dadurch entstand Transparenz, man wusste immer, woran man bei ihm war und in welchem Stadium der eigenen Arbeit er sich befand. In wichtigen Publikationen benutzte er die Form des Interviews. So kann man ihn in der modernen Nachfolge Martin Bubers und Ludwig Binswangers also als einen durch den Dialog geprägten Wissenschaftler verstehen, der durch ein aktives Zuhören ebenso präzise Fragen zu stellen vermochte, wie er kluge Antworten zu geben wusste. Dadurch wurde man im Verhältnis zu ihm immer auf Augenhöhe mitgenommen und fühlte sich nie bevormundet. Dieses Selbstverständnis machte ihn vor allem bei Patient*innen glaubwürdig. Vielleicht ist er mit diesen Fähigkeiten so etwas wie ein demokratisches Urgestein.

Die Psychiatrie zum Sprechen bringen

Das konkrete Erfahrungswissen, sowohl das der Betroffenen als auch das eigene, wird von Basaglia in die psychiatrische Arbeit einbezogen und ist durch den direkten Austausch der Beteiligten, die oft zum ersten Mal ihre eigene Geschichte teilen, im Alltag der Klinikkultur präsent. Die erst seit einigen Jahren in Europa bekannte und sich vor allem durch die Betroffenenarbeit etablierende narrative Psychiatrie hat hier ihren Vorläufer. Basaglia gebührt das Verdienst, einer der ersten in seinem Fach gewesen zu sein, der die zu einem Gefängnis erstarrte Psychiatrie mit ihren leidenden Menschen zum Sprechen gebracht hat.

Erst viele Jahre später werden in Deutschland Dorothea Buck und Thomas Bock in der Gestalt der von ihnen so erfolgreich praktizierten Psychoseseminare und Trialoge, die auch außerhalb der Psychiatrie stattfinden, auf diesen Spuren wandeln. Was Dorothea Buck mit dem Italiener verbindet, ohne dass beide sich jemals kennengelernt haben, ist ihre leidvolle Erfahrung mit dem europäischen Faschismus. Basaglia wurde als Mitglied einer antifaschistischen Studentengruppe zeitweise verhaftet und Dorothea Buck wurde in jungen Jahren in der Psychiatrie in Bethel als eine an Psychosen leidende junge Frau zwangssterilisiert.

Die Versammlung der Patientinnen und Patienten

In Gorizia sammelte Basaglia erste Erfahrungen als reformwilliger Klinikdirektor. In den regelmäßig und auch häufig von den Patient*innen abgehaltenen freien Versammlungen in der Therapeutischen Gemeinschaft, in der alle Berufsgruppen der Psychiatrie und auch die Angehörigen die Möglichkeit hatten, sich über ihre Situation in und mit der Institution, aber auch in der Gesellschaft insgesamt auszutauschen, ging es darum, den Veränderungsprozess innerhalb der Abteilungen auch nach außen zu dokumentieren. Wichtig war Basaglia dabei die Erkenntnis, dass der Prozess der Institutionalisierung durch die Anstalten und die Verdinglichung der Beziehungen zu ihren Insassen, die dadurch zu wehrlosen Objekten würden, diesen die Autonomie und Würde raubten. Dadurch aber würden sie zu geschichtslosen Wesen, hätten keinen

Namen mehr und seien im übertragenen Sinne auf eine Nummer reduziert. Jedes Hilfesystem bringt die Subjekte hervor, mit denen es sich selbst erhält.

Die technische Perfektionierung der Behandlung psychisch erkrankter Menschen könnte, so Basaglia, daher nicht zu einer Lösung des Problems der »Geisteskrankheit« führen, sondern der Weg könnte nur über die Miteinbeziehung des Erkrankten selbst gehen, indem ein anderes Verhältnis zu ihm gefunden werden müsste, das seinen Bedürfnissen und Vorstellungen Rechnung trüge und die Notwendigkeit einer Hilfe ohne jegliche Bevormundung einschlösse. Erst wenn die Prägung des Kranken durch die Institution verschwinden würde, ließe sich überhaupt erkennen, was sich hinter der Erkrankung verberge. Auch aus diesem Grund hatten nach Basaglias Auffassung Psychopharmaka für die Patient*innen zwar eine positive Wirkung auf die Symptome der Erkrankung selbst, nicht aber auf die Ursache der Krankheit – daraus jedoch auf eine grundsätzliche Ablehnung von Psychopharmaka zu schließen, wäre falsch, denn Medikamente können zwar nicht heilen, aber sie können zeitlich begrenzt dabei helfen.

Furio und die Zeitschrift *Il Picchio*

Am deutlichsten werden Basaglias Anliegen und sein Vorgehen in der aufgrund der Aktualität von Zwangsbehandlung, Isolierung und Fixierung auch in Deutschland bis heute noch wichtigen Studie *Die negierte Institution oder Die Gemeinschaft der Ausgeschlossenen. Ein Experiment der psychiatrischen Klinik in Görz,* in der er wie in den folgenden Publikationen zwar als Herausgeber fungierte, aber als Person mit seinen Kolleg*innen hinter die Sache selbst zurücktrat. Das psychiatrische Krankenhaus in Gorizia ist in den 1990er-Jahren endgültig geschlossen worden. Heute erwartet uns hier ein offenes gemeindeintegriertes Zentrum für psychische Gesundheit. Das hat allen recht gegeben, die daran mitgewirkt haben.

Besonders eindrucksvoll in Basaglias Bericht ist für Lesende mit einer eigenen psychiatrischen Diagnose das Interview mit Furio, dem Redakteur von *Il Picchio* (»Der Specht«), einem chronisch kranken Patienten, der viele Jahre in der Abteilung in Gorizia gelebt hat (siehe Auszug in diesem Buch). Damit stellt die Zeitschrift bereits 1962 den ersten Versuch dar, die Interessen von

Patient*innen und ihre Formen der Selbstorganisation in all ihrer Gebrochenheit und Unvollkommenheit, aber auch mit all ihrem Widerspruchsgeist gegen eine zutiefst unmenschliche Psychiatrie zu dokumentieren.

Il Picchio erschien drei Jahre lang und wurde erst eingestellt, als die Liberalisierung der Anstalt durch die Therapeutische Gemeinschaft entsprechend weit fortgeschritten war und dadurch eine indirekte Kommunikation über eine Zeitung überflüssig wurde. Furio erweist sich in dem Interview als Chronist einer für die damalige Zeit revolutionären Entwicklung, die er aus der Sicht eines Betroffenen reflektiert, ja fast professionell kommentiert. Es liest sich wie die Auflösung eines unerträglich gewordenen Systems durch ein Experiment, an dem viele mitgewirkt haben, sodass die Entstehung neuer autokratischer Strukturen verhindert wurde. Dabei weist Furio darauf hin, dass der Ausgangspunkt der Veränderung eine wissenschaftliche Überlegung war und nicht ein humanitärer Akt. Diese Überlegung bestand darin, dass sich durch die Institutionalisierung Typen von Patient*innen herausbildeten, deren »Typologie« (der Brave, der Aufsässige etc.) den Blick auf die eigentliche Erkrankung verstellte.

Der Kranke wirkt in seiner Rolle oft wie eine Maschine oder ein Roboter. Die Öffnung der Klinik nach außen führte für viele zunächst zu einem Zustand der Angst. Was Furio hier beschreibt, ist bis heute die Situation derjenigen, die sich nicht trauen, ein Hilfesystem zu verlassen, obwohl es nur noch aus lähmenden Gewohnheitseffekten besteht. »Die Welt da draußen, die gab es doch gar nicht mehr!«, so Furio. Am Beispiel einer Patientin zeigt sich: »Diese Frau hatte zuerst resigniert, aber nur, weil sie von der Außenwelt abgeschnitten war. Als sie dann sah, dass man bereit war, sie wieder aufzunehmen, entstand in ihr auch erneut der Wunsch, wieder entlassen zu werden« (Basaglia 1973, S. 102 f.).

Die Entwicklung der eigenen Genesungsperspektive

Gerade aus diesem Grund spielten die Versammlungen, die von den Patient*innen wie ein wissenschaftliches Kolloquium organisiert wurden, eine wichtige Rolle. Gruppenprozesse halfen, die Ängste entscheidend abzubauen. Menschen begannen, für ihre eigenen Rechte einzutreten, wurden zu Gesprächen ermutigt, lernten, sich zu artikulieren, und begleiteten einander. Die Möglichkeit der erfahrungsbezogenen Bildung durch eine Bibliothek und den *Picchio* spielten gerade in der Phase der Liberalisierung der Klinik eine entscheidende Rolle dabei, Genesung zu fördern.

Als Furio in die Anstalt gebracht wurde, hatte er bereits einen Suizidversuch hinter sich. Das war auch bei einigen seiner Mitpatient*innen vor der Aufnahme in der Klinik der Fall, »einer Anstalt für arme Teufel«, wie er sie nennt. Den meisten von ihnen fehlte jede Perspektive. Durch seine zahlreichen Aktivitäten, die die Liberalisierung der Klinik ermöglichte, entwickelte sich Furio zu einem Fürsprecher der Patientinnen und Patienten. Mit der Öffnung der Klinik musste in seinen Augen vor allem eine Öffnung der Gesellschaft einhergehen, sonst trat der Prozess der Demokratisierung auf der Stelle. Es durfte sich keine Parallelwelt mit weiterer Klinikperspektive entwickeln. Diese Forderung bedeutete aber zunächst einmal, dass die Außenwelt diese Menschen nicht vergessen durfte. Wofür das Projekt in Gorizia stand – und das wird durch die Äußerungen Furios deutlich – ist, dass selbst langjährig hospitalisierte Menschen eine eigene Genesungsperspektive entwickeln konnten. Dadurch wurde aus einem vermeintlich gefährlichen Patienten, den man in der Auffassung des Staates wie eine Sache behandeln musste, ein engagierter Bürger, der damit wieder zum Mitglied einer Zivilgesellschaft wurde. Die größte Schwierigkeit aber bestand darin, die Außenwelt für die Probleme der Geisteskranken so zu sensibilisieren, dass sie sich engagierte.

Furio nimmt bereits genau jene Aufgaben vorweg, die wir heute als Genesungsbegleiter*innen in einer Klinik haben, und er tut dies als Bestandteil eines sehr persönlichen Rollenkonflikts: »Nun sind Sie aber doch schon kein Patient mehr, Therapeut sind Sie auch nicht; folglich ist Ihre Position ein wenig zwiespältig, nicht wahr?« Furio ist eher skeptisch ob seiner Rolle. Er tritt lieber wieder in die Gemeinschaft der Betroffenen zurück, ist ganz Teil des Ganzen, einer sich verändernden Psychiatrie, vor der auch Basaglia selbst zurücktrat.

Der Specht und die Maden

Dem modernen Kapitalismus, der bereits Max Weber, der unter schweren seelischen Krisen litt und über Jahre nichts schrieb, bis zu seinem Ende zusetzte, entkommt nur der Specht – und das ist der Triumph von Furio. Im Wald findet er in der Baumrinde die Nahrung, die er tagtäglich braucht. »An den alten Bäumen hämmert der Specht am meisten«, heißt es lautstark bei Wilhelm Busch. In dicken Brettern, die von Hand gebohrt und zurechtgeschnitten werden, findet sich nämlich bis heute keine Made. Nur »Hinter eines Baumes Rinde, wohnt die Made mit dem Kinde« (Heinz Erhardt). Das scheinbar veraltete Buch von Basaglia *Die negierte Institution* ist in dieser radikalen Bejahung von Diesseitigkeit hochaktuell. Die Lesenden finden hier die Nahrung, nach der sie gesucht haben und die sie dringend brauchen. Mit dem Blick der Patient*innen und dem ihrer Freund*innen gelingt es ihm, die Entwicklung der Psychiatrien als Bestandteil allgemeiner Probleme der Gesellschaft und ihres Gesundheitssystems zu durchschauen und dabei die kritische Rolle des Genesungsbegleiters deutlich zu sehen. Es heißt dort:

> »Wir können zwei Wege einschlagen: Entweder entschließen wir uns, dem Geisteskranken unvoreingenommen zu begegnen, das heißt ohne zu versuchen, die Krankheit, gegen die wir immun bleiben wollen, in ihn zu projizieren, ihn also nur als Problem zu betrachten, das unmittelbar zu unserer Realität gehört und deshalb nicht umgangen werden kann; oder aber wir beeilen uns – worum sich ja unsere Gesellschaft bereits bemüht –, unsere innere Unruhe zu besänftigen, indem wir eine neue Barriere errichten, die den gerade erst überbrückten Graben zwischen uns und ihm vergrößert [...], und bauen unverzüglich ein phantastisch schönes Krankenhaus« (Basaglia 1973, S. 150).

Fast möchte man glauben, dass dieses Buch gerade erst erschienen ist. Und noch eine Äußerung, die Basaglia, weil er sich dieser erzliberalen Tradition zugehörig fühlt, zitiert und die nunmehr fast hundert Jahre alt ist, gibt zu denken.

Im Jahr 1925 schickten französische Künstler ein mit »révolution surréaliste« unterzeichnetes Manifest an die Leiter der Irrenanstalten, das mit folgenden Worten schloss: »Morgen früh, wenn Sie bei der Visite wortlos versuchen, sich mit diesen Menschen zu verständigen, sollten Sie sich daran erinnern und einsehen, dass sie diesen Menschen nur in einem überlegen sind: in der Macht« (ebd., S. 139).

Andreas Jung, Studium der Soziologie, Literaturwissenschaften und Philosophie in Marburg und Frankfurt a. M., EX-IN-Genesungsbegleiter und EX-IN-Trainer in Marburg, Kaufbeuren, Ländernetzwerk Bodensee, Innsbruck und Bozen. Erweiterter Vorstand der DGSP, Trialogisches Wissenschaftsforum Uniklinikum Gießen und Forschungsnetzwerk Wohnungslosigkeit und Gesundheit der Charité (Berlin).

Literatur

Basaglia, F. (Hg.) (1973): Die negierte Institution oder Die Gemeinschaft der Ausgeschlossenen. Ein Experiment der psychiatrischen Klinik in Görz. Frankfurt a. M.: Suhrkamp.

Basaglia, F. (1980): Menschenrechte für die Gulags im Westen. In: *Der Spiegel*, 6. April 1980.

Basaglia, F. & Ontario Basaglia, F. (1980): Befriedungsverbrechen. Über die Dienstbarkeit der Intellektuellen. Frankfurt a. M.: Europäische Verlagsanstalt.

König, M. (2010): Franco Basaglia und das Gesetz 180. Die Auflösung der psychiatrischen Anstalten in Italien 1978. In: Terhoeven, P. (Hg.): Italien, Blicke. Neue Perspektiven der italienischen Geschichte des 19. und 20. Jahrhunderts. Göttingen: Vandenhoeck & Ruprecht S. 209–233.

Tschechov, A. (1976): Die Insel Sachalin. Zürich.

Weber, M. (2010): Die protestantische Ethik und der Geist des Kapitalismus. München: Beck Verlag.

Der Ruf der Angehörigen nach einer demokratischen Psychiatrie

Wie aktuell ist Basaglia?

Gudrun Weissenborn

»Wir wollen keine Revolution, wir wollen die Beziehungen zwischen Menschen radikal verändern« (Hartung 2002, S. 34). Dieses Zitat Basaglias weist auf einen wesentlichen Aspekt psychischer Gesundheit hin: Der Mensch als soziales Wesen, sich zugehörig fühlend zu einer Gesellschaft, einer Gruppe und zu bedeutsamen anderen, anerkannt als Mensch mit und in seinen Grenzen. Ohne die Anerkennung und den Schutz der anderen, der Gesellschaft, ist die psychische Gesundheit ernsthaft in Gefahr.

Das große Verdienst Franco Basaglias war und ist es bis heute, die Menschenwürde als Grundlage psychiatrischen Handelns zu nehmen. Sein Name steht für eine Demokratisierung der Psychiatrie, die sich zunächst in der Begegnung zwischen Arzt und Patient zeigt, die die Gleichheit beider betont.

Diesem Anspruch haben sich auch in Deutschland viele Personen und Organisationen verschrieben und in den 1970er- und 1980er-Jahren Veränderungen angestoßen, die die soziale Dimension psychischer Störungen betonen und sich für eine gemeindepsychiatrische Organisation der Unterstützungsangebote stark gemacht haben. Diese Ansätze trafen auf ein System mit hohem Beharrungsvermögen, das aufgrund historisch gewachsener fragmentierter Strukturen zusätzliche Barrieren beinhaltete.

Inzwischen sind viele Jahre vergangen, die Psychiatrie hat sich verändert, viele innovative Konzepte haben Einzug gefunden und – dennoch – hat sie nichts von ihrem Schrecken verloren: Vorurteile und Diskriminierung gegenüber dem Phänomen der psychischen Erkrankungen sind weiterhin so tief in der Gesellschaft verankert, dass auch Anti-Stigma-Kampagnen bisher keine Abhilfe schaffen konnten.

Angehörige im Dilemma

Manch ein Mensch verliert in einer Krisensituation seine Familie und/oder sein soziales Netzwerk oder aber grenzt sich aktiv von diesem ab. Gleichwohl kann davon ausgegangen werden, dass der weitaus größere Teil der Menschen mit psychischen Krisen und Erkrankungen Unterstützungsleistungen vonseiten des persönlichen sozialen Netzwerks, insbesondere der Familiengehörigen, in Anspruch nimmt bzw. mit, in und von seiner Familie lebt. Die Angehörigen erfahren somit die Auswirkungen der psychischen Krise hautnah, werden ggf. sogar dafür verantwortlich gemacht. Doch auf der Suche nach Unterstützung müssen Angehörige dann bitter feststellen, dass sie nicht die Adressaten des psychiatrischen Gesundheitssystems sind.

Das ist durchaus bemerkenswert, denn es erschließt sich nicht so ohne Weiteres. Welche Strukturen, Prozesse oder mentalen Modelle liegen diesem Handlungsmuster zugrunde? Ist das angemessen? Muss das so bleiben? Können wir uns neue Handlungsmöglichkeiten erarbeiten?

In vielen Studien konnte die hohe Bedeutung nachgewiesen werden, die soziale Beziehungen für die Gesundheit und das Wohlbefinden haben. Das Eingebundensein in soziale Netzwerke sowie die Art und Weise des sozialen Austausches »wird zu so etwas wie einem sozialen Immunsystem, das neben dem individuellen Immunsystem jedes und jeder Einzelnen dabei hilft, Gesundheit zu erhalten und Krankheit besser zu bewältigen« (Weinhold 2011, S. 5). Das bedeutet, »eingebettet zu sein in ein Netzwerk von Familie und Freunden stellt ein Potential dar, das man als eine Stress*ressource* bezeichnen kann, auch dann, wenn es gar nicht zu objektiv hilfreichen Interaktionen kommt. Allein das Gefühl der Zugehörigkeit und die Option, im Krisenfall das Netz mobilisieren zu können, zeigen eine protektive Wirkung« (Leppin & Schwarzer 1997, S. 356).

Somit nehmen soziale Interaktionen Einfluss auf das individuelle Immunsystem und beeinflussen biopsychische Zustände durch die Dämpfung physiologischer Stressreaktionen sowie durch Beeinflussung immunologischer, humoraler und neuronaler Prozesse. Des Weiteren fördern sie psychische Aspekte wie Selbstwertgefühl, Optimismus, bieten Erfahrung von Sicherheit und Angstreduktion. Und sie nehmen direkten Einfluss auf die Problembewältigung und das konkrete Gesundheitshandeln.

Die Bedeutung sozialer Netzwerke für die Gesundheit ist also immens groß, soziale Netzwerke sind wirkmächtig, im Positiven wie im Negativen. Und auch wenn der Mensch der ärgste Widersacher sein kann, so ist er aber auch die wichtigste Ressource für die anderen.

Gerät ein Mensch in eine psychische Krise, dann ist auch das persönliche Umfeld mitbetroffen. Die zwischenmenschlichen Verstörungen bestürzen beide Seiten: Die Balance von Nähe und Distanz, von Intimität und Öffentlichkeit ist verloren gegangen. Das Selbstverständnis des zwischenmenschlichen Miteinanders wird dabei zutiefst erschüttert, die Übernahme von Verantwortung infrage gestellt, das Sich-aufeinander-verlassen-Können einer harten Probe unterzogen.

Das Bewältigungshandeln der Angehörigen ist von verschiedenen Parametern abhängig:

- der Schwere und Dauer der psychischen Krise und ihre sozialen Folgen,
- der Inanspruchnahme von Unterstützungsleistungen des Menschen in psychischer Krise (weniger als 20 Prozent der Menschen mit/in psychischen Krisen befinden sich in psychiatrischer oder psychotherapeutischer Behandlung, siehe DGPPN 2024)
- der Kooperationsfähigkeit der Vertreter*innen des psychiatrischen Versorgungssystems mit den Angehörigen.

Diese Faktoren liegen aber außerhalb des Einflussbereichs der Angehörigen. Hinzu kommen aber noch die personengebundenen Aspekte wie Alter, Beziehungsebene (ob Kind, Geschwister, Partner*in, Eltern, Freund*in, Mitbewohner*in), welche Rolle die Angehörigen im Beziehungsgefüge, auf den Verantwortungsebenen, bei gesellschaftlichen Aufträgen spielen, die Informiertheit jeder einzelnen Person, ihre Ressourcen sowie kulturspezifische Aspekte.

Damit stehen Angehörige vor diversen Dilemmata: Ihre Rolle in der Begleitung eines Menschen mit/in psychischen Krisen ist voller Widersprüchlichkeiten. Sie stehen in der Verlegenheit, Verantwortung für den anderen zu übernehmen, auch wenn sie nicht explizit einen Auftrag erhalten haben und/oder die gesetzlichen Voraussetzungen dazu nicht gegeben sind. Doch ein Innehalten würde unter Umständen an eine unterlassene Hilfeleistung grenzen. Eventuell stehen die gefällten Entscheidungen im Widerspruch zur eigenen Integrität, was das persönliche Dilemma vergrößert. Gleichzeitig ist ein Handeln schon aus Verantwortung für die eigene Person und ggf. Dritte, wie gemeinsame Kinder, gegeben, was zu neuen Schwierigkeiten in der Beziehungsgestaltung führen kann. Andere erleben eine große Hilflosigkeit und ziehen sich zurück. So sind Angehörige Situationen ausgesetzt, in denen ihnen die soziale und moralische Verantwortung zufällt und sie handeln (müssen), ohne dass ihnen eine Rechtsposition zuerkannt würde. Und dies alles ohne umfangreiche und unabhängige Aufklärung.

Dabei ist die Verantwortung, die insbesondere die Familienmitglieder gegenseitig tragen, dringend zu unterscheiden von den Verantwortungsgefühlen, die den Einzelnen oftmals mehr in seinem Handeln beeinflussen, als es zielführend ist, denn Verantwortungsgefühle sind erfahrungsgemäß gepaart mit Angst-, Schuld- oder Schamgefühlen. Diese Unterscheidung ist bedeutsam für die Problemlösung.

Um die Dilemmata zu veranschaulichen, möchte ich drei Themen herausgreifen, die den Beziehungsaspekt der Akteure verdeutlichen und mir, neben anderen, aus der Perspektive der Angehörigen bedeutsam sind: Zeugenschaft, Schweigepflicht und Scham.

Die *Zeugenschaft der Angehörigen* meint eine Zeugenschaft für die Wesensveränderungen der betroffenen Person, und zwar schon zu einem frühen Zeitpunkt und auch von jenen Anteilen, die diese Person vielleicht vor sich und anderen verbergen möchte. Gleichzeitig sind in Belastungs- und Krisensituationen Menschen auf die Hilfe des persönlichen sozialen Netzwerkes angewiesen.

Die Angehörigen fungieren in einer merkwürdigen Doppelrolle: Selbst Seismograf eines (noch) ungeklärten Geschehens, das möglichst nicht öffentlich werden soll, sollen sie sich zugleich als zuverlässige Personen erweisen, um vertrauenswürdig und hilfreich zu sein. Dies macht die Rolle der Angehörigen so hoch ambivalent, und die Zeugenschaft erweist sich somit als ethisches Dilemma.

Es erfordert von allen Seiten viel Sensibilität und Aufmerksamkeit, diese Zeugenschaft nicht zu instrumentalisieren!

Der *Umgang mit der Schweigepflicht* erweist sich als ein weiteres schwieriges Thema. Unbenommen hat die Schweigepflicht mehrere sehr wichtige Funktionen und sie wird von Angehörigen auch gar nicht infrage gestellt! Sie soll die Grundrechte der Person schützen.

Wir müssen allerdings bedenken, dass neue Realitäten geschaffen (Arbeitsplatzverlust, Verlust von Ressourcen, Verlust des sozialen Bezugssystems wie der Familien), neue Barrieren aufgebaut (Verlust von Vertrauen) oder Probleme an Dritte weitergereicht werden: Die Schweigepflicht entwickelt ihre eigene Dynamik, wenn das soziale Umfeld in Anspruch genommen, zugleich aber in seinen Rechtsgütern nicht respektiert und anerkannt wird. Dadurch kollidieren die Grundrechte des Betroffenen mit den Grundrechten der Angehörigen. Dies nimmt entscheidenden Einfluss auf den weiteren Verlauf der Beziehungen, und zwar sowohl der innerfamiliären als auch ggf. der Beziehungen zwischen Angehörigen und Professionellen.

Die beiden ersten Punkte führen uns unweigerlich zur Psychodynamik der *Scham(-gefühle),* die, stark tabuisiert, oftmals gar nicht wahrgenommen wird und sich hinter einer Maske von Aggression, Wut, Trauer, Angst oder auch Schuldgefühlen verbergen kann. Ein erschwerendes wesentliches Merkmal der Scham ist zudem das Sprechverbot, sodass es häufig zu massiven Kommunikationsproblemen kommt.

Um diesen verschiedenen Dilemmata mit Verständnis und auf Augenhöhe zu begegnen, haben sich vor rund dreißig Jahren die Selbsthilfeorganisationen der Angehörigen bundesweit gegründet. Die Selbsthilfe schafft eigene Strukturen zur Entlastung und unterstützt das soziale Netzwerk in Form von Information, Beratung und Schulung.

Dabei geht es in der Selbsthilfebewegung der Menschen mit psychischen Erkrankungen und ihrer Angehörigen in der Regel nicht um therapeutische Techniken, sondern um den Schutz der Grundrechte der von psychischen Krisen betroffenen Personen und sehr oft um die Regelung von Konflikten zwischen ihren Grundrechten und denen der anderen.

Für eine demokratische Psychiatrie

Der Ruf nach einer demokratischen Psychiatrie ist heute noch genauso relevant wie zu Zeiten Basaglias, denn die Selbstbestimmungsrechte des ver-rückten Menschen haben sich nicht vergrößert (Deutsches Institut für Menschenrechte 2021). Nur aufgeklärte Menschen können ihr Selbstbestimmungsrecht ausüben. Entsprechend bedarf es eines barrierefreien und unabhängigen Zugangs zu Informationen, in dem die demokratischen Prinzipien vermittelt und die Möglichkeiten und Grenzen des psychosozialen Versorgungssystems ausgelotet werden.

Dieses demokratische Prinzip steht auch dem sozialen Netzwerk zu, denn der Mensch ist keine Insel. Als soziales Wesen beteiligt er sich an verschiedenen Beziehungsrealitäten, auf die er Einfluss nimmt und die auf ihn Einfluss nehmen. Persönliche soziale Netzwerke stellen dabei einen zentralen Teil unserer Lebenswelten dar. In psychischen Krisen wird diese gegenseitige Bezugnahme besonders relevant, schließlich ist sozialer Rückhalt als ein Bestandteil des alltäglichen Bewältigungsprozesses zu sehen und persönliche soziale Netzwerke sind demnach von ausschlaggebender Bedeutung für eine Genesung.

Um diesen Grundrechten nachzukommen, braucht es frühzeitige Interventionsmöglichkeiten, bevor der sich in der Krise befindliche Mensch ein »Fall« wird. Denn erst die hochschwelligen Zugangskriterien zu Unterstützungsleistungen machen aus den Menschen mit psychischen Krisen »Patienten« und »Angehörige«. Doch bis dahin sind schon Wochen und Monate der Eskalation erlebt worden, die das gesamte soziale Netzwerk an den Rand der Belastbarkeit gebracht haben. Um dem Stigma einer psychischen Erkrankung entgegenzutreten, braucht es Unterstützungsangebote auch unabhängig von einer Diagnosestellung.

In Anbetracht dessen gilt für einen gelingenden Umgang mit psychischen Krisen, dass sich das psychosoziale Versorgungssystem nicht allein auf das Individuum konzentriert, sondern den Dialog mit allen Beteiligten pflegt, mit ihnen interagiert sowie sich selbst als Teil des Netzwerks erkennt. Hilfreich dafür sind Netzwerkgespräche (Open Dialogue), die im Rahmen einer Intervention die Allparteilichkeit gewährleisten.

Dieser menschenwürdige Umgang würde den Prozess der Entstigmatisierung fördern. Und wir würden damit einen gesellschaftlichen Wandel in Gang setzen, indem wir das persönliche soziale Netzwerk eines von psychischen Krisen betroffenen Menschen als kleinste gesellschaftliche Einheit wahr- und ernst nehmen. Denn Frieden und Freiheit fangen in der Familie an. Die Aufgabe liegt darin, die natürlichen und gewählten Beziehungen zu stärken, allen Beteiligten ihre Selbst- und Mitbestimmungsrechte anzuerkennen und dabei die gegenseitigen Grenzen abzuwägen und zu schützen. Hierfür braucht es Vertrauen als Basis von Beziehungen und selbstverständlich als Basis von Kooperation.

Wollen wir die psychische Gesundheit fördern, braucht es radikale Veränderungen der Beziehungen. Somit ist Basaglias Impuls aus dem Anfangszitat heute so aktuell wie vor fünfzig Jahren.

Gudrun Weissenborn, Dipl.-Rehabilitationspädagogin, Projektleitung im Landesverband der Angehörigen psychisch erkrankter Menschen in Berlin e. V. (ApK Berlin). Projektleitung der Recoveryseminare für Angehörige sowie der Qualifizierung Angehöriger zu Peer-Beraterinnen und -Beratern im ApK LV Berlin e. V., Referentin in der Fachweiterbildung Psychiatrie; Beisitzerin im Vorstand der Aktion psychisch Kranke e. V., Beiratsmitglied im DZPG Berlin/Potsdam. Kontakt: weissenborn@apk-berlin.de

Literatur

Deutsches Institut für Menschenrechte / Monitoring-Stelle UN-Behindertenrechtskonvention (2021): Empfehlung zur Umsetzung der UN-BRK in der 20. Wahlperiode (2021–2025). https://www.institut-fuer-menschenrechte.de/publikationen/detail/empfehlungen-zur-umsetzung-der-un-behindertenrechtskonvention-in-der-20-wahlperiode-2021-2025 (29.02.2024).

DGPPN (2018): Dossier Psychische Erkrankungen in Deutschland: Schwerpunkt Versorgung. https://www.dgppn.de/publikationen/dossier.html (15.02.2024).

Hartung, K. (2002): Vorwort. In: Basaglia, F.: Die Entscheidung des Psychiaters. Bilanz eines Lebenswerkes. Bonn: Psychiatrie-Verlag, S. 9 ff.

Leppin, A. & Schwarzer, R. (1997): Sozialer Rückhalt, Krankheit und Gesundheitsverhalten. In: Schwarzer, R. (Hg.): Gesundheitspsychologie. Göttingen: Hogrefe, S. 349–373.

Weinhold, K. (2011): Soziale Netzwerke und deren Einfluss auf die Gesundheit. In: *impu!se für Gesundheitsförderung, 73*, S. 5. https://www.gesundheit-nds-hb.de/impulse (15.02.2024).

Die Bewegung der Familienangehörigen in Italien und Franco Basaglias Denken und Wirken

Gisella Trincas

Bis zum Mai 1974 kannte ich die Welt der Anstaltspsychiatrie nicht. Damals wurde meine ein Jahr ältere Schwester aus der neurologischen Abteilung des »Allgemeinkrankenhauses« von Cagliari – einen Tag nachdem sie dort freiwillig aufgrund einer schweren Krise aufgenommen worden war – per Zwangseinweisung in das psychiatrische Krankenhaus »Villa Clara« in Cagliari verlegt. Sie war zu dem Zeitpunkt 23 Jahre alt und im achten Monat schwanger. Auf diese erste Unterbringung, die einige Tage dauerte, folgten weitere, immer für kurze Zeiträume, bis Dezember 1980. Diese ersten und die darauffolgenden stark traumatisierenden Erfahrungen haben ihr ganzes Leben gezeichnet und auch mich und das Leben meiner Familie geprägt und beeinflusst.

An diesem Ort, dem psychiatrischen Krankenhaus, gab es nichts, was der Gesundheit hätte dienlich sein können, nichts Normales, nichts Therapeutisches. Er vermittelte sicherlich nicht die Vorstellung von einem Ort, an dem meine Schwester ihre Krisen überwinden können würde, sondern es erschien eher so, dass sie dort völlig den Verstand verlieren würde.

Ich kannte zu der Zeit weder Franco Basaglia noch die von ihm inspirierte Bewegung. Mir war aber sofort klar, dass die Anstalt nicht die Antwort auf menschliches Leid sein konnte. Sie konnte meiner Schwester in keiner Weise dabei helfen, ihr Gleichgewicht wiederzufinden.

Gemäß dem Gesetz 180 durfte ab dem 1. Januar 1981 niemand mehr in die psychiatrischen Krankenhäuser aufgenommen werden. Die zuständigen Abteilungen in den Allgemeinkrankenhäusern (SPDC – Servizi Psichiatrici di Diagnosi e Cura / Psychiatrische Akutstation) waren den »Irrenanstalten« ähnlich: die gleiche Praxis, die gleiche Missachtung der Menschenrechte, der gleiche Gestank.

Wenn eine neue Krise ausbrach, war meine Familie jedes Mal damit allein konfrontiert und suchte sich von Zeit zu Zeit Zufluchtsorte, um die Notsituation abzufedern. Hunderttausende italienische Familien befanden sich in der gleichen dramatischen Situation, mit den entsprechenden Auswirkungen auf das Leben aller Familienangehörigen, vor allem der Kinder.

Suche nach Auswegen

In den Jahren unmittelbar nach dem Inkrafttreten des Gesetzes 180 von 1978 war die einzige Antwort auf »eine Krise« eine stationäre Akutbehandlung in den psychiatrischen Abteilungen der Allgemeinkrankenhäuser oder in privaten psychiatrischen Kliniken. Deshalb begann ich ab Anfang der 1980er-Jahre mit der verzweifelten Suche nach einer Lösung, die es meiner Schwester ermöglicht hätte, aus ihrem Zustand extremen Leidens herauszukommen und uns ein etwas friedvolleres Leben zu ermöglichen. Ähnlich ging es zu der Zeit Tausenden von Familienangehörigen.

Das Gesetz 180 zur Psychiatriereform, das uns von der Irrenanstalt befreien und den Menschen mit einer psychischen Erkrankung menschliche Würde und ein selbstbestimmtes Leben ermöglichen sollte, war nur in wenigen Regionen zu finden, in denen schon vor der Verabschiedung des Gesetzes mit dem Aufbau gemeindenaher Dienste für psychische Gesundheit begonnen worden war, wie zum Beispiel in Triest. Aber vielerorts wurde es völlig missachtet: Überall in Italien musste man sich persönlich stark engagieren, um die Umsetzung des Gesetzes einzufordern.

In diesen Jahren waren Franco Basaglias Schriften von unschätzbarem Wert, insbesondere *Die negierte Institution und Befriedigungsverbrechen. Über die Dienstbarkeit der Intellektuellen.* Die dringende Notwendigkeit radikaler Veränderungen hatte mich wissenshungrig werden lassen. Ich wollte verstehen, was »die psychische Krankheit« war, wie sie entstand und was ihre Ursachen waren, wie man sie bewältigen und überwinden könnte. Diese Schriften haben mir einen neuen Horizont eröffnet.

Nach einigen Jahren der Recherche in ganz Italien gründete ich 1986 in meiner Region, Sardinien, den ersten Verband der Familienangehörigen und der Menschen mit psychischen Problemen: »Associazione Sarda per l'Attuazione della Riforma Psichatrica« (Sardischer Verein für die Umsetzung der Psychiatriereform). Im selben Jahr, nach einem Treffen mit Maria Grazia Giannichedda (Präsidentin des »Verbandes Franca e Franco Basaglia«) in Cagliari, nahm ich an der Gründung des Dachverbands der Angehörigenvereine teil, die in diesen Jahren in verschiedenen Regionen Italiens entstanden waren, um das Gesetz 180 zu verteidigen und dessen konkrete Implementierung zu erreichen. Maria Grazia Giannichedda und Franca Ongaro Basaglia, Senatorin und Mitglied des Senatsausschusses für Gesundheit, waren aktiv und maßgeblich an dem Projekt beteiligt.

Dank ihres außerordentlichen und unermüdlichen Einsatzes wurden in jenen Jahren von unseren Verbänden sowohl auf regionaler als auch auf nationaler Ebene unzählige Aktivitäten realisiert: Öffentlichkeits- und Pressearbeit, um die unmenschlichen Lebensbedingungen in den psychiatrischen Krankenhäusern und forensischen Anstalten anzuprangern; Treffen mit den parlamentarischen Ausschüssen; kulturelle Veranstaltungen, um die Bevölkerung zu sensibilisieren und sie über die Notwendigkeit der Auflösung der Anstalten, über die Alternative zur Internierung und Vernachlässigung sowie über den Aufbau der gemeindeintegrierten Dienste der psychischen Gesundheit zu informieren; Organisation der Unterstützung für die Familien- und Angehörigenverbände, der sozialen Kooperativen sowie der Protestaktionen gegen all die Gesetzesvorschläge, die im Parlament vorgebracht wurden, um das Gesetz 180 rückgängig zu machen.

Im Jahr 1991 realisierten wir zusammen mit Maria Grazia Giannichedda und Franca Ongaro Basaglia und vielen Verbänden aus ganz Italien die erste internationale Konferenz der Vereine der Familienangehörigen und Nutzer*innen in Rom. Mein Eröffnungsvortrag mit dem Titel *Eine Normalität für uns, doch nicht um den Preis ihrer Internierung* prangerte das Chaos an, das durch die seit 13 Jahren anhaltende Stagnation und die Verzögerung der Umsetzung der Gesetzesreform entstanden war und das wir am eigenen Leib durchlebten. Auf nationaler Ebene fehlten ein Plan, ein Programm und die entsprechende Finanzierung (und Realisierung) alternativer gemeindepsychiatrischer Einrichtungen, um den *(immer noch)* vielen hospitalisierten Menschen die Entlassung zu ermöglichen und allen hilfebedürftigen Bürger*innen eine adäquate, menschenwürdige und respektvolle Behandlung in Zentren für Psychische Gesundheit in ihrem jeweiligen Territorium zu garantieren.

In den zwei Konferenztagen beschlossen wir, unserer Bewegung ein Statut zu geben und den »Nationalen Verband der Vereine für Psychische Gesundheit« (Unione Nazionale delle Associazioni per la Salute Mentale – UNASaM) zu gründen.

1993 hatte UNASaM ihren offiziellen Start als nationale ehrenamtliche und gemeinnützige Organisation (www.unasam.it) und wurde Mitglied der Europäischen Föderation EUFAMI (European Federation of Associations of Families of People with Mental Illness).

Die UNASaM setzte sich unter anderem folgende Ziele:

- die endgültige Schließung aller psychiatrischen und forensischen Krankenhäuser
- die flächendeckende Einführung der Gemeindezentren für Psychische Gesundheit, die 24 Stunden an 7 Tage geöffnet sind
- das Verbot der Anwendung von Zwang und von Praktiken, die die Menschenwürde verletzen
- die volle Anerkennung der Bürgerrechte der Menschen, die mit psychischen Störungen leben, die die gleiche Verantwortung und die gleichen Rechte haben wie alle anderen Bürgerinnen und Bürger auch
- die Implementierung von Behandlungsansätzen, die auf Recovery und auf die gesellschaftliche Teilhabe und Emanzipation ausgerichtet sind

Es begann eine neue Phase des Engagements und des Kampfes, in der sich die Angehörigen und deren Vereine mehr Wissen und Kenntnisse aneigneten, die nötig waren, um gute von schlechten Praktiken unterscheiden zu können. Wir beschlossen, die neuen Dienste in Triest, die sich an Franco Basaglias Wirken und Denken orientierten, aus eigener Anschauung kennenzulernen. Im Jahre 2000 organisierten wir dank der Unterstützung Franco Rotellis und Giuseppe Dell'Acquas vom Triester Department für Psychische Gesundheit die erste nationale Fortbildungsveranstaltung, an der Entscheidungsträger und Aktivisten der Angehörigenvereine aller Regionen Italiens teilnahmen. Diese Tage trugen wesentlich dazu bei, die Unterschiede zwischen der Arbeitsweise der an den Grundprinzipien der Reformgesetzgebung orientierten Zentren für Psychische Gesundheit und dem Großteil der psychiatrischen Dienste Italiens zu verstehen, die nicht im Einklang mit der Gesetzgebung arbeiteten.

Der Besuch der Zentren für Psychische Gesundheit in Triest, der psychiatrischen Akutstation am Allgemeinkrankenhaus mit ihren offenen Türen, der Wohnprojekte und sozialen Kooperativen, der Ateliers und Werkstätten, des

Radiosenders, des Cafés und Restaurants *Posto delle Fragole* (»Wo die Erdbeeren stehen«) und des Hotels, die Beobachtung der Arbeit sowie der Haltung der Mitarbeitenden, ihrer menschlichen Beziehung zu den Menschen, die die Dienste nutzen und denen sie auf Augenhöhe begegneten, hinterließen einen tiefen Eindruck. In diesem Klima des gleichberechtigten Miteinanders und der Teilhabe wurde allen klar, was Franco Basaglia meinte, als er sagte, man müsse »die Krankheit in Klammern setzen, um sich der Person zuzuwenden«. Es folgten weitere Fortbildungstagungen nicht nur in Triest, sondern auch in anderen italienischen Städten, mit einer stets wachsenden Zahl von Familienangehörigen und Nutzer*innen.

Wir erlangten die Gewissheit, dass es möglich ist, die unterschiedlichen Schwierigkeiten zu überwinden, die mit einer »psychischen Erkrankung« verbunden sind, und lernten, dass sie jede und jeden in einer besonderen Phase des eigenen Lebens treffen kann. Wir lernten, dass die Lösung nicht darin bestehen konnte, die Menschen zu internieren, aus dem eigenen Lebenszusammenhang herauszureißen, sie auszugrenzen, sie zu vernachlässigen und sie durch gewaltsame Praktiken, die als Therapie ausgegeben werden, zu erniedrigen und zu zerstören. Lernten, dass man gegen die Vorurteile (Gefährlichkeit und Unheilbarkeit) und gegen das in der Gesellschaft, in den Institutionen und in der Psychiatrie sehr verbreitete Stigma vorgehen musste. Dass es möglich war, sich um die Menschen zu kümmern und gleichzeitig ihre Subjektivität zu respektieren, ohne dass sie darum das eigene Leben aufgeben müssen.

Franco Basaglia hat uns ein enormes Erbe hinterlassen: ein Denken und eine Praxis sowie konkrete Aktionen gegen eine repressive und gewalttätige Psychiatrie, die nicht den Menschen mit seinen Bedürfnissen und seiner Verletzlichkeit in den Mittelpunkt stellt. Diese Art von Psychiatrie war und ist an den Symptomen, der Krankheit, der Kontrolle und Verwahrung interessiert und setzt alle ihr heute zur Verfügung stehenden Mittel dafür ein: den massiven Einsatz von Pharmaka, Fixierung und Elektroschocks sowie die Institutionalisierung bzw. Hospitalisierung.

Die Menschen sind nicht ihre Krankheit und nicht die Diagnose, die ihnen gestellt wird. Sie haben eine Geschichte, die nach Sinnhaftigkeit untersucht werden muss, Lebenskontexte, die erkannt werden müssen, Träume und Bedürfnisse, die man berücksichtigen muss. Dieses Verständnis will UNASaM auch heute noch mit ihren Forderungen voranbringen.

Gravierende Ungleichheiten

Mit dem Ende der psychiatrischen Anstalten, das erst zwanzig Jahre nach Verabschiedung des Reformgesetzes 180 in Italien verwirklicht wurde, ist allerdings weder der Prozess der Humanisierung der Behandlung in der Psychiatrie abgeschlossen noch die Institutionalisierung vollständig überwunden worden.

Vor allem in den letzten 15 Jahren hat die Politik der verschiedenen Regierungen in unserem Land zu gravierenden Ungleichheiten und Ungerechtigkeiten geführt. Aus rein wirtschaftlichen Gründen und aufgrund einer Vision, die sicherlich nicht in der Tradition Basaglias steht, wurden im Laufe der Jahre die lokalen Gesundheitsbehörden und die Departments für Psychische Gesundheit »rationalisiert« und zusammengelegt, was schwerwiegende Auswirkungen auf die Versorgung auf der lokalen Ebene hatte. Die für die Pflichtversorgung zuständigen Zentren für Psychische Gesundheit sind im ganzen Land zahlenmäßig geschrumpft und die numerischen Grenzen der jeweiligen Einzugsgebiete wurden überschritten. Dies führt zu enormen Problemen und Schwierigkeiten sowohl für die Menschen, die sich an die Dienste wenden, als auch für das Personal, da die Dienste nicht mehr dazu in der Lage sind, die Qualität der Versorgung und die therapeutische Kontinuität zu garantieren und zeitnah (rechtzeitig) wirksame Behandlungs- und Betreuungswege anzubieten.

Durch die Regionalisierung haben sich in Italien zwanzig verschiedene Gesundheitssysteme herausgebildet. Hinsichtlich des Zugangs zu den Versorgungsangeboten und Behandlungen sowie ihrer Qualität hat dies zu enormen Disparitäten für die Bürgerinnen und Bürger der verschiedenen Regionen und innerhalb der einzelnen Regionen geführt. Im Laufe der Jahre wurde der Personalbestand gekürzt, sodass die Gesundheitsunternehmen nicht imstande sind, die Grundversorgung in den Bereichen Prävention, Behandlung, psychosoziale Rehabilitation zu gewährleisten. Es mangelt an Fachkräften wie Psycholog*innen, Pädagog*innen und Sozialarbeiter*innen, aber auch an Psychiater*innen und Fachpflegekräften.

Eine große Anzahl von Menschen verbringen lang andauernde Aufenthalte in Privatkliniken oder in den vielen betreuten Wohngruppen. Vielerorts fehlen therapeutische Behandlungsansätze, die auf Recovery, soziale

Emanzipation und ein selbstbestimmtes Leben ausgerichtet sind. Es fehlen auch adäquate Unterstützungsangebote für Familienangehörige der Menschen mit psychischem Leiden. Und es braucht mehr Forschung und Daten, um die Arbeit und die Leistungen der Dienste und deren Auswirkungen auf die Lebensqualität von Menschen mit psychischen Leiden und deren Familien zu untersuchen und zu evaluieren. Schließlich muss auch viel auf dem Feld der Anti-Stigma-Arbeit und der Vorurteile gegenüber Menschen mit psychischer Beeinträchtigung geleistet werden, die nämlich immer noch fest in unserer Gesellschaft verankert sind.

Es wurde viel getan, aber viel ist noch zu tun

Unsere Vereine, denen nicht nur Familienangehörige, sondern auch Menschen mit psychischem Leiden angehören, die eine aktive Rolle in den Initiativen übernehmen, sind heute in 18 von 20 Regionen Italiens aktiv. Aus unserer Perspektive sind wir mit den Schwierigkeiten eines Systems konfrontiert, das sich mit der vollständigen Implementierung unseres Reformgesetzes 180 schwertut.

Nicht überall, aber in vielen Diensten verletzt die gängige Praxis die Menschenwürde der Personen: Zwang, Kontrolle, Bevormundung, Infantilisierung und die mangelnde Anerkennung der Bürgerrechte. In vielen Diensten ist immer noch die einseitige Sichtweise der alten biologistischen Psychiatrie verwurzelt, die die Biologie als Ursache der psychischen Störungen ansieht und von Krankheitsverläufen und pharmakologischen Behandlungen ausgeht, die das ganze Leben über andauern. Dennoch behaupten sich die territorialen gemeindeintegrierten Dienste der Psychischen Gesundheit, die eine hervorragende Arbeit leisten und als Best-Practice-Beispiele auf dem Gebiet der menschenrechts- und recoveryorientierten Dienste auch international Anerkennung finden.

Es ist unserer Ansicht nach dringend erforderlich, dass der Staat dem öffentlichen Gesundheitsdienst adäquate finanzielle und personelle Ressourcen zur Verfügung stellt, um landesweit flächendeckend offene, gemeindeintegrierte und recoveryorientierte Dienste für psychische Gesundheit zu garantieren, die ganzjährig jeden Tag geöffnet sind, im Territorium und innerhalb der verschiedenen sozialen Dienste vernetzt arbeiten, die gemeinsam abgestimmte individuelle therapeutische Projekte und Genesungswege anbieten. Soziale, wirtschaftliche und politische Faktoren sollten berücksichtigt werden, da diese unsere Gesundheit und unser Wohlbefinden (Einkommen, Bildung, Umgebung, Frieden) beeinflussen.

Alternativen zur Institutionalisierung sollten in Form von Unterstützung für ein selbstbestimmtes Leben in der eigenen Wohnung sowie, falls notwendig, in kleinen betreuten Wohngemeinschaften und nur für die Dauer, die nötig ist, angeboten werden. Zudem müssen betroffene Familienangehörige effektiv unterstützt und entlastet werden.

Der Staat und die regionalen Regierungen müssen den Interessenvertreter*innen Gehör schenken, die demokratische Auseinandersetzung muss auf allen Ebenen reaktiviert werden. Es müssen neue Interventionspläne entworfen werden, die die regionalen Ungleichheiten abbauen und sich im Einklang mit den Werten und Grundsätzen des Gesetzes 180 der Achtung der Menschenwürde und des Rechtes auf Freiheit verpflichtet sehen.

Franco Basaglia hat mit seinem konkreten und radikalen Handeln die Institution der psychiatrischen Anstalt sowie ihre schrecklichen Praktiken infrage gestellt und damit dem erkrankten Menschen Subjektivität, Rechte und Verantwortung zurückerstattet. Es war ihm bewusst, dass es nicht genügen würde, die Mauern einzureißen, sondern dass es notwendig war, das Denken, den Geist und das Herz zu öffnen und die gesamte Gesellschaft zur Teilhabe und Verantwortung aufzurufen. Wir fühlen uns als loyale Hüter seines großen Erbes.

Übersetzung: Luciana Degano Kieser, Alessandro Kieser, Kirsten Maria Düsberg

Gisella Trincas hat als Angehörige einer Person mit psychischem Leiden 1986 den Sardischen Verein für die Umsetzung der Psychiatriereform (www.asarp.it) gegründet, deren Präsidentin sie ist. Mitbegründerin und Präsidentin des italienischen Dachverbandes der Vereine für Psychische Gesundheit, die die Werte und Prinzipien der Psychiatriereform des Gesetzes 180/1978 vertreten (l'Unione Nazionale delle Associazioni per la Salute Mentale, www.unasam.it).

WHO-Guidance und die negierte Institution

Triest als Good-Practice-Beispiel für die psychiatrische Versorgung

Martin Zinkler

»Es geht um eine grundlegende Infragestellung der im Namen von ärztlicher Behandlung und Therapie begangenen Verletzungen und Missachtung der Bürgerrechte sowie um die Überprüfung der wissenschaftlichen Modelle, die auf der Objektivierung des Körpers sowie auf der Delegierung der Verantwortung an das Fachpersonal beruhen […]«
Franca Ongaro Basaglia (im vorliegenden Buch)

Die Weltgesundheitsorganisation (WHO) und die Vereinten Nationen (UN) haben sich in Leitlinien für die gemeindepsychiatrischen Dienste (WHO 2021) und die Psychiatriegesetzgebung (WHO & UN 2023) klar für eine Transformation hin zu einer menschenrechtlich basierten, personenzentrierten, gemeindebasierten und recoveryorientierten Versorgung ausgesprochen. Sie folgen damit der Auslegung der Konvention über die Rechte von Menschen mit Behinderungen (UN 2006) durch den Fachausschuss der Vereinten Nationen über die Rechte von Menschen mit Behinderungen (UN 2014).

Konkret sind damit gemeint:

- das Verbot von Zwangsmaßnahmen jeder Art – Zwangsunterbringungen ebenso wie chemische, physische und mechanische Zwangsmaßnahmen;
- das Verbot ersetzender Entscheidungen, zum Beispiel durch Systeme der rechtlichen Betreuung (»Guardianship«);
- die unbedingte Beachtung des Willens und der Präferenzen der Betroffenen hinsichtlich der Behandlung und Unterstützung;
- die Verortung der Dienste in der Gemeinde, und zwar zur Alltagsunterstützung, zur Krisenbewältigung und zur Behandlung;

- die Unterstützung durch Peers, also Personen mit gelebter Erfahrung als Betroffene oder Angehörige sowie
- die Ausrichtung der Unterstützung an den Zielen der Betroffenen.

Dabei wurde die bisherige Orientierung der psychiatrischen Dienste an einem biomedizinischen Modell als wesentliches Hindernis für die Transformation und die Achtung der Menschenrechte identifiziert (WHO 2021, S. 3, 182, 197, 200). Bei genauem Hinsehen sind die Kritik am biomedizinischen Modell, die damit verbundene Missachtung der Menschenrechte, die Kritik an der Objektivierung der Person und der Definition von Behandlung und Genesung durch Fachpersonal bereits im eingangs zitierten Satz von Franca Ongaro Basaglia enthalten.

In den WHO-Leitlinien von 2021 werden 28 Dienste aus der ganzen Welt vorgestellt, die sich den vier genannten Grundsätzen verschrieben haben und konkrete Schritte unternehmen, diese zu erreichen. Die von Franco Basaglia und seiner Equipe aufgebauten und ständig weiterentwickelten Dienste in Triest wurden als vorbildliches Netzwerk einer gemeindepsychiatrischen Versorgung aufgenommen (WHO, 2021, S. 165 ff.).

In der Stadt Triest mit rund 240.000 Einwohnern arbeiten vier gemeindepsychiatrische Teams mit jeweils 20–22 Krankenschwestern/-pflegern und Hilfskräften (»Operatore tecnico ausiliario«) sowie zusätzlich Sozialarbeiter*innen, Psycholog*innen, Rehabilitationsspezialist*innen und Psychiater*innen. Diese Teams arbeiten 24 Stunden an sieben Tagen pro Woche und sind auch nachts mit jeweils zwei Mitarbeitenden besetzt.

Die rasche Bearbeitung von Krisen resultiert in sehr wenigen stationären Aufnahmen. Personen, die zu Hause nicht unterstützt werden können, werden im Zentrum für Psychische Gesundheit aufgenommen. Gemeinsame Entscheidungsfindung und das Angebot anschließender und auch längerfristiger Unterstützung verhindern oftmals unfreiwillige Interventionen.

Die Teams bieten ambulante, aufsuchende, tagesklinische und stationäre Unterstützung, Behandlung und Rehabilitation. Für die Stadt Triest gibt es gerade einmal sechs stationäre Behandlungsplätze im Krankenhaus, die hauptsächlich für nachts eintretende Notfälle genutzt werden. Meist bleiben die Patienten weniger als 24 Stunden dort und setzen die Behandlung dann beim jeweils zuständigen gemeindepsychiatrischen Team fort. So wird eine therapeutische Kontinuität gewährleistet. Die gemeindepsychiatrischen Teams wiederum sind mit einer ganzen Reihe von kommunalen und gemeinnützigen Organisationen vernetzt: soziale Kooperativen, ehrenamtliches Engagement sowie Initiativen von Peers (Angehörigen und Betroffenen).

Zwangsmaßnahmen im Hilfssystem

Die Grundsätze der stationären Behandlung in den gemeindepsychiatrischen Zentren und im Krankenhaus sind offene Türen und kein Zwang (»open doors and no-restraint«). Im Jahr 2019 lag die Rate an unfreiwilligen Behandlungen in Triest bei 8,1 auf 100.000 Einwohner*innen – eine der niedrigsten Raten in Italien (im Schnitt bei 11/100.000; WHO 2022). Italien wiederum hat die niedrigste Rate an unfreiwilligen Behandlungen im gesamten Europa (Carpiniello 2022).

Franco Basaglia hat die Dialektik zwischen Anerkennung der Person und der Rolle des Arztes so beschrieben:

> »[…] wenn der Kranke fragt, wann er nach Hause entlassen wird, muss der Arzt in einen Dialog mit ihm eintreten. In diesem Dialog gibt es nicht länger Subjekt und Objekt, sondern zwei Menschen, die zu Subjekten geworden sind. Wenn wir diese Logik des Widerspruchs zwischen zwei Menschen nicht akzeptieren, sollten wir lieber Bananen verkaufen, als Ärzte sein« (Basaglia 2002, S. 153).

Die Psychiatrie in Triest und in Italien insgesamt arbeitet nicht zwangsfrei; sie hat aber bei den Anstrengungen in diese Richtung seit den Reformen Basaglias bedeutende Fortschritte erzielt, die bei Außenstehenden immer noch Erstaunen und Ungläubigkeit hervorrufen.

Auch andere Parameter der Service-Evaluation sprechen für die hohe Wirksamkeit der Triester Dienste. Beispielsweise ging in Triest die Suizidrate von 25/100.000 Einwohner*innen im Jahr 1994 auf 13/100.000 Einwohner*innen 2015 zurück. Die Anzahl der Personen, die von den Diensten behandelt werden, hat sich in den letzten vierzig Jahren vervierfacht (1.180 vs. 4.800 Personen/Jahr; WHO 2021).

Die Reformen von Basaglia und seiner Equipe in Gorizia und Triest begannen mit Veränderungen in der Anstalt und mündeten in die Auflösung der Institutionen. Personelle und finanzielle Ressourcen wurden damit für die gemeindepsychiatrischen Dienste frei. Institutionelles Denken und Handeln konnten einer personenzentrierten Haltung weichen. Die menschenrechtliche Situation besserte sich wesentlich und die Orientierung an neueren Konzepten wie Recovery und Empowerment konnte vergleichsweise mühelos gelingen – während sie andernorts an institutionellen Gesetzmäßigkeiten scheiterte.

Man könnte also sagen, dass Basaglia und seine Equipe recht behalten haben: Ohne eine Negierung der Institution und eine Abkehr vom biomedizinischen Modell kann eine menschenrechtlich basierte und recoveryorientierte psychiatrische Versorgung nicht gelingen. Giovanni Jervis, ein Kollege der Gruppe um Basaglia in Gorizia, hat es so formuliert: »Alles scheint neu zu sein, aber nichts hat sich geändert. Wenn der Insasse nicht wieder zum Subjekt wird, ihm nicht seine menschliche Würde zurückgegeben wird, wenn er nicht nach und nach das Recht zu sprechen und auch das Recht zu protestieren zurückgewinnt, wenn er nicht real die Möglichkeit hat, eine Reihe von Entscheidungen zu treffen, dann besteht die Gefahr, dass die Neustrukturierung der Irrenanstalt auch weiterhin eine Fiktion, eine leere Schale bleibt« (Jervis 1975, S. 136).

Hier liegt wohl der entscheidende Unterschied zwischen den Reformen in Italien und denen in Deutschland, Frankreich oder Großbritannien. Gerade in Deutschland wurde immer wieder versucht, gemeindepsychiatrische Dienste parallel oder zusätzlich zu den Institutionen (große psychiatrische Fachabteilungen oder Fachkrankenhäuser) zu etablieren – mit den bekannten Konsequenzen: eine steigende Anzahl stationärer Unterbringungen, eine steigende Anzahl von Personen in Wohnheimen, eine hohe Anzahl unfreiwilliger Behandlungen sowie mangelnde Ressourcen für gemeindepsychiatrische Dienste.

Anders gesagt: Menschenrechte, Gemeindebasierung der Dienste, Personenzentrierung und Recoveryorientierung bedingen einander. Ohne die Beachtung der Menschenrechte gerät auch eine gemeindebasierte Unterstützung rasch in den Sog sozialer Kontrolle, etwa wenn ambulante Zwangsbehandlung etabliert werden soll (Zinkler 2024). Ohne die klare Abkehr von der Institution werden sich immer wieder institutionelle Regeln und Gesetzmäßigkeiten einer personenzentrierten Unterstützung in den Weg stellen.

Ohne Relativierung und Kritik des biomedizinischen Modells können sich selbstbestimmte Genesung und persönliche Entwicklung nicht entfalten.

Die Machtverhältnisse zwischen Psychiater*innen und Patient*innen bleiben dann unangetastet:

> »Aus meiner Sicht ist der Arzt einer der schlimmsten Feinde des Kranken, nicht etwa, weil er böse wäre, sondern weil die Struktur, in der er arbeiten muss, ihn zwingt, den Kranken zu unterdrücken und ihm Gewalt anzutun. […] Die Medizin ist aber zu wichtig, als dass man sie in den Händen der Ärzte lassen könnte« (Basaglia 1979, S. 150).

Transformation der forensischen Psychiatrie

Dabei hat die Reform in Italien nicht bei den regionalen psychiatrischen Anstalten haltgemacht. Wenig beachtet wird in Deutschland, dass in Italien in den letzten zwanzig Jahren auch die großen forensisch-psychiatrischen Einrichtungen geschlossen wurden. 1.200 Behandlungsplätze in sechs sogenannten gerichtspsychiatrischen Krankenhäusern (»ospedale psichiatrico giudiziario«) wurden in 615 Behandlungsplätze in 31 Einheiten transformiert: »residenze per l'esecuzione delle misure di sicurezza« (REMS), also in etwa: Wohneinrichtungen zur Durchführung von Sicherheitsmaßnahmen (Casteletti & Scarpa 2022).

Für die Arbeit innerhalb der geschlossenen Einrichtungen liegt die Zuständigkeit bei den Gesundheitsdiensten. Die Patient*innen werden im Rahmen individueller Projekte betreut, über die die zuständigen Richter*innen informiert werden. Wachpersonal oder Sicherheitsdienste können im Außenbereich hinzugezogen werden.

Im Unterschied zu den Reformen in Deutschland wurde in Italien gesetzlich festgelegt, dass der Aufenthalt in einer der neuen forensisch-psychiatrischen Einrichtungen nicht länger als die Strafe für das spezifische Verbrechen dauern darf (Traverso & Traverso 2017). Damit wurde beim Freiheitsentzug in der forensischen Psychiatrie eine wesentliche Vorgabe der UN-Konvention über die Rechte von Menschen mit Behinderungen eingelöst: Nichtdiskriminierung nach Artikel 5 (UN 2006).

Ein zweites wichtiges Prinzip der Reform besteht darin, dass die Patient*innen in die Region entlassen werden, in der sie zuvor gelebt haben.

Auch bei der Transformation der forensisch-psychiatrischen Institutionen hat sich die Arbeit der Dienste in der Region Friaul-Julisch Venetien als effektiv erwiesen. Es wurden drei kleine Einrichtungen auf die drei Departments für psychische Gesundheit verteilt, in denen zurzeit acht Patient*innen aufgenommen sind.

Bewusstseinsbildung

»Wenn es nicht gelingt, durch die Einführung des Rechts auf eine neue Achtung der Person (egal ob krank, geistig gestört, behindert oder inhaftiert) gleichzeitig die jeweiligen Disziplinen und Berufsverbände [in ihrer Haltung] zu verändern – Organisationen, die sich das Gesetz bisher nie zu eigen gemacht haben und die jetzt dessen Umsetzung garantieren sollten –, wird es bei puren Grundsatzerklärungen bleiben« (Ongaro Basaglia, in diesem Buch).

Im Jahr 2019 wurden von der Weltgesundheitsorganisationen Trainingsmaterialien für Fachkräfte im psychosozialen Hilfssystem veröffentlicht (»QualityRights«, WHO 2019). Die QualityRights-Initiative wendet sich darüber hinaus an Menschen mit psychosozialen, geistigen und kognitiven Behinderungen, an Menschen, die psychosoziale Dienste in Anspruch nehmen, an Familien, Betreuerinnen und Betreuer und andere Unterstützende, an Nichtregierungsorganisationen, Organisationen von Menschen mit Behinderungen und politische Entscheidungsträger. Das Training zielt darauf ab, einen Menschenrechts- und Recoveryansatz im Einklang mit der UN-Konvention über die Rechte von Menschen mit Behinderungen und anderen internationalen Menschenrechtsstandards in der Versorgungsrealität umzusetzen.

Die Reaktion der deutschen Fachgesellschaft auf die Initiative mag als Beispiel für Ongaro Basaglias Problembeschreibung dienen. Im Jahr 2020 stimmte die Mitgliederversammlung der Deutschen Gesellschaft für Psychiatrie und Psychotherapie, Psychosomatik und Nervenheilkunde (DGPPN) über den Antrag ab, das »WHO QualityRights Training« ins Deutsche zu übersetzen und allen Mitgliedern und psychiatrischen Einrichtungen in Deutschland zu empfehlen. Nachdem der Antrag angenommen wurde, veranlasste der Vorstand der DGPPN eine maschinelle Übersetzung der QR-Materialien, stellte diese in den exklusiven (nicht allgemein zugänglichen) Mitgliederbereich der

DGPPN-Website und versah die Übersetzung mit einer warnenden Präambel, dass einige der Inhalte nicht mit der deutschen Gesetzgebung übereinstimmten. Dabei verkennt die Fachgesellschaft, dass es ja gerade darum geht, die menschenrechtlichen Standards in die nationale Gesetzgebung aufzunehmen.

Eine Empfehlung an die psychiatrischen Einrichtungen in Deutschland, wie sie im Antrag an die Mitgliederversammlung vorgesehen war, unterblieb jedoch. Die WHO-Materialien sind somit in Deutschland kaum bekannt geworden und nach wie vor nicht allgemein in deutscher Sprache zugänglich. Gleiches gilt für das inzwischen kostenlos zur Verfügung stehende E-Training (https://www.who.int/teams/mental-health-and-substance-use/policy-law-rights/qr-e-training). Für dieses Onlinetraining kann man sich in 13 Sprachen (Spanisch, Französisch, Italienisch, Türkisch etc.) einschreiben, nicht jedoch in Deutsch. Anhand einschlägiger Texte, beginnend mit der Allgemeinen Erklärung der Menschenrechte, mit der Konvention über die Rechte von Menschen mit Behinderungen und anhand von Fallbeispielen werden die menschenrechtlichen Grundlagen psychiatrischer Arbeit vermittelt. Inzwischen liegen Evaluationsergebnisse des Trainings vor (Pathare u. a. 2021).

Es zeigt sich, dass sowohl die theoretischen Ansätze Basaglias als auch die praktische Arbeit in Triest Eingang in die WHO- und UN-Leitlinien gefunden haben. Während die überstaatlichen Organisationen auf eine rasche menschenrechtliche Transformation der Dienste drängen, bleibt es in Deutschland beim furchtsamen Kleinklein zwischen Fachgesellschaft, klinischer Arbeit und allmählichen Reförmchen vonseiten des Gesetzgebers.

Martin Zinkler ist Psychiater und Psychotherapeut; er arbeitet als Chefarzt der Klinik für Psychiatrie und Psychotherapie der Gesundheit Nord gGmbH in Bremen. Die Klinik bietet stationäre, teilstationäre, gemeindenahe, ambulante und häusliche Behandlung (Home Treatment) an. Er ist Mitherausgeber der Zeitschrift *Recht & Psychiatrie* und publiziert vorwiegend zu menschenrechtlichen Fragen in der psychiatrischen Versorgung. Seit 2023 Mitglied im Subcommittee on prevention of torture (SPT) der Vereinten Nationen. Kontakt: martin.zinkler@gesundheitnord.de

Literatur

Basaglia, F. (2002): Die Entscheidung des Psychiaters – Bilanz eines Lebenswerks. Bonn: Psychiatrie-Verlag.

Carpiniello, B. (2022): Involuntary treatments in Italy: A debated issue. In: *European Psychiatry,* 65, Suppl. 1), S. 37–38.

Casteletti, L. & Scarpa, F. (2022): Die ersten fünf Jahre einer radikalen Reform der forensischen Psychiatrie in Italien. In: *Recht & Psychiatrie,* 40, 1, S. 4–10.

DGPPN e.V. (2024) Basisdaten Psychische Erkrankungen, Stand April 2024, verfügbar unter www.dgppn.de/schwerpunkte/zahlenundfakten.html, Zugriff am 20.07.2024.

Di Lorito, C.; Castelletti, L.; Lega, I.; Gualco, B.; Scarpa, F. & Völlm, B. (2017): The closing of forensic psychiatric hospitals in Italy: Determinants, current status, and future perspectives. A scoping review. In: *International Journal of Law and Psychiatry,* 55, S. 54–63.

Jervis, G. (1978): Kritisches Handbuch der Psychiatrie. Frankfurt a.M.: Syndikat.

Pathare, S.; Funk, M. & Drew, N. u.a. (2021): Systematic evaluation of the QualityRights programme in public mental health facilities in Gujarat, India. In: *British Journal of Psychiatry,* 218, 4, S. 196–203.

Scarpa, F. (2020): The Italian reform of treatment of people not guilty by reason of insanity: The closure of forensic institutions. In: *Forensic Science International: Mind and Law,* 1, 100016.

Traverso, S. & Traverso, G.B. (2017): Revolutionäre Reform der Psychiatrie in Italien: Die Abschaffung der Forensisch psychiatrischen Kliniken. www.forensik.de/fileadmin/user_files/forensik/Florenz/TraversoTraverso_Revolutionaȉ_re_Reform_der_Psychiatrie_in_Italien_2017.pdf (08.02.2024).

United Nations (2006): Convention on the Rights of Persons with disabilities. New York: United Nations.

United Nations (2014): Committee on the Rights of Persons with Disabilities. Eleventh Session. General Comment No. 1. Article 12: Equal Recognition before the Law. Dokument CRPD/C/GC/1. New York: United Nations.

World Health Organization (2019): QualityRights materials for training, guidance, and transformation. https://www.who.int/publications/i/item/who-qualityrights-guidance-and-training-tools (08.02.2024).
World Health Organization (2021): Guidance on community mental health services: Promoting person-centred and rights-based approaches. Genf: WHO.
World Health Organization & United Nations (represented by the Office of the United Nations High Commissioner for Human Rights) (2023): Mental health, human rights, and legislation: Guidance and practice. Geneva: World Health Organization and the United Nations.
Zinkler, M. (2024): Ambulante Behandlungsweisungen in Baden-Württemberg? In: *Recht & Psychiatrie,* 42, 1, S. 2.

Teil III
Schlaglichter und Debatten

»La cura« – eine Praxis der »begleitenden Sorge« im Territorium wartet auf theoretische Fundierung[1]

Benedetto Saraceno

Die biomedizinische, die psychoanalytische, die kritische antiinstitutionelle und die globale pragmatische Psychiatrie schauen einander an und beginnen vielleicht erst jetzt, sich selbst und einander zu befragen. Ob sie miteinander vereinbar oder unvereinbar sind, ist eine Frage, die von weit her kommt.

Vier Psychiatrien

Die biomedizinische Psychiatrie basiert in der heutigen Zeit auf dem erkenntnistheoretischen Modell der Neurowissenschaften und auf einer Praxis, die oft reduktionistisch und auf Symptomkontrolle ausgerichtet ist. Nach Ansicht der *Neo-Kraepelinianer* (also der großen Mehrheit der Psychiater*innen) ist das Fach Psychiatrie ein Teilgebiet der Medizin, das Behandlungen für psychische Krankheiten anbietet, die als abgrenzbare, unterschiedliche Entitäten existieren (mental diseases), da eine eindeutig definierte und definierbare Grenze zwischen Normalität und Krankheit angenommen wird. Klassifikationen und Diagnosen sind grundlegende Elemente dieser Psychiatrie, deren Forschung auf die biologischen Aspekte psychischer Erkrankungen fokussiert (Klerman 1978). Claude Bernards (1813–1878) grundlegende Erkenntnisse führten zu der Einsicht, dass das Stellen einer Diagnose in der Medizin im Wesentlichen zwei Ziele verfolgt: Es bedeutet, zu wissen, *was zu tun ist* und *wie es ausgehen wird,* bzw. dazu imstande zu sein, eine Therapie durchzuführen und eine Prognose aufzustellen. Auf beide Fragen gibt die psychiatrische Diagnostik keine Antwort. Tatsächlich sind es die »Symptome« und nicht die Diagnosen, die die

1 Gekürzte Version des Artikels: Saraceno, B. (2023): La cura: una pratica in attesa di teoria e trasmissibilitá. In: *aut aut* (2023),398, S. 76–91. [Praxis der Cura: eine »Care-« oder Heilbehandlung im Sinne einer ganzheitlichen, nicht invasiven, begleitenden Praxis der Sorge. Siehe dazu auch den Artikel von Luciana Degano Kieser in diesem Buch, d. Ü.]

Behandlung leiten; die unterschiedlichen Verläufe im Rahmen ein und derselben Diagnose ermöglichen keine zuverlässigen Prognosen. Die Diagnose erfüllt eine *Labeling*-Funktion und sichert somit die Einigkeit und Einheit eines ansonsten uneinigen, uneinheitlichen und identitätsarmen Faches.

Eine weitere Schwäche der biomedizinischen Psychiatrie stellt die *Verkennung* bzw. Nichtanerkennung der zentralen Bedeutung der Erfahrungen und Kenntnisse der erkrankten Menschen dar. Die Naturwissenschaften haben sich immer nur für einen der Pole der Interaktion zwischen Beobachtenden und Beobachteten interessiert, daher ignorierten sie die Erfahrung des Anderen und ließen keine interaktive Dynamik zu.

Die Kritik an der Objektivierung des Anderen durch die naturwissenschaftlichen Methoden hat eine lange Tradition, die schon vor Ronald D. Laing von Karl Jaspers, Ludwig Binswanger und Maurice Merleau-Ponty begründet wurde, und stellt immer noch die robustere theoretische Hypothek zum Konstrukt der medizinischen Psychiatrie dar.

Die psychoanalytische Psychiatrie verfügt im Unterschied zur biomedizinischen Psychiatrie über solide und homogene theoretische Bezüge, auch wenn diese im Wesentlichen außerhalb der neurowissenschaftlichen Erkenntnistheorien liegen. Es handelt sich um eine Untersuchungsmethode, die die unbewusste Bedeutung der Worte, Handlungen und imaginären Produktionen eines Subjekts interpretiert. Diese Methode ermöglicht eine therapeutische Praxis, die die Patient*innen in die Lage versetzt, das eigene Leiden besser zu verstehen, auch dank der Interpretation der affektiven Bindung, die sie mit den Analytiker*innen eingehen. Jacques Lacan (2005) bekräftigt die Singularität des psychotischen Subjekts weit über jede mögliche nosografische Reduktion hinaus. Seine *Klinik des Subjekts* rückt die Psychoanalyse in das Zentrum der »nicht biomedizinischen Psychiatrie« und ermöglicht die Begegnung und den Austausch mit all jenen Psychiatrien, die den Anderen als Produzenten von Sinn und als Rechtsträger anerkennen. Nicht zufällig gibt es einige lacanianische Psychoanalytiker*innen (insbesondere in Lateinamerika), die Basaglias Denken in die Psychoanalyse integriert haben.

Es muss jedoch erwähnt werden, dass die traditionelle Neutralität, die Zurückhaltung und das Schweigen der Psychoanalytiker*innen gegenüber der gewalttätigen, ausgrenzenden institutionellen Psychiatrie und ihrem Elend eine gravierende Unterlassungssünde darstellt, die es einem schwer macht, die

Psychoanalyse und die Verantwortung der Psychoanalytiker*innen getrennt voneinander zu betrachten.

Auch die antiinstitutionelle Psychiatrie und das gesamte theoretische und praktische Werk Franco Basaglias haben das Subjekt in den Mittelpunkt gestellt. Das Subjekt wird hier als Bürger*in verstanden, dessen Stimme unterdrückt, dem die Freiheit entzogen wurde und dessen Sinn-Produktion nicht nur durch die Gewalt der Anstalt, sondern auch durch die Ideologie der Psychiatrie die (An-)Erkennung verwehrt wurde. Aber das Subjekt, von dem Basaglia spricht, steht, anders als bei Lacan, auch im Zentrum einer *politischen* Dynamik, die der Beziehung zwischen Vernunft und Wahnsinn innewohnt. »Dass Freud die soziale und politische Dimension bzw. Problematik im Verhältnis zwischen Vernunft und Wahnsinn – das sich zu einem Verhältnis zwischen institutioneller Organisation und Invalidisierung gewandelt hat – ignoriert hat, ist offensichtlich. Obwohl die Psychoanalyse die ›Rechte des Unbewussten‹ einfordert, hat sich dieses Verhältnis seit der medizinisch-juristischen Definition der Psychiatrie, etwa einhundertfünfzig Jahre lang, in ihren Grundzügen nicht verändert: Es ist der Dominanz der ökonomischen Ordnung unterworfen und führt durch die Sanktion der Internierung zur Vernichtung der Körper« (Basaglia & Ongaro Basaglia 1979, S. 435).

Gerne wird Basaglias Beitrag zur Überwindung des Skandals der psychiatrischen Anstalten gewürdigt, doch scheint es hier eher um deren *Gebäude* zu gehen, als um seine Kritik an der Psychiatrie als Institution und Wissenschaft. Der Monolog der Vernunft über den Wahnsinn (um Foucault zu paraphrasieren) ist indes der Hauptgegenstand von Basaglias Forschung, und die Überwindung der Anstaltspsychiatrie bedeutet nichts anderes, als die Legitimität dieses Monologs infrage zu stellen und zurückzuweisen: »Die Psychiatrie und die Definition psychischer Erkrankungen weiterhin zu akzeptieren heißt auch, zu akzeptieren, dass diese verunmenschlichte Welt, in der wir leben, die einzige, natürliche und unveränderbare menschliche Welt ist, der die Menschen ohnmächtig gegenüberstehen« (ebd., S. 443).

Die Frage, die Basaglia bezüglich der psychischen Krankheit aufgeworfen hat, ist heute noch von zentraler Bedeutung: Zwar hat das Wissen über die Wechselwirkungen zwischen genetischen, neurobiologischen, psychologischen und umweltbedingten Faktoren, die zur Entstehung eines symptomatischen Krankheitsbildes führen – also eher zu einem Syndrom als zu einer Krankheit –, seit Basaglias Zeit zugenommen. Doch ändert das nichts an der nach wie vor bestehenden Zentralität der Themen der Subjektivität der erkrankten Menschen sowie der Beziehung, die die Psychiatrie zu ihnen herstellt: eine Beziehung der Entsubjektivierung, der Typisierung und der Dominanz. Heutzutage ist das Angebot psychiatrischer Dienstleistungen zwar artikulierter und differenzierter und trägt so zu einem geringeren Grad von Entsubjektivierung und Dominanz bei, doch stellt dies nicht die Distanz infrage, die sich aus dem Machtgefälle ergibt, das die medizinische Ideologie allgemein kennzeichnet. Sie »vereinnahmt die Erfahrung der Krankheit für sich, neutralisiert und negiert sie bis zu dem Punkt, an dem sie auf ein bloßes Objekt ihrer Kompetenz reduziert wird, was die erkrankten Menschen dazu bringt, die Krankheit als ein durch die Wissenschaft objektivierbares, unvorhersehbares, zufälliges Ereignis und wie einen ›Unfall‹ zu erleben, und nicht als persönliche Erfahrung« (Basaglia u. a. 1975, S. 367).

Basaglia zufolge beruht die Krise der Psychiatrie auf dem Verlust der Subjektivität: Die Psychiatrie war, wie alle anderen Wissenschaften, nicht in der Lage, dieser allgemeinen Krise zu entgehen, »jener Krise, die von Husserl als die Krisis der europäischen Wissenschaften definiert wurde, die sich – durch den Verlust der Bedeutung ihrer realen Beziehung zum Menschen – vom primären Sinn ihrer Existenz entfernt haben« (Basaglia 1967, S. 442).

Schließlich ist es unerlässlich, unter den Psychiatrien, die sich heute gegenüberstehen oder sich begegnen, die aseptischste und pragmatischste von allen zu erwähnen, die darauf bedacht ist, sich von jeder theoretischen Zugehörigkeit fernzuhalten sowie sich mit keiner der definierten und definierbaren Erkenntnistheorien zu identifizieren. Dabei handelt es sich um die sogenannte *Global-Mental-Health*-Bewegung, die seit zwanzig Jahren den »globalen Diskurs der psychischen Gesundheit« vorantreibt. Dieser »Diskurs« nimmt im Wesentlichen Bezug auf (Saraceno 2018):

- die Richtlinien der Weltgesundheitsorganisation,
- die Regeln des Übereinkommens der Vereinten Nationen über die Rechte von Menschen mit Behinderungen (UN-Behindertenrechtskonvention, UN-BRK; United Nations 2006),
- die Richtlinien und Dokumente der Europäischen Union zur psychischen Gesundheit, darunter einige sehr fortschrittliche Texte (Killaspy u. a. 2018),
- die Beiträge einiger renommierter Forschungszentren.

Es besteht kein Zweifel daran, dass dieser »Diskurs« artikuliert, dokumentiert und intelligent ist. Er hat einen fundamentalen Beitrag dazu geleistet, ganzheitliche Modelle zum Verständnis psychischer Erkrankungen zu entwickeln, die sich nicht auf das traditionelle biomedizinische Modell beschränken, sondern die Evaluation und Implementierung von Modellen von gemeindeintegrierten Diensten der psychischen Gesundheit voranbringen. Die Global-Mental-Health-Bewegung verdient Anerkennung dafür, dass sie (durch ihre Kritik am kategorialen Ansatz internationaler diagnostischer Klassifikationen) die psychiatrische Diagnose ernsthaft infrage gestellt hat und dass sie soziale Determinanten als konstitutive Elemente nicht nur des ätiologischen Modells der psychischen Erkrankung, sondern auch der therapeutischen Intervention begreift. Doch überwiegen bei dieser Bewegung Aktionen zur Stärkung des Rechts auf Behandlung von Menschen mit psychischen Behinderungen, während es an *konkreten* Maßnahmen mangelt, die zur Veränderung der Realität der Dienste der Psychischen Gesundheit beitragen.

Darüber hinaus wirkt sich das Interesse, stets einen breiten Konsens zu schaffen, nachteilig aus, da die kritische Reflexion über die Inhalte zu kurz kommt, also zum Beispiel darüber, was die Bewegung in den Ländern tatsächlich über die allgemeine Verbesserung der psychischen Gesundheit hinaus fördern will.

Die Konsenssuche beeinträchtigt auch die Fähigkeit, klare und eindeutige Entscheidungen hinsichtlich der »Befriedigungsverbrechen«« zu treffen, die lokal von der Psychiatrie in allen Teilen der Welt begangen wurden und werden. Es ist kein Zufall, dass die Haltung von Global Mental Health gegenüber der äußerst schwerwiegenden Verantwortlichkeit der Pharmaindustrie viel zu unkritisch ist (Saraceno 2019).

Ungelöste Probleme

Jede der vier bisher erwähnten Psychiatrien hat ihre eigenen unklaren Punkte, ihre eigenen Sünden und ihre eigenen kleinen oder größeren Tugenden (der Autor bezieht eindeutig Position und sieht kleine Tugenden im Lager der anderen und große Tugenden in seinem eigenen, das heißt der antiinstitutionellen Psychiatrie).

Allerdings muss ein für alle Mal gesagt werden: Die biomedizinische Psychiatrie hat ihre Glaubwürdigkeit seit vielen Jahren verwirkt, auch wenn die Psychiater*innen dies nicht bemerkt haben. In den Jahrzehnten, die auf die Begeisterung über die Entdeckungen der ersten Psychopharmaka und im Bereich der Neurowissenschaften folgten, haben sich auch innerhalb der biomedizinischen Psychiatrie ausgesprochen kritische Positionen herausgebildet. Doch trotz der Auseinandersetzungen mit der grundsätzlichen Frage, ob die Psychiatrie stärker auf den Geist oder auf das Gehirn ausgerichtet, also eher *mindful* oder *brainier* ist (Eisenberg 2000) –, und trotz der begrüßenswerten internen fachlichen Debatten haben die aktuellen Entwicklungen und Auswüchse der biomedizinischen Psychiatrie jene epistemologischen Ansätze gestärkt, die auf eine biotechnologische Perspektive fokussieren. Sie haben die Ausbreitung kognitiv-verhaltenstherapeutischer Techniken und das Streben nach der Nutzung von Modellen der künstlichen Intelligenz befördert. Die Tatsache, dass die pharmazeutische Industrie die Hauptfinanzierungsquelle für die Forschung im Bereich der biomedizinischen Psychiatrie ist, wirft schwerwiegende ethische und methodische Fragen in Bezug auf die Ergebnisse vieler kommerziell geförderter und finanzierter Forschungsarbeiten auf. Schließlich ist an die kritischen Arbeiten einiger Psychiater und Anthropologen wie Roland Littlewood und Arthur Kleinman zu erinnern, die die Gewissheiten der biomedizinischen Psychiatrie erschüttert haben, insbesondere im Bereich der nosografischen Definitionen (Littlewood 1990, 1991; Kleinman 1988).

Anne Lovell zufolge werden derzeit komplexe und positive Anstrengungen unternommen, um eine erkenntnistheoretische Synthese auf den Weg zu bringen. In ihrem gemeinsam mit Ursula Read und Claudia Lang verfassten meisterhaften Aufsatz (Lovell u. a. 2019) analysieren die drei Autorinnen »Genealogien und Anthropologien« und eröffnen die Perspektive auf eine mögliche gegenseitige Verständigung zwischen den phänomenologischen Schulen (Jaspers, Binswanger, Minkowski, Cargnello, Borgna) und gesellschaftspolitischen Kulturen (Foucault und Castel) einerseits und andererseits dem angelsächsischen Pragmatismus der evidenzbasierten Medizin bzw. generell den auf Kosteneffizienz und Wirksamkeit basierten medizinischen Kulturen. Die Autorinnen glauben, dass nun eine Begegnung zwischen der phänomenologischen Psychiatrie (zu denken ist hier auch an die Wurzeln der antiinstitutionellen Psychiatrie und des Denkens Basaglias) und den pragmatischen Psychiatrien möglich ist, die stark mit dem System eines öffentlichen Gesundheitswesens verbunden sind, wie sie von Global Mental Health vertreten wird.

Es ist überaus begrüßenswert, wenn sich jetzt die Möglichkeit eröffnet, dass unterschiedliche Erkenntnistheorien nach Gemeinsamkeiten suchen, und wenn medizinische, psychologische und soziale Praktiken ineinandergreifen und sich kreuzen. Vielleicht ist die Zeit gekommen, in der der überstrapazierte, stereotype, sinnentleerte und unerträglich ritualisierte Begriff »biopsychosozial«, mit dem Psychiater*innen alles und das Gegenteil von allem rechtfertigen, Realität werden kann. Trotz dieser interessanten »Annäherungsmanöver« – die die wünschenswerte Möglichkeit eröffnen, unbewegliche und in sich selbst gefangene theoretische Systeme weiterzuentwickeln – bleiben einige wichtige Probleme bestehen.

Zwei Kernfragen müssen beantwortet werden

Die erste Kernfrage betrifft die Notwendigkeit einer eingehenden Diskussion darüber, was unter »Psychiatrie« und was unter »Psychischer Gesundheit« (»mental health«) zu verstehen ist und ob es sich dabei um synonyme Begriffe handelt oder ob sie auf unterschiedliche theoretische Konstrukte und Praktiken verweisen.

Mario Colucci ist zuzustimmen, wenn er sagt: »›Psychische Gesundheit‹ ist ein viel weiterer Begriff als die Psychiatrie, und vor allem schließt er sie nicht aus, sondern umfasst sie« (Colucci 2021, S. 845). Psychische Gesundheit wäre demnach ein weites Feld fachlicher Kompetenzen und Praktiken, das traditionell klinische Aspekte wie Diagnostik, pharmakologische und psychotherapeutische Behandlungen umfasst, aber auch komplexe Interventionen (die Colucci als »Klinik der sozialen Bindungen« definiert), die auf die sozialen Determinanten von Gesundheit einwirken. Ziel ist dabei, die Zugehörigkeit des Subjekts zu seiner *Polis* wiederherzustellen und gleichzeitig das *soziale Kapital* der Polis selbst zu stärken. Psychische Gesundheit bringt Aktionen auf den Weg, die sich an Einzelpersonen und Gruppen, aber auch an die Gemeinschaft und an Institutionen richten.

Ein Modell der Psychischen Gesundheit, das in der Lage ist, einzelnen Subjekten (und insbesondere denjenigen, die durch die Erfahrung psychischen und sozialen Leidens am schwersten betroffen sind) Alternativen zur Institutionalisierung anzubieten und gleichzeitig eine Interaktion zwischen dem Individuum und der Gemeinschaft, zwischen den individuellen Bedürfnissen und kontextbezogenen Risiko- und Schutzfaktoren herzustellen, benötigt jedoch unbedingt eine Psychiatrie, die sich radikal von dem traditionellen biomedizinischen und psychotherapeutischen Modell unterscheidet. Eine theoretische Grundlage und Praxis der Psychischen Gesundheit, so wie sie hier dargelegt wird (und wie sie von Franco Basaglia dargelegt wurde), ist mit der biopsychomedizinischen Psychiatrie nicht vereinbar.

Psychische Gesundheit kann nicht der »gute«, aber unkritische Behälter »jedweder« Psychiatrie sein. Dieses Kernproblem bleibt häufig unberücksichtigt: Dienste, die sich an der besten Tradition der Praktiken Psychischer Gesundheit, an der Förderung gesellschaftlicher Teilhabe und der Achtung der Bürgerrechte orientieren, verwenden allzu oft ein psychiatrisches Instrumentarium, das stigmatisierend, diskriminierend und repressiv ist und im Wesentlichen noch auf das überkommene Anstaltsmodell Bezug nimmt.

Den zweite Problemknoten stellt die Beziehung zum Erfahrungswissen der Menschen dar, die die Dienste in Anspruch nehmen. Diejenigen Personen, die einst als »Patienten« bezeichnet wurden, die von Leiden betroffen sind, die in ihnen selbst, in ihrem Lebenskontext, aber auch in den Institutionen, die sie betreuen sollten, ihren Ursprung haben, werden heute oft als »Nutzer*innen« von Dienstleistungen bezeichnet. Nutzer*innen sind jedoch frei wählende Bürger*innen, aber Nutzer*innen der Psychiatrie haben meist keine Wahl. Daher sind sie überhaupt keine Nutzer*innen. Es wäre also besser, wir würden uns darauf beschränken, Menschen einfach als Menschen zu definieren (wie im »Übereinkommen der Vereinten Nationen über die Rechte von Menschen mit Behinderungen«, UN-BRK).

Menschen mit psychischen Erkrankungen entwickeln aus ihrer Erfahrung gewonnenes Wissen, und dieses Wissen kann nicht zum Zweck der Objektivierung durch den psychiatrischen Blick »beschlagnahmt« werden. Dieses Wissen wird im Allgemeinen höchstens respektiert, jedoch mit einer guten Portion paternalistischer Herablassung, und geht nur sehr selten vollständig in die Gleichung ein, die der Diskussion über die Psychiatrie und die Psychische Gesundheit zugrunde liegt. Mit anderen Worten, das Wissen der Personen hat nicht die Macht, etwas zu verändern oder zu entscheiden. Für die gesamte Psychiatrie, wenn auch in unterschiedlichen Formen und Ausmaßen, bleibt die Beziehung zum Wissen, das aus der Erfahrung von Leiden, Erkrankung und Behinderung hervorgeht, mithin ambivalent und fragmentarisch.

Auch für die »kritische Psychiatrie« und die Praktiken der »Psychischen Gesundheit« bleiben Fragen offen

Die von der kritischen, antiinstitutionellen Psychiatrie hervorgebrachte Praxis und Theorie der Deinstitutionalisierung stellen heute ein unumgehbares Erbe für die gesamte Psychiatrie und im Allgemeinen für die Geisteswissenschaften, die Philosophie und die Politik dar. Es besteht kein Zweifel, dass wir über einen konsolidierten Korpus theoretischer Reflexion und von Praktiken verfügen, der im Kontext der »Erfindung« der Deinstitutionalisierung entstanden ist. Das Werk von Franco Basaglia und Franca Ongaro sowie die Schriften von Franco Rotelli stellen eine solide und grundlegende Referenz dar.

Es ist jedoch keine ebenso fundierte Theorie der »Erfindung« der Cura[2] geschaffen worden, , die im Laufe der Erfindung der Deinstitutionalisierung entwickelt worden ist und deren praktische Erfahrungen in Triest und über Triest hinaus »zu sehen sind«. Ich verwende absichtlich diesen umgangssprachlichen Ausdruck »sie sind da zu sehen« – um zu unterstreichen, dass die Erfindung der *Cura* [der »Sorgepraxis«] immer noch an jenen Orten angeschaut und beobachtet werden muss, an denen sie praktiziert wird. So erscheint die aus der Theorie und der Praxis der Deinstitutionalisierung heraus entstandene Cura als eine Praxis, die auf eine theoretische Fundierung wartet.

Es gab wichtige theoretische Bemühungen um eine präzisere Definition der Cura, der »Praxis der Sorge«, die jedoch dem Bedarf einer Konzeptualisierung nur teilweise gerecht werden (Basaglia 2000; Colucci & Di Vittorio P. 2020; Cohen 2002; Mezzina 2020; Roelandt 2002; Rotelli 2021)). Aufgrund des Mangels an Konzeptionen und Formalisierungen dieser Praxis kommt dem Thema der Übertragbarkeit, der Möglichkeit der Weitergabe und Weitervermittlung von »Know-how« nun eine zentrale Bedeutung zu.

2 Cura: siehe Fußnote 1

Dieses Defizit bezüglich der Weitervermittlung von Wissen und Praktiken ist nicht zuletzt aufgrund von Basaglias berechtigtem Anliegen entstanden, Wissen nicht zu institutionalisieren und Techniken nicht zu formalisieren. Basaglia zufolge verliert der Diskurs über dieses Thema tatsächlich jeden Sinn, wenn er nicht stets von einer unermüdlichen Transformation der Realität begleitet wird und stattdessen riskiert, in einem operativen Modell simpler institutioneller Techniken zu erstarren. Der Inbegriff der Praxis der antiinstitutionellen Psychiatrie ist diese »Unermüdlichkeit« – wie eine Revolution, die ihre Vollendung stets programmatisch aufschiebt, hinauszögert, da sie sonst die ihr eigene befreiende Energie und Kraft verlieren würde.

Heute besteht das Dilemma darin, ein Gleichgewicht zwischen den Risiken der Formalisierung von Techniken und der dramatischen Notwendigkeit der Weitergabe und Vermittlung von Wissen zu finden. Es bedarf der Kraft der Praxis als Motor und als Voraussetzung jeder Theorie, um das Bewusstsein wachzuhalten, dass jede Formalisierung im Grunde ein Provisorium, vorläufig und prekär ist. Wenn jedoch die transformierende Kraft der Praxis nachlässt (was derzeit der Fall zu sein scheint), besteht die Gefahr, dass die Möglichkeit der Wissensvermittlung durch selbstreferenzielle Diskurse ersetzt wird.

Wir müssen uns also fragen, ob die Zurückhaltung bzw. Aussetzung des Wissens – die Epoché – zwar nicht das Ziel, aber eine Methode sein kann, um eine Klinik für eine prekäre Welt und für Menschen zu entwickeln, die in existenziell prekären Umständen leben; eine »prekäre« Klinik, die auf der Einsicht in die Vorläufigkeit und Unsicherheit des klinischen Wissens basiert. Wir müssen uns fragen, ob so ein kritisches Provisorium zu einem Wissen werden kann, das sich vermitteln und weitergeben lässt.

Übersetzung: Kirsten Maria Düsberg, Alessandro Kieser und Luciana Degano Kieser

Benedetto Saraceno, MD, MPH, RCPsych (Hon.), Psychiater und Epidemiologe. Chairman of Scientific Board of Lisbon Institute of Global Mental Health; 2000–2010 Direktor des Departments für Psychische Gesundheit und Substanzmissbrauch der Weltgesundheitsorganisation. Topics of interest: Mental Health and Global Health, lebt in Frankreich.

Literatur

Basaglia, F. (2000): Conferenze Brasiliane. Milano: Raffaello Cortina Editore. (Dt.: Die Entscheidung des Psychiaters, 2002, Köln: Psychiatrie Verlag)

Basaglia, F. (1967): Crisi istituzionale o crisi psichiatrica? In: Basaglia, F.: Scritti I: 1953–1968. Torino: Einaudi, S. 442–454.

Basaglia, F. (2002): Die Entscheidung des Psychiaters. Bilanz eines Lebenswerkes. Köln: Psychiatrie Verlag.

Basaglia, F. (2023): Scritti: 1953–1980. Milano: Il Saggiatore.

Basaglia, F. & Ongaro Basaglia, F. (1979): Follia/Delirio. In: Basaglia, F.: Scritti II: 1968–1980. Torino: Einaudi, S. 411–444.

Basaglia, F.; Ongaro Basaglia, F. & Giannichedda, M. G. (1975): Il concetto di salute e malattia. In: Basaglia, F.: Scritti II: 1968–1980. Torino: Einaudi, S. 362–381.

Cohen, A. & Saraceno, B. (2002): The risk of freedom: The mental health services in Trieste. In: Cohen, A.; Kleinman, A. & Saraceno, B. (Hg.): World mental health casebook. New York: Kluwe Academic/Plenum Publishers, S. 191–220.

Colucci, M. (2021): Psychiatrie et santé mentale: une querelle sans fin. In: *L'Information Psychiatrique*, 97, 10, S. 845–847.

Colucci, M. & Di Vittorio, P. (2020): Franco Basaglia. Merano: Edizioni Alphabeta Verlag.

Eisenberg, L. (2000): Is psychiatry more mindful or brainier than it was a decade ago? In: *British Journal of Psychiatry*, 176, S. 1–5.

Gallio, G. & Cogliati Dezza, M. G. (2018): La città che cura. Microaree e periferie della salute. Merano: Edizioni Alphabeta Verlag.

Killaspy, H.; McPherson, P.; Samele, C.; Keet, R. & Caldas de Almeida, J. M. (2018): Providing community-based mental health services. Brüssel: EU Compass for Action on Mental Health and Well-Being.

Kleinman, A. (1988): Rethinking psychiatry. New York: The Free Press.

Kleinman, A. (1995): Writing at the margin. Berkeley, Los Angeles: University of California Press.

Klerman, G. L. (1978): The evolution of a psychiatric nosology. In: Shershow, J. C. (Hg.): Schizophrenia: Science and practice. Cambridge: Harvard University Press, S. 99–121.

Lacan, J. (2005): Le séminaire livre XXIII: Le sinthome. Paris: Seuil.
Littlewood, R. (1990): From categories to contexts: A decade of the new cross-cultural psychiatry. In: *British Journal of Psychiatry,* 156, S. 308–327.
Ders. (1991): Against Pathology. In: *British Journal of Psychiatry*, 159, S. 696–702.
Lovell, A.; Read, U. & Lang, C. (2019): Genealogies and anthropologies of Global Mental Health. In: *Culture, Medicine, and Psychiatry,* 43, S. 519–547.
Mezzina, R. (2020): Basaglia after Basaglia. In: Burns, T. & Foot, J. (Hg.): Basaglia's international legacy: From asylum to community. Oxford: Oxford University Press, S. 43–69.
Roelandt, J. L. & Desmons, P. (2002): Manuel de psychiatrie citoyenne. Paris: Press Editions.
Rotelli, F. (2021): Quale Psichiatria? Merano: Edizioni Alphabeta Verlag.
Saraceno, B. (2018): Che cosa è oggi la psichiatria? Luci e ombre della global mental health. Rivista delle Politiche Sociali. In: *Italian Journal of Social Policy,* 2, 2.
Saraceno, B. (2023): La cura: una pratica in attesa di teoria e trasmissibilitá. In: *aut aut (*»La psichiatria e il futuro della salute mentale«), 398, S. 76–91.
Saraceno, B. (2019): Rethinking global mental health and its priorities. In: *Epidemiology and Psychiatric Sciences,* 29, e64, S. 1–3. DOI: 10.1017/S204579601900060X.
Saraceno, B. (2017): Sulla povertà della psichiatria. Roma: DeriveApprodi.
Skriabine, P. (2011): Introduction à la clinique borroméenne de RSI au sinthome. Section clinique Paris Île-de-France, UFORCA Pour L'université populaire Jacques Lacan, Paris, 7. Dezember 2011.
United Nations (2006): Convention on the rights of persons with disabilities. New York: UN.

Ein Fokus auf die aktuelle Lage der Dienste für Psychische Gesundheit in Italien: Licht- und Schattenseiten

Fabrizio Starace

In dem Jahr, in dem wir den hundertsten Geburtstag von Franco Basaglia begehen, und mehr als 45 Jahre nach der Verabschiedung des von ihm angeregten Gesetzes Nr. 180 von 1978 ist es möglich, eine Bilanz jener Reform zu ziehen, die als »die einzige wahre Reform, die jemals in Italien durchgeführt wurde«, bezeichnet wurde. Die Erfahrungen in Italien haben gezeigt, dass es möglich ist, auf die Bedürfnisse von Menschen mit psychischen Problemen oder Suchterkrankungen, von älteren Menschen, Kindern und Menschen mit Behinderungen einzugehen, und zwar weitestgehend ohne restriktive Maßnahmen anzuwenden und ohne auf große entpersönlichende Einrichtungen zurückzugreifen. Ein Wohlfahrtssystem, das auf die Gemeinde, Nähe und Nachbarschaft, aufsuchende Assistenz und einen ganzheitlichen Ansatz setzt, kann sowohl dem Behandlungsbedarf als auch dem Bedürfnis nach Autonomie gerecht werden.

Mit einer der niedrigsten Zahlen psychiatrischer Krankenhausbetten und einer Rate von Zwangsbehandlungen, die bis zu zwanzigmal niedriger ist als in vielen westlichen Ländern, hat Italien bewiesen, dass es möglich ist, auf psychiatrische und in jüngster Zeit auch auf forensische Krankenhäuser zu verzichten und der unmenschlichen und entwürdigenden Behandlung, die in diesen Einrichtungen praktiziert wird, ein Ende zu setzen.

Durch die Integration der Gesundheits- und Sozialleistungen und dank des multifaktoriellen und sektorübergreifenden Ansatzes der »Psychischen Gesundheit«, der in Maßnahmen der Bildungs-, Arbeits- und Wohnungspolitik sowie in der sozialen Inklusion seinen Ausdruck findet, wird den Grundsätzen der Menschen- und Bürgerrechte und der Nichtdiskriminierung, die in der italienischen Verfassung, der europäischen Charta und der Charta der Vereinten Nationen verankert sind, Substanz verliehen.

Selbstverständlich mangelt es nicht an kritischen Aspekten, angefangen bei der schrittweisen Unter- bzw. Definanzierung des öffentlichen Gesundheitswesens und insbesondere der psychiatrischen Versorgung und der Reduktion des Fachpersonals. Im Bereich der Psychischen Gesundheit ist die Politik noch weit von einer echten Integration der Governance entfernt, sie ist nach wie vor zwischen Krankenhaus und Gemeinde, zwischen Sozial- und Gesundheitsversorgung, zwischen öffentlichem und privatem Sektor, zwischen der Wissenschaft und der Praxis gespalten. Der »Gap« zwischen dem wissenschaftlichen Fortschritt und seiner Implementierung, zwischen dem, was wir wissen, und dem, was realisiert wird, tritt immer deutlicher zutage: Wir verfügen über viele evidenzbasierte Interventionen, die in der Praxis nicht angewendet werden; gleichzeitig werden viele Leistungen ohne Evidenz erbracht.

Und doch verfügt Italien als eines der wenigen Länder der Welt über ein erprobtes und zuverlässiges Informationssystem Psychische Gesundheit (Sistema Informativo Salute Mentale, SISM). Leider werden die vielen wertvollen, vom System produzierten Daten nicht dazu genutzt, um die Planung und Realisierung von Initiativen zur Verbesserung der Gesundheitsdienste auf den Weg zu bringen. Es scheint, als ob den Aufgaben und Pflichten seitens der Verwaltung und der politischen Entscheidungsträger auf regionaler und nationaler Ebene schon mit der bloßen Dokumentation der anstehenden Probleme Genüge getan würde. Diese »Krise der Verantwortung und Verantwortlichkeiten« betrifft gleichermaßen die Zentralregierung wie jede einzelne Region.

Was sagen uns nun die Zahlen über die Dienste für Psychische Gesundheit in Italien?

Den letzten offiziell zugänglichen Daten (2022) zufolge gibt es 1.222 gemeindepsychiatrische Dienste (2,2/100.000 Einwohner*innen), die aus einem Zentrum für Psychische Gesundheit (CSM), Tageszentren und betreuten Wohnstrukturen bestehen. Darüber hinaus stehen 4.646 Betten im Krankenhaus zur Verfügung, was einem Verhältnis von 9,3 pro 100.000 volljährigen Einwohner*innen entspricht, davon: 7,8, also 3.897 Betten in den SPDC – den psychiatrischen Akutstationen der öffentlichen Allgemeinkrankenhäuser, die sowohl für freiwillige als auch für unfreiwillige Behandlungen genutzt werden – und 1,5, also 749 Betten in 17 zugelassenen privaten Kliniken. Dazu kommen 284 Plätze in Day Hospitals.

Die Aufenthaltsrate in den psychiatrischen Stationen in den Allgemeinkrankenhäusern lag bei 185,5/100.000 Einwohner*innen mit einer durchschnittlichen Aufenthaltsdauer von 12,7 Tagen; hinzu kommen 53.466 Aufnahmen in Day Hospitals, ein Durchschnittswert von 7,3.

Im Jahr 2022 wurden 5.118 Zwangsbehandlungen bzw. Zwangsunterbringungen (TSO[1]) registriert, was ungefähr 4 Prozent der stationären Aufnahmen in öffentlichen Krankenhäusern darstellt und einer nationalen Rate von 10,3 pro 100.000 Einwohner*innen entspricht. Die reale Zahl dürfte etwas höher sein, was auf unterschiedliche Modalitäten der Datenerhebung zurückzuführen ist. Die Anzahl der Zugänge durch die Notaufnahmen für psychiatrische Probleme betrug 547.477, was einer Rate von 1.099,1 pro 100.000 Einwohner*innen entspricht.

82,4 Prozent der territorialen Aktivitäten werden in den gemeindepsychiatrischen Diensten erbracht, 9,1 Prozent durch Hausbesuche und der Rest an anderen Orten. 31,8 Prozent der Aktivitäten entfallen auf Betreuung bzw. Pflege zu Hause und in der Gemeinde; 27,4 Prozent auf ärztliche (psychiatrische) Aktivitäten; 10,7 Prozent auf Rehabilitation und Sozialisierung, 6,4 Prozent auf Koordinierung, 5,5 Prozent auf Aktivitäten zur Unterstützung im Alltag, 6,8 Prozent auf psychologisch-psychotherapeutische Aktivitäten. Der verbleibende Anteil sind unterschiedliche Aktivitäten zur Unterstützung der Person, der Familien und Community.

Es gibt 25.945 Plätze in Einrichtungen Betreuten Wohnens, zusätzlich 13.820 Plätze in Tageszentren. Etwa ein Drittel der Wohneinrichtungen werden direkt vom öffentlichen Träger verwaltet, zwei Drittel von zugelassenen privaten bzw. gemeinnützigen Trägern. Leider ist die durchschnittliche Aufenthaltsdauer in den Wohneinrichtungen mit 1.086 Tagen sehr lang, eine Zahl, die bezüglich der Angemessenheit, der Qualität und der Ziele der Arbeit in den Wohneinrichtungen ernsthafte Fragen aufwirft.[2]

Innerhalb des öffentlichen psychiatrischen Systems arbeiten 30.101 Menschen, 60,4 Mitarbeitende pro 100.000 Einwohner*innen. 17,2 Prozent

1 Zwangsbehandlungen bzw. Zwangsunterbringungen nach »Trattamento sanitario obbligatorio« (TSO) werden durch das Gesetz 833/1978, Art. 33, 34, 35 geregelt (vormals 180, es floss im Jahr 1978 in das Gesetz 833 ein, mit dem der Nationale Gesundheitsdienst eingerichtet wurde).

2 Die Länge der Aufenthaltsdauer ist ein Anzeichen dafür, dass oftmals die Wohneinrichtungen als Langzeitpflegeeinrichtungen genutzt werden und dass eine effektive rehabilitative Unterstützung, Recovery- und Empowermentorientierung nicht vorhanden sind oder ungenügend umgesetzt werden.

davon sind Ärztepersonal (Psychiater*innen und andere Fachärzt*innen), 10,4 Prozent sind Psycholog*innen; den Großteil macht das Pflegepersonal aus (42,2 Prozent), gefolgt von den soziosanitären und Sozialbetreuer*innen mit 12,2 Prozent, den Erzieher*innen und psychiatrischen Rehabilitationstherapeut*innen mit 7 Prozent und den Sozialarbeiter*innen mit 4,4 Prozent.

Im Jahr 2022 betrug die Anzahl der Nutzer*innen der Dienste der Psychischen Gesundheit 776.829, also 1.541,6 pro 100.000 Einwohner*innen; 285.101 Menschen waren das erste Mal in dem Jahr mit den Diensten für Psychische Gesundheit in Kontakt gekommen, 269.273 Menschen zum ersten Mal in ihrem Leben, was einer Inzidenzrate von 565,8 pro 100.000 Einwohner*innen entspricht.

Eine erhöhte Tendenz zu gemeindeintegrierter Versorgung ist in der Region Friaul-Julisch Venetien, der Provinz Trient und Südtirol sowie in Kalabrien zu beobachten, während in Sizilien und den Marken (Le Marche) eine ausgeprägte Neigung zur krankenhauszentrierten Versorgung besteht. Von besonderem Interesse ist die Tatsache, dass in den Regionen mit erhöhter Tendenz zu krankenhauszentrierten Strukturen die Pro-Kopf-Kosten deutlich höher ausfallen als in den anderen Regionen.

Die durchschnittlichen jährlichen Kosten der gemeindeintegrierten Dienste der Psychischen Gesundheit und der stationären psychiatrischen Versorgung betrugen 2020 zusammen 69,80 Euro pro Einwohner*in[3]. Der Anteil der Ausgaben für die psychiatrische Versorgung am nationalen Gesundheitsfonds betrug 3 Prozent[4].

Zusammenfassend kann Folgendes festgestellt werden:

1. Das Netz der gemeindeintegrierten Dienste der Psychischen Gesundheit kann als strukturiert und artikuliert bezeichnet werden und ist im gesamten nationalen Territorium vorhanden.
2. Die Anzahl der Krankenhausbetten für akute psychiatrische Aufnahmen ist unter den niedrigsten auf der Welt und entspricht der nationalen Planung.
3. Die Zahl der Zwangsbehandlungen ist unter den niedrigsten der Welt, auch wenn diese aufgrund der regional unterschiedlichen Datenerfassung wahrscheinlich unterschätzt ist.

---

3 Zum Vergleich: Deutschland: 510 Euro (OCSE und WHO 2020).

4 In Deutschland 2017: 11,3 Prozent; siehe https://de.statista.com/statistik/daten/studie/1081411/umfrage/ausgaben-fuer-geistige-gesundheit-als-anteil-an-gesundheitsausgaben-nach-laendern/

4. Die Betreuungs- und Behandlungskontinuität zwischen Krankenhaus und Territorium (Gemeinde) ist größtenteils unbefriedigend; nur 25 Prozent der Patient*innen haben eine psychiatrische Untersuchung innerhalb der ersten 14 Tage nach ihrer Entlassung erhalten.
5. Die Zahl der Plätze in den Einrichtungen Betreuten Wohnens beträgt mehr als das Doppelte der Vorgaben der nationalen Planung.
6. Der durchschnittliche Aufenthalt in betreuten Wohnungseinrichtungen ist deutlich länger als erwartet.
7. Die jährliche Prävalenz der behandelten Patient*innen entspricht 1,5 Prozent; die Inzidenz (neue Fälle) beträgt 0,5 Prozent.
8. Der Personalbestand liegt mehr als 25 Prozent unter den Vorgaben der nationalen Planung.
9. Die Ausgaben für die psychiatrische Versorgung (als Prozentsatz der Ausgaben für das gesamte Gesundheitssystem) sind die niedrigsten unter den G7-Ländern.
10. Die Tendenz zur krankenhauszentrierten Versorgung führt zu höheren Kosten für die Bevölkerung.
11. Eine erhöhte Tendenz zur gemeindeintegrierten Versorgung ist mit angemessener Personalausstattung realisierbar, die insgesamt auch keine höheren Kosten mit sich bringt.

Anhand der quantitativen Daten lässt sich das Verständnis bzw. die allgemeine Vorstellung ablesen, die das Versorgungssystem der Psychischen Gesundheit in Italien kennzeichnet: Es handelt sich um ein System, das darauf abzielt, die Menschenrechte von Personen, die unter psychischen Problemen leiden, zu gewährleisten, zu fördern und zu stärken. Um sicherzustellen, dass diese Rechte tatsächlich umgesetzt werden können, ist jedoch entscheidend, die Bedingungen herzustellen, die dies auch ermöglichen. Man denke beispielsweise an die inakzeptablen interregionalen Disparitäten oder die soziale und berufliche Ausgrenzung, die Menschen mit psychischen Erkrankungen immer noch erfahren, oder die nicht zu rechtfertigenden Barrieren, die die Gleichstellung körperlicher und psychischer Gesundheit im öffentlichen Gesundheitssystem verhindern.

Weiterentwicklung in heutiger Zeit

Mehr als 45 Jahre nach der Psychiatriereform besteht die einzige Möglichkeit, die Achtung der Menschenrechte mit dem Versorgungsauftrag zu verbinden, darin, einen Prozess der kontinuierlichen Umgestaltung der Praktiken in die Tat umzusetzen. Die Förderung der psychischen Gesundheit der Jugendlichen, der Frauen, Senioren, Menschen mit Migrationshintergrund, der Drogenabhängigen bei einer gleichzeitigen Zunahme der von Armut betroffenen Bevölkerung erfordert heute die Entwicklung neuer Instrumente, neuer Orte, neuer Bündnisse und institutioneller Beziehungen sowie neuer Wege der Vernetzung. All dies stellt uns vor wichtige grundlegende Fragen über die Zukunft der Dienste der Psychischen Gesundheit.

Folgende kritische Aspekte sollten nach unserer Auffassung schnellstens angegangen werden:

- Neubestimmung unserer Mission,
- Regionalismus und Stärkung der zentralen Governance,
- neue Organisation des »Humankapitals«,
- Entwicklung des kulturellen Kapitals und der fachlichen universitären Ausbildung,
- Teilhabe und Partizipation der Betroffenen und Angehörigen.

Die Mission der Psychischen Gesundheit

Als Erstes sollten der Gegenstand und der Einsatzbereich der Psychischen Gesundheit neu definiert werden. Die Reform von 1978 ist aus dem antiinstitutionellen Kampf gegen das psychiatrische Krankenhaus entstanden, einem Moloch, der zerstört werden sollte. Seither haben sich viele Dinge geändert, angefangen bei den demografischen und sozialen Merkmalen der italienischen Gesellschaft:

- die fortschreitende Überalterung der Bevölkerung,
- die Zunahme der Zahl von Menschen mit Mehrfacherkrankungen, längeren Verläufen und geringerem Selbstversorgungsgrad,
- die Zunahme der Einpersonenhaushalte,
- die Zunahme der Zahl der Menschen, die in Armut und Arbeitslosigkeit leben,

- die Migration und die Ankunft von Menschen, die Traumata erlitten haben,
- die Verbreitung psychoaktiver Substanzen auch bei sehr jungen Menschen,
- die Widersprüche des Strafvollzugs und dessen problematische Beziehung zur Psychiatrie.

All diese Elemente verweisen auf das »urbane Leiden«, für das die Dienste der Psychischen Gesundheit nicht nur geeignete Behandlungswege und Praktiken der Cura (Sorge-Behandlung) zur Verfügung stellen, sondern eine echte »soziale Vermittlungsarbeit« leisten müssen. Eine Vermittlung, die umso dringender ist, da aufgrund der genannten Phänomene der historisch bedeutende soziale Puffer der erweiterten Familie entfällt, die ihre Resilienzkräfte verloren hat, auch weil sie von der öffentlichen Politik nicht ausreichend unterstützt wurde.

Außerdem sollte die Rolle der Departments für Psychische Gesundheit in Bezug auf die sogenannten allgemeinen psychischen Störungen wie Angst, Depression und Phobie überdacht werden. Die erhöhte Anfrage nach psychotherapeutischen Interventionen darf nicht ignoriert oder an den Privatsektor delegiert werden: Das (vom ministeriellen Dekret 77) vorgesehene Setting des »Hauses der Gemeinde« (Casa della comunitá), die Aufstockung des Personals mit psychotherapeutischer Ausbildung und eine effizientere Zusammenarbeit mit den Hausärzten bilden allesamt Mosaiksteine, die unter Berücksichtigung des jeweiligen lokalen Kontextes und der vorhandenen Strukturen funktional zusammengesetzt werden müssen. Auch wenn diese Störungen von geringerer Intensität als schwere psychiatrische Leiden sind, trägt die Fähigkeit der Dienste, auf diesen Bedarf einzugehen, wesentlich dazu bei, das Vertrauen der Bürger*innen in das psychosoziale Hilfe- und Gesundheitssystem zu stärken.

Regionalismus und zentrale Governance

Die Überwindung des Problems des »Regionalismus« im Gesundheitswesen stellt eine weitere Priorität dar [gemeint ist, dass das verfassungsmäßig garantierte Recht auf Gesundheit durch den jeweiligen Wohnort positiv oder negativ beeinflusst wird, d. Ü]. Um diese Schwachstelle der föderalistischen Struktur zu überwinden, muss seitens der Zentralregierung eine kompetente und wirksame Steuerung der Gesundheitspolitik mit dem Ziel des Schutzes des Allgemeininteresses auf den Weg gebracht werden.

Das Informationssystem Psychische Gesundheit ist ein Beispiel für eine Technologie, die in den Dienst einer qualitativ hochwertigen Versorgung und Steuerung gestellt werden kann, aber noch weitgehend ungenutzt ist.

Humankapital und Organisation

Leider findet die Psychische Gesundheit weder im neuen nationalen Aufbau- und Resilienzplan (PNRR) noch im Dekret 77 zur Neudefinition der territorialen Versorgung im Gesundheitssystem Erwähnung. Es ist wahrhaft paradox, dass ein geradezu epochaler Neustart der Gesundheitsversorgung im Zeichen der Wohnortnähe, der häuslichen Pflege, der soziosanitären Integration und Inklusion geplant wird, während jener Teil der Gesundheitsdienste – die Dienste der Psychischen Gesundheit –, der seit mehr als 45 Jahren auf der Basis dieser innovativen Prinzipien arbeitet, so vernachlässigt wird, dass er in seiner Existenz bedroht erscheint. In einem Zusatzprotokoll des Gesundheitsministeriums ist jedoch der minimale Standard der Personalressourcen für die territorialen Aktivitäten der Dienste der Psychischen Gesundheit definiert worden, den es anzustreben gilt (41.448 Mitarbeitende anstatt der aktuellen 30.101).

Kulturelles Kapital und universitäre Ausbildung

Selten wird dem Problem auf den Grund gegangen, dass an den Universitäten das Denken und die Praxis Basaglias überwiegend marginalisiert werden. Dabei geht es nicht um die Präsentation apologetischer Positionen, sondern darum, dass die Konstruktion von Praktiken und Kenntnissen in der Arbeit der Dienste der Psychischen Gesundheit einerseits und andererseits die theoretischen, vorwiegend biomedizinischen Kenntnisse, welche die universitäre Ausbildung der zukünftigen Psychiater*innen prägen, weitgehend unverbunden nebeneinanderstehen. In der gegenwärtigen Situation weist die psychiatrische Facharztausbildung einige besonders kritische Aspekte auf:

- die Entwicklung von personenzentrierten therapeutisch-rehabilitativen Projekten, die auf Enabeling (Befähigung), Empowerment und soziale Inklusion und nicht nur auf die pharmakologische Symptombekämpfung ausgerichtet sind;

- die Steuerung komplexer Multiproblemfälle sowohl auf klinischer als auch auf sozialer Ebene;
- das Verhältnis zwischen Psychiatrie und Justiz bei Straftätern mit psychiatrischen Störungen;
- die Integration der sozialen und gesundheitlichen Sektoren in der Zusammenarbeit mit den lokalen politischen Akteuren;
- die Zusammenarbeit mit den privaten gemeinnützigen Trägern, den ehrenamtlichen Organisationen und Vereinen Erfahrener;
- die Fähigkeit, in multiprofessionellen Teams zu arbeiten.

All dies sind nur einige der Bereiche, denen die akademische Ausbildung derzeit nicht gerecht wird.

Partizipation und Teilhabe der betroffenen Menschen

Die Rahmenbedingungen für eine größere (Vertrags-)Macht der Nutzer*innen zu schaffen, ist ein Thema von absolut zentraler Bedeutung: Die Person mit ihrer einzigartigen Identität, als Trägerin von Bedürfnissen und als Inhaberin von Rechten ist Protagonistin des Genesungsprozesses und nicht ein passives Objekt der Intervention. In der Beteiligung der Erfahrenen an der Organisation, den Aktivitäten und deren Evaluierung besteht die eigentliche Innovation im Bereich der öffentlichen Gesundheit und der psychischen Gesundheit der letzten Jahrzehnte. Die Partnerschaft zwischen Fachkräften und Patient*innen ist der Schlüssel, um das System zu verändern, ein System, das immer noch auf die Krankheit und den Arzt fixiert ist und das trotz guter Absichten *kostspielig, verschwenderisch, zersplittert und zu oft gleichgültig den Menschen gegenüber ist* und in dem immer noch Praktiken angewendet werden, die gegen die Menschenrechte verstoßen. Es ist kein Zufall, dass jene Institutionen, die für diese echte Revolution am wenigsten empfänglich oder durchlässig sind, am weitesten von den tatsächlichen (Gesundheits-)Bedarfen der Community entfernt sind.

Die wirkmächtige Innovation der demokratischen Beteiligung darf jedoch nicht als bloßes Instrument zur Steigerung der Effizienz von Gesundheitsdiensten instrumentalisiert werden. Vielmehr handelt es sich um eine grundlegende Veränderung der Struktur und der Machtverteilung im Gesundheitswesen, der Überwindung der ahistorischen paternalistischen Position des Arztes sowie darum, die Mission, nämlich die Kernaufgaben der Gesundheitsversorgung, wieder in das Zentrum der Aufmerksamkeit zu rücken. Es wäre konkret zu überprüfen, inwieweit die reale Teilhabe, die kritische Mitbestimmung der Nutzer*innen und Familienangehörigen auf allen Ebenen konstitutiver Bestandteil der Governance-Mechanismen der Departments und der Dienste für die Psychische Gesundheit sind.

Auf jeden dieser Punkte wird man zurückkommen müssen, mit dem Wissen, dass es »eine Zeit zum Aussähen, eine Zeit zum Ernten gibt« (Giordano Bruno in *Von den heroischen Leidenschaften*).

Übersetzung: Luciana Degano Kieser, Alessandro Kieser, Kirsten Maria Düsberg

Fabrizo Starace, Direktor des Departments für Psychische Gesundheit und Abhängigkeitserkrankungen des universitären Sanitätsbetriebs Modena; Vorsitzender der »Società italiana di epidemiologia psichiatrica (SIEP)« (Italienische Gesellschaft für psychiatrische Epidemiologie). Seit 2019 Vorstandsmitglied des Consiglio Superiore di Sanità (Oberster Wissenschaftsbeirat des Gesundheitswesens), 2021–2023 Koordinator des Technikbeirats für Psychische Gesundheit des italienischen Gesundheitsministeriums. 2021 ist er für seinen Einsatz für das öffentliche Gesundheitswesen zum »Grande Ufficiale dell'Ordine al Merito della Repubblica Italiana« (Großoffizier des Verdienstordens der italienischen Republik) ernannt worden.

Überwindung von Zwang und Gewalt in der Akutpsychiatrie

Der Psychiatrische Dienst in Meran

Verena Perwanger

Das Jahr 1978 hat in Italien mit der Verabschiedung des Gesetzes 180/1978 – auch gemeinhin bekannt als »Basaglia-Gesetz« – und der Reform des staatlichen Gesundheitssystems eine grundlegende Weichenstellung für die psychiatrische Versorgung bewirkt. Prozesse, die in anderen Ländern langsam und selten flächendeckend angestoßen wurden, waren somit in Italien beinahe über Nacht eine neue Realität: die Schließung der psychiatrischen Anstalten, der Aufbau wohnortnaher Dienste durch die Zentren für Psychische Gesundheit (ZPG) und die Wiedereingliederung der psychiatrischen Krisenversorgung in Abteilungen innerhalb der allgemeinen Krankenhäuser.

Die Freiheit der Patient*innen, ihre Behandlung zu bestimmen, und ihr Recht auf Gesundheit stehen seitdem im Zentrum der Überlegungen des psychiatrischen Handelns. Eventuelle Ausnahmen mit der Anwendung von Zwang – wie etwa Zwangseinweisung oder Zwangsbegutachtung (»Trattamento sanitario obbligatorio« oder »Accertamento sanitario obbligatorio«) – sind streng definiert und reglementiert und – anders als in anderen Ländern – nicht an das Risiko der Selbst- oder Fremdgefährdung gebunden. Sie sind nur möglich, wenn Patient*innen aufgrund ihrer Erkrankung ihr Recht auf Gesundheit nicht angemessen wahrnehmen können und dringende Behandlung brauchen und sofern mögliche Alternativen nicht umsetzbar sind oder akzeptiert werden.

Bis heute ist das Basaglia-Gesetz nicht unumstritten. Es gab in der Vergangenheit schon verschiedene Versuche, es wieder abzuschaffen oder abzuändern, die aber meistens an der Kurzlebigkeit der jeweiligen Regierungen oder am Widerstand der psychiatrisch Tätigen gescheitert sind. Die Umsetzung erfolgte in verschiedenen Regionen aber durchaus unterschiedlich, oft erschwert durch lokale Politik oder Verwaltung, sodass sich italienweit ein gemischtes Bild von exzellenten und mehr oder weniger effizienten Diensten entwickelt hat.

Die Provinz Südtirol war durchaus kein Vorreiter in der Umsetzung des Basaglia-Gesetzes. Erst nach vielen Widerständen und Verzögerungen wurde ab dem Ende der 1990er-Jahre – also fast zwanzig Jahre nach der Verabschiedung des Gesetzes 180 – mit dem Aufbau eines psychiatrischen Betreuungsnetzes in der Provinz begonnen. Ein engagiertes junges Team unter der damaligen Leitung von Lorenzo Toresini fand dann in Meran aber gute Voraussetzungen für die Umsetzung wegweisender Ideen vor. Seither hat der Dienst das Ziel konsequent weiterverfolgt, ein modernes wohnortnahes Betreuungsmodell aufzubauen, das die Grundlagen des Basaglia-Gesetzes mit aktuellen wissenschaftlichen Entwicklungen und innovativen Ansätzen verbindet. Erklärtes Ziel bleibt dabei, Zwang in jeder Form so weit als möglich zu reduzieren und vor allem auf körperliche Fixierung ganz zu verzichten.

Die Neueröffnung einer Akutstation im Jahr 2000, in der vom ersten Tag an auf Fixierungsmaßnahmen verzichtet wurde, zwang das Team, alternative Vorgehensweisen zu entwickeln. Von Vorteil war dabei sicher auch, dass ein komplettes Team gleichzeitig mit dieser Praxis zu arbeiten begann. Mit den Jahren ist dies für alle Mitarbeitenden zu einer Selbstverständlichkeit geworden. Dennoch bedarf es einer ständigen Überprüfung, Unterstützung der Mitarbeitenden und Diskussion im Team. Die Faktoren, die diese Praxis ermöglichen, wurden und werden immer wieder reflektiert, diskutiert und den neuen Entwicklungen angepasst.

Herausforderungen

Auch in Meran sind die Herausforderungen an den Psychiatrischen Dienst erheblich: Hohe Suizidraten in der Provinz, die Zunahme von Alkohol- und Drogenkonsum, Migration und die zunehmende Gewaltbereitschaft stellen heute besondere Herausforderungen dar. Zudem erschweren auch Personalmangel, die Verknappung von Ressourcen und verschiedene soziale und gesellschaftliche Entwicklungen die alltägliche Praxis.

Die Vermeidung von Zwang und die Praxis des No-Restraint beruhen auf einer Vielzahl von Faktoren, die sich wie in einem Puzzle zusammenfügen und alle gleichermaßen eine Rolle spielen. Organisation, Prozessabläufe, Schulung, Haltung des Personals und andere Aspekte will ich kurz umreißen:

Tabelle: Daten zum Psychiatrischen Dienst Meran

- Einzugsgebiet mit ca. 138.000 Einwohner*innen, davon 40.000 in der Stadt Meran, die Mehrheit in einer weit verzweigten ländlichen Region
- drei Zentren für Psychische Gesundheit (ZPG) – zwei davon in Meran und eines im Vinschgau
- eine Akutstation mit zehn Betten
- ein Psychiatrisches Rehabilitationszentrum mit 24 Betten und verschiedenen Werkstätten
- zwei Wohnheime mit je zwölf Betten
- rund 2.700 Patient*innen jährlich in Behandlung
- etwa 330 stationäre Aufnahmen pro Jahr mit einer mittleren Aufenthaltsdauer von neun Tagen, davon jährlich 25–30 Aufnahmen in einem Zwangskontext (»Trattamento sanitario obbligatorio«, TSO)

Quelle: ASTAT – Landesamt für Statistik / Autonome Provinz Bozen, https://astat.provincia.bz.it

Betreuungskontinuität: Jedes Zentrum für Psychische Gesundheit ist für die Patient*innen in einem geografischen Einzugsgebiet verantwortlich und betreut diese von der ersten Kontaktaufnahme an in allen Phasen ihres Behandlungsprozesses. Die psychiatrische Akutstation im Krankenhaus ist keine separate Einheit, sondern Teil des »Territoriums«, und die behandelnden Psychiater*innen betreuen ihre Patient*innen sowohl im Zentrum für Psychische Gesundheit als auch während der stationären Aufnahme oder der Aufnahme in einer Wohneinrichtung. Sie entscheiden über Therapie, Aufnahme und Entlassung und können somit zeitnah und flexibel intervenieren und frühe Entlassungen ermöglichen, da sie die Nachbetreuung garantieren und weil die ambulante Behandlung nahtlos auf die stationäre folgt.

Teambildung: Die multidisziplinären Teams in den Zentren für Psychische Gesundheit – bestehend aus Ärzt*innen, Psycholog*innen, Krankenpfleger*innen, Sozialassistent*innen und Pflegehelfer*innen – sind in komplexen Situationen von Beginn an mit einbezogen. Sie stellen bei erstmaliger stationärer Aufnahme sehr schnell einen Kontakt zu den Patient*innen her und sind auch in der Folge regelmäßig auf der Abteilung anwesend, tauschen sich mit dem Pflegepersonal der Akutstation aus und intervenieren bei Bedarf auch in kritischen Situationen. Durch den langfristigen Kontakt kennen die Mitarbeitenden die Patient*innen gut, können Frühwarnzeichen schneller identifizieren oder Risikofaktoren erkennen und mit den Patient*innen besprechen, Vereinbarungen für Krisensituationen treffen und die Informationen den Kolleg*innen weitergeben. Regelmäßige Fallbesprechungen und die Anwesenheit der Bezugspersonen des ZPG bei den Besprechungen in der Abteilung ermöglichen den Informationsfluss in beide Richtungen. Hilfreich ist dabei auch die einheitliche elektronische Patientenakte, die bei Bedarf von allen Einheiten des Dienstes eingesehen werden kann und in der alle stationären und ambulanten Behandlungsprozesse, Vereinbarungen und Therapien abgebildet sind.

Assertive Community Treatment: Häufige Hausbesuche der Teams am Wohnort der Patient*innen ermöglichen eine kontinuierliche Beurteilung der Situation, den Kontakt mit den Familienangehörigen und die Vermittlung bei Konflikten. Die Erreichbarkeit der Bezugspersonen im ZPG oder über Telefon und die Aufrechterhaltung des Kontakts über längere Zeiträume erleichtern es den Patient*innen, rechtzeitig Hilfe zu suchen. So ist auch in Krisensituationen weitgehend die Betreuung am Wohnort vor einer stationären Behandlung möglich.

Netzwerkarbeit: Voraussetzung für die wohnortnahe Betreuung sind die enge Verbindung zu den Institutionen und Bezugspersonen im Territorium sowie eine konstante Netzwerkarbeit. Die Teams der ZPGs halten regelmäßigen Kontakt zu den Ärzt*innen für Allgemeinmedizin, den Sprengeldiensten, der Hauskrankenpflege, zu Gemeinden, Bürgermeister*innen und Ordnungskräften. Gemeinsame Schulungen, Protokolle für die Zusammenarbeit in Krisensituationen, vor allem aber der persönliche Kontakt und eine vertrauensvolle Beziehung, die über Jahre aufgebaut wurde, stellen die Voraussetzung dar, um im Krisenfall rasch und koordiniert eingreifen zu können. Gerade im Hinblick auf junge Patient*innen ist die Zusammenarbeit mit Jugendzentren und Streetworker*innen wesentlich. Die Mitarbeitenden des ZPG haben keine Scheu, sich in ungewöhnliche Settings – ob Jugendtreff oder Fitnessstudio – zu begeben, wenn dadurch der Kontakt zu Patient*innen besser hergestellt werden kann. Regelmäßige Kontakte zu den Schulen und Besuche von Schulklassen in unseren Einrichtungen wirken der Stigmatisierung entgegen und bahnen den Weg für Jugendliche, um im Bedarfsfall leichter Hilfe zu suchen.

Institutionenkontakte: Die Teams des ZPG besuchen regelmäßig auch die Einrichtungen für Menschen mit Behinderung und die Altersheime des

Einzugsgebiets und schulen die Mitarbeitenden dieser Einrichtungen im Umgang mit psychisch erkrankten oder verhaltensauffälligen Bewohner*innen.

Value-based Psychiatry: Gemeinsam ist allen in der akutpsychiatrischen Arbeit Tätigen der Ansatz einer Value-based Psychiatry, einer Praxis, die soziale und kulturelle Aspekte, Wünsche und Vorlieben der Patient*innen berücksichtigt und mit einem evidenzbasierten Behandlungsansatz verknüpft. Dies bedeutet *Ver*handeln statt *Be*handeln, die Bereitschaft zur Diskussion sowie Akzeptanz der Entscheidungen der Patient*innen, auch wenn wir sie nicht teilen. Das Aushalten von Therapieabbrüchen, Krisen und Rückfällen, ohne einen Beziehungsabbruch zu vollziehen, verlangt viel Geduld, Ausdauer und Rückhalt im Team, macht sich aber langfristig für beide Seiten bezahlt. Ein recoveryorientierter Ansatz, der die Menschen in die Lage versetzt, selbstbestimmt mit und trotz ihrer Störung zu leben, bewegt sich aus unserer Erfahrung in diesem Spannungsfeld von stabiler Beziehung zwischen Patient*innen und Betreuungsteam – sozusagen dem Sicherheitsnetz in Krisensituationen – und dem selbstverantworteten Weg zur Genesung.

Trialog: Betroffenen auf Augenhöhe zu begegnen und ihnen eine gleichberechtigte Stimme zu geben ist auch das Ziel der trialogischen Treffen, die in Meran begonnen wurden und sich mittlerweile – trotz einiger Widerstände – auch in anderen Bezirken durchgesetzt haben. Der Austausch mit Betroffenen und Angehörigen ist für die Mitarbeitenden eine Gelegenheit, eine andere Perspektive einzunehmen und die Sichtweise der Betroffenen einzubeziehen.

Genesungsbegleitung: Die Anwesenheit von Genesungsbegleiter*innen in den ZPGs und auf der Akutstation hat die Dynamik in den einzelnen Teams massiv verändert und den Mitarbeitenden neue Aspekte aufgezeigt, die sich sehr positiv auf den Umgang mit den Patient*innen auswirken. Die Betroffenen nehmen das Angebot in der Regel gerne und ohne Vorbehalt an und die Genesungsbegleiter*innen leisten wertvolle Vermittlungsarbeit. Trotz vieler institutioneller Widerstände in der Umsetzung des Projekts ist es in Meran in Zusammenarbeit mit den Vertreter*innen der Angehörigen und einem externen Verein gelungen, die Grundlage für die Beschäftigung von Genesungsbegleiter*innen zu legen und sie im psychiatrischen Betreuungsnetz zu etablieren. Mittlerweile haben auch andere Bezirke und Dienste das Potenzial der Genesungsbegleiter*innen erkannt, sodass die Nachfrage beständig steigt.

Schulung der Mitarbeitenden: Der Umgang mit hoch angespannten Patient*innen setzt Mitarbeitende besonderen Belastungen aus. Aggressive Übergriffe gegen Mitarbeiter*innen sind für diese und das gesamte Team schwer belastend und führen ihrerseits wieder zu einer Zunahme der Anspannung und des Kontrollbedarfs. Daher war die Frage, wie wir unsere Mitarbeiter*innen in die Lage versetzen können, sicher mit herausfordernden Situationen umzugehen, eine wesentliche Überlegung bei der Umsetzung des No-Restraint-Konzepts. Seit Jahren fördert der Dienst die Ausbildung aller Mitarbeitenden in gewaltfreien und patientenschonenden Deeskalationstechniken. Die Tatsache, dass der*die Pflegekoordinator*in, das verantwortliche ärztliche Personal der Abteilung und ich als Leiterin des Dienstes selbst auch ausgebildete Deeskalationstrainer*innen und in kritischen Situationen oft vor Ort anwesend sind, erleichtert die Umsetzung der Konzepte in der täglichen Praxis und eine stetige Reflexion eventueller Vorfälle. Fürsorge für traumatisierte Mitarbeiter*innen, kollegiale Ersthilfe und ein Nachsorgekonzept, falls doch Zwischenfälle oder Übergriffe passieren, sind ebenfalls wichtige Elemente, damit sich die Mitarbeiter*innen in kritischen Situationen nicht alleingelassen und ausgeliefert fühlen und damit leichter auf die machtvolle Ausübung von Zwang verzichten können.

Nicht nur Vorteile

Die Versorgungsverpflichtung, die der Dienst für das gesamte Einzugsgebiet hat, und die weitgehende Entbindung der Patient*innen von finanziellen Eigenleistungen führen teilweise zu einer Anspruchshaltung, die über das angemessene Maß hinausgeht. Die Erwartungshaltung ist dementsprechend groß, allumfassende Angebote, auch stationärer Art, zu erhalten, und die Eigenverantwortung für die Erreichung einer Verbesserung sinkt damit ab. Die Tendenz gerade auch der Familien, ihre kranken Angehörigen in einer Einrichtung definitiv »unterzubringen« und die Verantwortung für die ganze weitere Entwicklung an den Dienst zu delegieren, muss immer wieder infrage gestellt werden, um nicht Abhängigkeit und Assistenzialismus zu erzeugen. Aber auch verschiedene Institutionen neigen dazu, dem psychiatrischen Dienst die volle Verantwortung für alle Lebensaspekte der Patient*innen zuzuschreiben. Hier sind konstante Netzwerkarbeit und Diskussion nötig, was aber manchmal auch sehr mühsam und zeitraubend ist. Die vielen Akteur*innen im Bereich der Psychischen Gesundheit an einen Tisch zu bringen, um die bestmögliche Lösung für die Patient*innen zu finden, ist daher aus institutionellen Gründen oft keine leichte Aufgabe.

Die Mitarbeitenden der ZPGs – insbesondere das Pflegepersonal – erleben einerseits viel Verantwortung und Entscheidungsbefugnis und entsprechende Befriedigung im Kontakt mit den Patient*innen. Gleichzeitig wird ihnen viel Flexibilität und Einsatzbereitschaft abverlangt. Es besteht daher auch ein Risiko der Überforderung und des Überschreitens persönlicher Grenzen. Das Erkennen persönlicher Grenzen, die Selbstfürsorge und die positive Begrenzung der betreuten Personen sind immer wieder Themen, die besprochen werden müssen, um Mitarbeiter*innen nicht in den Burn-out abrutschen zu lassen. Mit der Entwicklung des Personalnotstands, der zunehmenden Alterung des Personals und der Steigerung der Anforderungen hat sich dieses Problem in den letzten Jahren noch deutlich verschärft.

Der Mangel an Akutbetten mit der Notwendigkeit rascher Entlassungen ist zwar in vielen Fällen sinnvoll und ermöglicht gerade auch durch den nahtlosen Übergang meistens eine wohnortnahe Betreuung. Mitunter kann die rasche Entlassung aber auch zu einer erneuten Verschlechterung des Zustands der Patient*innen und zu einer Wiederaufnahme führen, was für alle Beteiligten, und vor allem für die Patient*innen, frustrierend und demotivierend sein kann.

Die Zukunft wird neue, noch nicht absehbare Herausforderungen für die psychiatrische Versorgung mit sich bringen und noch viele Veränderungen in den Betreuungsmodellen und Therapieansätzen erfordern. Das Erbe Franco Basaglias zu bewahren und als wertvolles Richtmaß zu nutzen, aber es gleichzeitig in die Gegenwart zu übersetzen und die Praxis ständig zu aktualisieren, sind besondere Herausforderungen. Gerade um dem Ziel der Vermeidung von Zwang und Gewalt in der Psychiatrie immer näherzukommen, braucht es Mut zur Innovation, Lösungen, die den lokalen Gegebenheiten angepasst sind, Bereitschaft, traditionelle Modelle infrage zu stellen, und die Fähigkeit zum konstruktiven Konflikt. Vermeidung von Zwang muss in psychiatrischen Diensten ein wichtiges Ziel bleiben, auch wenn es vermutlich nie ganz erreicht werden kann.

Verena Perwanger, Dr. med., Fachärztin für Psychiatrie, systemische Psychotherapeutin und Supervisorin, Deeskalationstrainerin. Von 2003 bis 2014 Leiterin des Psychiatrischen Rehabilitationszentrums »Haus Basaglia« in Meran. Seit 2014 Primarärztin des Psychiatrischen Dienstes Meran im Südtiroler Sanitätsbetrieb. Kontakt: verena.perwanger@sabes.it

Mit Franco Basaglia und Frantz Fanon über die »Pathologien der Staatsbürgerschaft« nachdenken[1]

Roberto Beneduce & Simona Taliani

Bei seinen Überlegungen zur Lage der »Insassen bzw. Kranken« in den psychiatrischen Anstalten, insbesondere zur Funktion und zum Gebrauch der psychiatrischen Diagnosen, speziell der Schizophrenie, hat Franco Basaglia in den 1960er-Jahren ein Vokabular verwendet, das teilweise dem des Psychiaters Frantz Fanon (geboren in Fort-de-France auf Martinique 1925, gestorben in Washington 1961) verwandt war. Basaglia betonte, dass es keine Fortschritte beim Verständnis dieser Themen geben könne, wenn die Rolle, die die Kategorien »Rasse« und Klasse in den diagnostischen Dispositiven spielen, nicht berücksichtigt werden würde. Ausgrenzung, Entmenschlichung, Verdinglichung [im Sinne von »zum Ding gemacht werden«, d. Ü.] sind Schlüsselbegriffe der Fanon'schen Analyse der Lage der Kolonisierten, die wir bei Basaglia wiederfinden. »Bei der Untersuchung der Elemente, auf denen die rassische und klassistische Diskriminierung beruht, wird deutlich, dass ein wesentlicher Zug der Ausgeschlossenen ihr Objekt-Charakter (ihre Verobjektivierung) ist und, bei näherer Betrachtung, ihre Reduzierung auf reine Körperlichkeit, Materialität, Passivität« (Basaglia 1967/1981, S. 459).

Basaglia, der wie Fanon den von den akademischen Debatten auferlegten Grenzziehungen zwischen den Disziplinen wenig Beachtung schenkte, verknüpfte in ein und demselben Fresko nicht nur die unterschiedlichen Figuren der *Verdammten*, der *Letzten*, der *Verrufenen* (Foucault 2009), sondern auch die Logik und die Dispositive, der sie ihre Entstehung verdankten. In der Debatte über die »Geisteskrankheit« wurde das Thema des Sündenbocks zum Prisma, durch das man die Geschichte aller »Unerwünschten« neu lesen konnte: »Die Technik des Sündenbocks ist [...] zu einer Waffe der Macht geworden, die durch die Auswahl und den Ausschluss unerwünschter Gruppen den Wert der eigenen [dominanten] Position aufrechterhält [...]. Von Zeit zu Zeit waren

1 Es handelt sich um eine gekürzte Fassung des Artikels »Patologie di cittadinanza, techniche di liberazione (Pathologies of citizenship, techniques of liberation)« in: *aut aut* (2023), 398, S. 178–197.

es die Sklaven, das Proletariat, die Schwarzen, die Juden, die ›Verrückten‹, die Frauen, die Kinder, die ›Irregulären‹, die ›Außenseiter‹, die ›störenden Elemente‹, die nach Klassen, Kategorien, wissenschaftlichen Definitionen katalogisiert wurden [...]. In letzter Zeit finden wir in den Illustrierten fortlaufend Beispiele, ich würde sagen, paradigmatische [...] zum Beispiel auf der Titelseite das Foto eines ermordeten Schwarzen« (ebd., S. 458, 460.).

Diese Worte hätte Basaglia auch heute schreiben können, und dass er auf der zentralen Bedeutung des Themas des Rassismus beharrt, ist entscheidend – prophetisch geradezu. Heute spricht zum Beispiel Michel Agier (2008) von Asylbewerber*innen als den »unerwünschten« Subjekten.

Uns scheint es, dass wir bei den hier zitierten Stellen die Geschichte der diagnostischen Kategorien wiederfinden, so wie sie vor einigen Jahren von Jonathan H. Metzl erzählt wurde: Er konnte nachweisen, wie in den Vereinigten Staaten die Verwendung des Begriffs der Schizophrenie zunehmend rassistisch konnotiert war und vor allem bei Angehörigen der afroamerikanischen Minderheit immer häufiger angewandt wurde, also als eine »rassifizierte Diagnose« (»racialised diagnosis«) oder besser gesagt: eine »Metapher für Rasse« (Metzl 2010, S. 109).

Wir wollen mit unseren Überlegungen aufzeigen, wie diagnostische Kategorien und institutionelle Gewalt heute zusammenwirken, um das zu konstruieren, was man als »Pathologien der Staatsbürgerschaft« bezeichnen kann. Dies ist ein nützliches Konzept, um den Ort zu erkunden, an dem heute psychiatrisches Wissen und neue Ausdrucksformen der Disziplinargesellschaft aufeinandertreffen.

Wir glauben, dass wir uns nicht weit von dem von Basaglia eingeschlagenen Weg entfernen, wenn wir die Art und Weise hinterfragen, in der heute Institutionen fortlaufend den idealen, *normalen Bürger* fabrizieren, während sie gleichzeitig abweichende oder *unsichtbare* Staatsbürgerschaften konstruieren. Die Zunahme der Obdachlosen, von städtischen Räumen ohne Dienstleistungen und Infrastrukturen – die Loïc Wacquant (1992) unter Rückgriff auf die Begriffe »Verödung« und »Ghettoisierung« untersucht hat – und die sich immer weiter ausdehnenden *Territorien der Aussichtslosigkeit* sind Phänomene, die uns mit Basaglias Einsichten über die gesellschaftliche Produktion der Exklusion bzw. der Ausgeschlossenen im modernen Nationalstaat konfrontieren.

In diesen »Zonen der Nicht-Existenz« (dieser Ausdruck stammt von Fanon 1952, S. 6) treffen wir auf Männer und Frauen, die zunehmend aus dem Produktionsprozess ausgeschlossen werden und die nicht in der Lage sind, die Last der Wohnungs- oder Gesundheitskosten zu tragen. Oft handelt es sich um Einwander*innen oder Asylbewerber*innen ohne festen Arbeitsplatz und ohne Aufenthaltsgenehmigung, die in ein Territorium der Nichtexistenz zurückgestoßen werden, wo sie zu endloser existenzieller Ungewissheit verurteilt sind, einem Zustand, in dem die Auswirkungen verheerender iatrogener Mechanismen erkennbar sind.

Die Medien bieten uns seit Jahren unablässig bruchstückhafte Bilder der Routen der Verstoßenen und der Bewegungen der Abgeschobenen; Bilder der Verlassenheit, Verwahrlosung, der Zusammenbrüche oder Explosionen. Mit Blick auf die Krise des Wohlfahrtsstaates, auf die Militarisierung der Grenzen und die Verschärfung der Regeln für die Anerkennung des internationalen humanitären Schutzes haben Étienne Balibar einerseits und Xavier Jonathan Xavier Inda andererseits Konzepte wie die »Anti-Technologien der Staatsbürgerschaft und Bürgerrechte« (»anti-technologies of citizenship«) vorgeschlagen. Inda (2005) tut dies im Hinblick auf den Umgang mit den illegalen Einwanderern in den Vereinigten Staaten; Balibar (2002) analysiert, was die »Grenze« in Europa geworden ist, und fragt, ob und unter welchen Bedingungen in diesem zerrissenen und zutiefst misstrauischen Europa das Konzept einer Staatsbürgerschaft bzw. einer auf Bürgerrechten gegründeten Existenz noch denkbar ist.

Eingefrorene Bilder

Wenden wir uns nun jenen Körpern zu, die mit den in den Räumen der psychiatrischen Krankenhäuser eingeschlossenen Körpern die »unerträgliche Erfahrung derjenigen teilen, die mit dem Bewusstsein leben, ›Ausgeschlossene‹ zu sein« (Basaglia 1966/1981, S. 324). Diese Kategorie entnimmt Basaglia dem fanonschen Vokabular, weil er glaubt, dass die von dem martinikanischen Psychiater angebotene Interpretation des Zustands des »schwarzen Mannes« in der Tat auf all jene Menschen ausdehnbar ist, die sich – mit verlorenem Blick und innerlicher Leere – nach und nach an eine Macht anpassen, die mit Zwang und autoritärer Willkür regiert (ebd., S. 287). Dass Basaglia sich bezüglich dieser zentralen Kategorie von Fanon inspirieren ließ, stellt für uns eine wesentliche Verbindungslinie dar.

Der kolonisierte Mensch und der institutionalisierte Psychiatriepatient teilen eine ähnliche Erfahrung: Das psychiatrische Krankenhaus ist »eine Zone der Nicht-Existenz« (Fanon 1952, S. 6) , wie es die Kasbah im kolonialen Algerien oder der von dem Morbus der Apartheid und der Rassentrennung angeschwollene Slum in den südafrikanischen Städten war. Heute tauchen in den städtischen Ghettos, in den »Zonen der Verwahrlosung« (Biehl 2005) neue Formen des Ausschlusses auf: die vielen Asylbewerber*innen, die erleben, wie ihnen ihre Zeit im zermürbenden Warten auf eine Antwort auf ihre Gesuche gestohlen wird oder wie sie durch die Unsichtbarkeit der Ablehnung ihres Antrags, die sich in der grauen Routine der Bürokratie vollzieht, in Vergessenheit geraten. Es überrascht nicht, dass in diesem Labyrinth des *politischen Leidens* heute das Symptom der katatonen Reaktion wieder auftaucht, das gleichzeitig mit der Schließung der Anstalten aus den nosografischen Klassifikationen der Psychiatrie verschwunden zu sein schien. Schon Basaglia fragte sich, welche neuen Formen der »Ausgrenzung und damit der Regression« auftauchen würden, wenn man sich nur noch »innerhalb transparenter, aber dadurch nicht weniger erdrückenden Mauern« bewegt (Basaglia 1981, S. 328).

Wir denken dabei an das *Resignationssyndrom,* bei dem der Körper der Asylbewerber*innen heute etwas ausdrückt, was früher in den Totalen Institutionen zu beobachten war, nämlich sich aus einer Welt zurückzuziehen, die sie ablehnt und erniedrigt. Bei der Untersuchung des Prozesses, der zu dieser neuen Diagnose geführt hat, werden wir die Perspektive einer *politischen Phänomenologie* einnehmen, die in der Lage ist, die Bedeutung und die Genealogie dieser scheinbar rätselhaften Symptome zu erhellen, die eine basaglianische Lesart vorhergesehen und verstanden hätte. Es stellt sich also die Frage, warum dieses Syndrom lange Zeit als *rätselhaft* galt.

Das Uppgivenhetssyndrom wurde als »Schneewittchensyndrom« oder »Dornröschensyndrom« bezeichnet, gerade so, als ob versucht würde, das, was eigentlich einen überwältigenden Exzess an Realität darstellt (das Scheitern des Migrationsprojekts; der Umstand, neuen institutionellen Verfolgungen ausgesetzt zu sein; die Verengung der eigenen Zukunft), als etwas »Märchenhaftes« erscheinen zu lassen Die Patient*innen, die als apathisch und passiv beschrieben werden, haben auf diese Weise indes einen echten *Ausweg aus der Welt* gefunden. Dank der Arbeit der Journalistin des *The New Yorker* Rachel (Aviv 2017) wurden einige Informationen über diese betäubten Leben (diese Leben –für – den – Tod) international bekannt.

Die Genealogie dieser umstrittenen diagnostischen Kategorie zu rekonstruieren, ist dringend erforderlich, um zu verstehen, wie moderne Staatsbürgerschafts- und Asylpolitiken Leiden oder besser gesagt: spezifische »Pathologien der Staatsbürgerschaft« *erzeugen.* Das Resignationssyndrom ist ein exemplarischer Fall des in den frühen 1990er-Jahren beschriebenen *Pervasiven Verweigerungssyndroms* (Lask u.a 1991), das in der schwedischen Version der ICD-10 von 2014 mit einem eigenen autonomen Code innerhalb der depressiven Störungen (F 32.3) klassifiziert wurde und Gegenstand endloser Interpretationen war und ist: ein neues *Culture Bound Syndrome* (Forslund & Johansson 2013), eine Form von »imitativer Katatonie« (Hacking 2010), ein Ausdruck von PTBS und sogar als neurobiologisch begründete Krankheit, als *Hyperarousal des autonomen Systems* (Nunn u. a. 2014). Diese schwindelerregenden Interpretationen sind beredt: Das Beschwören des kulturellen Hintergrunds, eines traumatisierenden Ereignisses, eines nachahmenden Verhaltens und schließlich einer biologischen Ursache bringen das diagnostische Stottern angesichts einer Form des Leidens zum Ausdruck, dessen politischer und sozialer Kontext ignoriert oder als irrelevant betrachtet wird.

Biologisierung (Naturalisierung), *Animalisierung* der Betroffenen, Verdächtigungen: Erst werden Zweifel geäußert, ob das beobachtete Syndrom absichtlich durch Einwirkung bzw. Misshandlung seitens eines Familienangehörigen hervorgerufen wurde (»malingering by proxy«) und schließlich wird der äußerste Verdacht aufgestellt: dass diese apathischen Körper ihren Zustand nur vortäuschen, um in Schweden bleiben zu können. Dieser Diskurs ist uns vertraut. Es ist der Rhythmus, den wir unzählige Male in der rassistischen Sprache und den Kategorien der kolonialen Psychiatrie gehört haben und der im Fall von Einwander*innen und Asylbewerber*innen auf monotone und unheimliche Weise widerhallt (Sallin u. a. 2021).

Die Re-Historisierung der Symptome

Daniel Butler spricht in einem Werk, das er diesem Syndrom gewidmet hat, von der »Inkorporation der Tödlichkeit des Staates« seitens der Betroffenen (Butler 2020, S. 333–357). Es ist die lange Zeit, die die Jugendlichen in Schweden wie in einem Limbus, in einem Schwebezustand der Illegalität und des zermürbenden Wartens auf Anerkennung verbringen, die in ihnen eine Identifikation mit dem Abgelehnt- und Zurückgewiesenwerden und das Gefühl einer Bedrohung hervorruft. Dies unterscheidet sich nicht sehr von Basaglias Beschreibung der »schizophrenen« Erfahrung als einen Zustand, mit der ständigen Möglichkeit zu leben, der Welt »zur Beute« zu fallen (Basaglia 1953/1981, S. 18). Butler beschreibt, wie diese Kinder angesichts der »verstörenden Botschaften« (Fanon 1952, S. 125), mit denen sie konfrontiert werden, einen Prozess der »(Des-)Inkorporation sozialer Ablehnung bzw. Erniedrigung« vollziehen. Diese Minderjährigen würden zu einer transparenten Folie, einem Wasserzeichen, durch das hier und jetzt das Unbewusste der Individuen und Nationen in den Blick genommen und erforscht werden kann: Abgewiesen durch den Nationalstaat, verkörpern sie das, was jeweils »ausgestoßen« und abgeschoben werden kann, und werden so, *wie die Welt sie haben will:* Abfall-Körper, Körper-Objekte.

Während sie einerseits zur Inkarnation aller »nationalen Ängste« werden – zu Sündenböcken und zu Depots dieser Ängste, wie Butler (2020, S. 354) sagt –, zeigen sie andererseits einmal mehr, welche Verstörungen die Erfahrung, abgelehnt zu werden, im betroffenen Menschen auslöst: Aus ihnen spricht die Vergeblichkeit ihrer *eigenen* Ablehnung – die Ablehnung derer, die abgelehnt werden –, die sie zur Resignation treibt. Protest und Dissens nehmen hier die Form eines Körpers an, der angesichts der »Überwältigung durch die Welt« (Basaglia 1953/1981, S. 18) ins Abseits gerät, wie es bereits in der Erfahrung der Schwarzen und der Kolonisierten oder der katatonischen Patient*innen angesichts der Gewalt der Anstalt geschehen war. Der Geflüchtete in Schweden, selbst wenn er »weiß« ist, wird zum Ausdruck des »Neger-Werdens der Welt« (Mbembe 2017) – ein Prozess der Ausweitung der aus dem Kolonialismus stammenden, rassistischen Formen und Strukturen von Unterdrückung, Ausbeutung, Diskriminierung. Er offenbart uns Haltungen oder Symptome, von denen angenommen wurde, dass sie in die Vergangenheit verbannt worden seien.

Für eine abschließende Reflexion darüber, wie und was unsere Gesellschaften und ihre Institutionen im Begriff sind zu werden und welche Formen von Beziehungen sich herausbilden, denken wir, dass es nicht zu gewagt ist, jenen Gedanken aufzugreifen, den Fanon einem algerischen Kind gewidmet hat. In *Das fünfte Jahr der algerischen Revolution* (1959/2007) erinnerte er an den Augenzeugenbericht einer schwedischen Journalistin, Christiana Lilliestierna, die in einem Flüchtlingslager sehr junge algerische Flüchtlinge getroffen hatte. Die Journalistin hatte insbesondere von einem siebenjährigen Jungen berichtet, den sein Großvater nach einer fünftägigen Flucht in Sicherheit gebracht hatte. An seinem Hals war deutlich die Narbe zu sehen, die der Stacheldraht hinterlassen hatte, mit dem er während der Hinrichtung seiner Eltern durch französische Soldaten gefesselt worden war, während einer von ihnen ihm die Augen aufhielt, um *ihn zu zwingen, zu sehen, sich zu erinnern.* Folterer haben immer dieses seltsame Bedürfnis, dass das Opfer sich an ihre monströse Tat erinnern möge. Das Kind sagte nun, dass es nur eines wolle: »einen französischen Soldaten in kleine, winzige Stücke schneiden zu können«. Nun, kommentiert Fanon, »glauben wir, dass es einfach ist, dieses Kind den Mord an seinen Eltern und sein enormes Verlangen nach Rache vergessen zu lassen? Dieses Waisenkind, das in einer Atmosphäre des Weltuntergangs aufwächst, ist das die Botschaft, die die französische Demokratie hinterlassen wird?« (Fanon 1959/2007, S. 11 f.).

Das Bild eines Kindes, das gezwungen ist, die gegen seine Eltern gerichtete tödliche Gewalt mitzuerleben und das in einem Flüchtlingslager davon träumt, die Mörder zur Rechenschaft zu ziehen, unterscheidet sich nicht sehr von dem eines syrischen Kindes, das im heutigen Europa jäh zu Boden stürzt, als eine ungarische Fernsehjournalistin, Petra László, dem Vater, der es auf dem Arm hielt, ein Bein stellt, um die Flucht der beiden von einer weiteren militarisierten Grenze zu verhindern (der Stadt Röszke zwischen Serbien und Ungarn). Das geschah am 8. September 2015.

Die Erfahrungen der Erniedrigung und Demütigung, denen Kinder täglich an den brutalen, militarisierten Grenzen Europas, in den Flüchtlingslagern in Moria (Griechenland) oder in den von der australischen Regierung auf der Insel Nauru errichteten Lagern ausgesetzt werden, bezeugen die gleiche »Weltuntergangsstimmung«, die Fanon beschrieb. Das »Resignationssyndrom« ist eine Diagnose, die sich auch an diesen Orten auszubreiten beginnt und inzwischen auch Minderjährige betrifft, die in Auffanglagern eingesperrt sind, in denen sie jahrelang, ohne eine Perspektive zu haben, warten müssen. Es ist vielleicht nur ein anderer Ausdruck des Schmerzes angesichts der absoluten Absurdität der modernen Asylpolitik.

Wenn die institutionelle Gewalt moderner Demokratien auch nicht so brutal sein mag wie die koloniale, so ist sie doch *brutal bürokratisch* und trägt das alte Übel in sich, andere dazu zu zwingen, Zeugen eines unterbrochenen Lebensweges, eines nicht lebbaren, gebrochenen Lebens zu werden. Hier werden Kinder gezwungen, die Verweigerung des internationalen Schutzes mitzuerleben und sie ihren Eltern zu übersetzen, denen diese Verweigerung und drohende Abschiebung in einer Sprache mitgeteilt wurde, die sie nicht verstehen; oder mit ihnen in Lagern unter unmenschlichen Bedingungen nichts anderes als: zu warten. Sie alle sind Zeugen einer Zukunft, die verpfändet wurde (Fanon sprach von einer »kompromittierten Zukunft«).

In den Räumen der Sorge und des Heilens zu arbeiten, heißt heute, sich mit den »Ersatzideologien« [die an die Stelle der alten getreten sind, d. Ü.] auseinanderzusetzen, von denen Basaglia schon sprach. Sergio Piro (1971) wies diesbezüglich in den *Techniken der Befreiung* auf die Notwendigkeit hin, sich »der Versklavung der Menschheit und der Auslöschung des Gewissens« entgegenzustellen. Für Sergio Piro und für uns ist die »vollständige Re-Historisierung des Individuums« eine therapeutische Technik: über die Mauern der Herrschaft hinweg, gegen die neuen Formen der Unterdrückung. Dies ist die Herausforderung, der sich unsere kritische und radikale Ethnopsychiatrie stellt und für die sie kämpft, indem sie unaufhörlich Heilungsstrategien entwickelt, um eine nicht entfremdete Zukunft zu entwerfen.

Übersetzung: Kirsten Maria Düsberg

Roberto Beneduce, MD, PhD, Dozent für Anthropologie des Körpers und der Gewalt, Universität Turin, sowie wissenschaftlicher Leiter des Frantz-Fanon-Zentrums, Turin, Neapel.
Simona Taliani war Dozentin für Anthropologie der Kindheit an der Universität Turin und ist derzeit außerordentliche Professorin an der Universität L'Orientale in Neapel. Seit 1996 Mitarbeit am Frantz-Fanon-Zentrum in Turin und Neapel.

Literatur

Agier, M. (2008): Gérer les indésiderables. Des camps de réfugiés au gouvernement humanitaire. Paris: Flammarion.

Aviv, R. (2017): The trauma of facing deportation. In: *The New Yorker,* 3. April 2017. https://www.newyorker.com/magazine/2017/04/03/the-trauma-of-facing-deportation (24.07.2024).

Balibar, E. (2002): Politics and the other scene. New York, London: Verso.

Basaglia, F. (1953/1981): Il mondo dell'»incomprensibile« schizofrenico. In: Ders.: Scritti I: 1953–1968. Torino: Einaudi, S. 3–21.

Basaglia, F. (1967/1981): La soluzione finale. In: Ders.: Scritti I: 1953–1968. Turin: Einaudi, S. 455–464.

Basaglia, F. (1965/1981): Potere e istituzionalizzazione. In: Ders.: Scritti I: 1953–1968. Torino: Einaudi, S. 283–293.

Basaglia, F. (1966/1981): Un problema di psichiatria istituzionale. L'esclusione come categoria socio-psichiatrica. In: Ders.: Scritti I: 1953–1968. Torino: Einaudi, S. 309–318.

Beneduce, R. & Taliani, S. (2023): Patologie di cittadinanza, techniche di liberazione. In: *aut aut* (»La psichiatria e il futuro della salute mentale«) 398, S. 178–197.

Biehl, J. (2005): Technologies of Invisibility: Politics of Life and Social Inequality. In: Inda, X. J. (Hg.): Anthropologies of Modernity. Foucault, Governmentality, and Life Politics. Malden: Blackwell, S. 248–271.

Butler, D. G. (2020): A child is being caged: Resignation syndrome and the psychopolitics of petrification. In: *Journal of the American Psychoanalytical Association,* 68, 3, S. 333–357.

Fanon, F. (1952): Peau noire, masque blancs. Paris: Seuil.

Fanon, F. (1959/2007): L'anno V della rivoluzione algerina. In: Ders.: Scritti politici. Roma: Derive Approdi,

Forslund, C. M. & Johansson, B. A. (2013): Pervasive refusal syndrome among inpatient asylum-seeking children and adolescents: A follow-up study. In: *European Childness and Adolescent Psychiatry,* 22, 4, S. 251–258.

Foucault, M. (2009): La vita degli uomini infamy. Il potere sovrano e il corpo dei miserabili. Bologna: Mulino.

Hacking, I. (2010): Pathological withdrawal of refugee children seeking asylum in Sweden. In: *Studies in History and Philosophy of Biological and Biomedical Sciences,* 41, S. 309–317.
Inda, X. J. (Hg.) (2005): Anthropologies of modernity. Foucault, governmentality, and life politics. Malden: Blackwell.
Lask, B.; Britten, C.; Kroll, L.; Magagna, J. & Tranter, M. (1991): Children with pervasive refusal. In: *Archives of Disease in Childhood,* 66, 7, S. 866–869.
Mbembe, A. (2017): Critique de la raison nègre. Paris: La Découverte.
Metzl, J. H. (2010): The protest psychosis. How schizophrenia became a black disease. Boston: Beacon Press.
Nunn, K. P.; Lask, B. & Owen, I. (2014): Pervasive refusal syndrome (PRS) 21 years on: A re-conceptualisation and a renaming. In: *European Childness and Adolescent Psychiatry,* 23, 3, S. 163–172.
Piro, S. (1971): Le tecniche della liberazione. Milano: Feltrinelli.
Sallin, K.; Evers, K.; Jarbin, H.; Joelsson, L. & Petrovic, P (2021): Separation and not residency permit restores function in resignation syndrome: A retrospective cohort study. In: *European Childness and Adolescent Psychiatry, 32, S. 75–86.*
https://link.springer.com/content/pdf/10.1007/s00787-021-01833-3.pdf.
Wacquant, L. (1992): Décivilisation et démonisation: la mutation du ghetto noir américain. In: Fauré, C. & Bishop, T. (Hg.): L'Amérique des français. Paris: Éditions François Bourin, S. 103–125.

»Das hier ist noch nicht die Revolution, Leute«

Interview über die Freundschaft und Zusammenarbeit von Franco Basaglia und Erich Wulff

Lisa Schmidt-Herzog & Edith Toubiana

Bis zum Tod von Erich Wulff (1926–2010) war Edith Toubiana 38 Jahre lang mit dem deutsch-estnischen Psychiater verheiratet gewesen. Geboren in Algerien und aufgewachsen in Paris, teilte sie sein Engagement für die antikolonialen und antiimperialistischen Befreiungsbewegungen der Nachkriegszeit. Sie wurde Zeugin eines psychiatriekritischen Diskurses, für den nicht nur die Humanisierung des Gesundheitswesens zentral war, sondern auch der Gesellschaft insgesamt. Wulff war eine zentrale Figur bei der Entstehung der Sozialpsychiatrie in Deutschland. Gleichzeitig pflegte er Kontakte zu internationalen (Anti-) Psychiatriebewegungen und war ein intimer Kenner südvietnamesischer Politik und Gesundheitsversorgung, da er sich im Rahmen eines Hilfsprogramms der BRD sieben Jahre lang am Aufbau einer Universitätsklinik mit psychiatrischer Abteilung in Huế beteiligt hatte. In den 1970er-Jahren freundeten sich Edith Toubiana und Erich Wulff mit Franco Basaglia an, und es begann eine Zeit der intensiven Freundschaft und Zusammenarbeit. Im Interview erinnert sich Edith Toubiana an den persönlichen Kontakt, gemeinsam eingeschlagene Denkwege und den Vergleich von Deutschland, Frankreich und Italien.

*Liebe Edith, du hast deinen Mann 1970 an der französischen Reformuniversität Vincennes kennengelernt, kurz nachdem er zusammen mit Franco Basaglia, Robert Castel und anderen eine internationale Gruppe von Psychiater*innen gegründet hatte. Wie sind Wulff und Basaglia zusammengetroffen?*

EDITH TOUBIANA: Der Kontakt zu Basaglia war über Françoise und Robert Castel zustande gekommen. Sie war Psychiaterin in Paris und er war, wie Erich, »Professeur associé« in Vincennes. Die beiden luden regelmäßig eine informelle Gruppe von Intellektuellen in ihre Wohnung ein und dort lernten sich auch Basaglia und Erich kennen. Franco war ein sehr herzlicher Mensch, er hatte unglaublich viel Charme und definitiv kein Kommunikationsproblem. *Lacht* Er ist ein guter Freund geworden, auch für mich. Wir waren sehr traurig, als wir 1980 hörten, dass er an einem Hirntumor erkrankt war und nicht mehr lange leben würde. Kurz zuvor hatte er uns noch in Hannover besucht und wir hatten Pläne geschmiedet, ein Jahr lang mit ihm in Rom zu arbeiten.

Basaglia und Wulff waren fast gleich alt. Sie hatten beide den Zweiten Weltkrieg aus nächster Nähe erlebt und waren dadurch überzeugte Antifaschisten geworden. Welche Gemeinsamkeiten gab es noch zwischen den beiden?

TOUBIANA: Erichs Familie gehörte zur deutsch-baltischen Minderheit in Estland. Sie wollten nicht nach Deutschland, siedelten 1939 aber um, weil bei Kriegseintritt der Sowjetunion das Risiko groß gewesen wäre, nach Sibirien deportiert zu werden. Mit 17 Jahren musste er für eine kurze Zeit noch an die Front, was sehr schlimm war für ihn. Basaglia war zwei Jahre älter und hatte in Italien als Partisan gegen die Nazis gekämpft, wofür er für einige Monate ins Gefängnis ging.

Sie haben auch philosophisch eine ganz parallele Entwicklung gemacht. Martin Heidegger und die phänomenologische Psychiatrie waren zuerst sehr wichtig für sie gewesen, aber dann distanzierten sie sich stark und wandten sich dem Materialismus, Karl Marx und Antonio Gramsci zu, auch Frantz Fanon war für beide eine wichtige Referenz. Sie dachten sehr ähnlich, ihr Denken hatte wirklich einen gemeinsamen – auf Französisch würde man* »tronc« sagen –, einen gemeinsamen Stamm. Und was die Psychiatrie angeht, sie waren beide einfach nicht dogmatisch und sehr für ihre Patient*innen engagiert. Es ging immer um die ganz konkrete Arbeit, Patient*innen nicht nur an Entscheidungsprozessen teilhaben zu lassen, sondern dafür zu sorgen, dass diese selbst *tätig* werden konnten. Bei ihrer Art von Psychiatrie standen für beide immer die Menschen bzw. das Menschliche im Zentrum, und das galt sowohl für die praktische Arbeit als auch in ihrem philosophischen Denken.

*Basaglias Ziel war es, die Institution der Anstalt überflüssig zu machen und die Menschen wieder in die Gesellschaft zu integrieren. »Demokratisierung der Psychiatrie« meinte aber nicht, wie ihm damals einige Kritiker*innen vorwarfen, die Anstaltsbewohner*innen einfach auf die Straße zu setzen. Dein Mann hat in*

Deutschland ein ganz ähnliches Modell verfolgt. Welche Änderungen haben sie konkret eingeführt?

TOUBIANA: Was Franco in den italienischen Anstalten vorfand, als er Direktor wurde, glich wirklich Gefängnissen. Es ging also zuerst einmal darum, Mauern und Zäune zu entfernen oder dafür zu sorgen, dass die Menschen nicht mehr standardmäßig in der Nacht fixiert wurden. Und Erich hatte in Vietnam auch schlimme Zustände gesehen, er war ja von 1961 bis 1967 als Arzt im Süden des Landes tätig gewesen, während die USA den Krieg gegen den kommunistischen Norden unterstützten und führten. Dort gab es psychisch Kranke aus der einfachen Bevölkerung, die nackt eingesperrt und angekettet waren.

Das war in Deutschland natürlich anders, aber trotzdem gab es auch da diese Isolation der Menschen von der restlichen Gesellschaft. Das hat sie beide tief geprägt, und es ging in ihrer Arbeit natürlich einmal um die Öffnung der Psychiatrie nach außen, aber auch im Krankenhaus selbst haben sie für offene Türen gesorgt. Wo es ging, wurde zum Beispiel die Trennung von Männer- und Frauenabteilungen aufgehoben. Außerdem sollte die Hierarchie zwischen den Bewohner*innen, dem Personal und ihnen als Chefärzten abgebaut werden. Wir waren einmal zu Besuch in der Anstalt von Agostino Pirella in Arezzo. Er war vorher Mitarbeiter von Franco in Gorizia gewesen, seitdem waren sie Verbündete. In Arezzo gab es jede Woche eine Versammlung, um gemeinsam anstehende Entscheidungen zu besprechen. Daran haben alle teilgenommen: Kranke, Therapeut*innen, Ärzt*innen, aber auch Menschen, die in der Anstalt geputzt oder sonst irgendetwas gearbeitet haben. Das war in Italien ganz normal damals, in Deutschland gab es so etwas nicht.

Als dann in Hannover jeden Freitag eine solche Sitzung abgehalten wurde, mussten sich die Menschen erst einmal daran gewöhnen. Ganz wichtig war auch die Sektorisierung, die mit der Antipsychiatrie gekommen ist. Das Ziel war, ein zentrales Versorgungssystem aufzubauen, das wirklich auch örtlich ganz gemeindenah sein sollte.

Du hast davon erzählt, dass sie sich in Paris bei den Castels trafen. Dort verkehrten viele andere, die in dieser Zeit in Vincennes lehrten und sich kritisch mit der Psychiatrie auseinandersetzten, darunter auch Michel Foucault, Gilles Deleuze, Félix Guattari, und eben auch dein Mann. Was für eine Konstellation war das damals, welche Projekte sind daraus hervorgegangen?

TOUBIANA: Vincennes wurde nach 1968 als radikale Reformuniversität gegründet. Castel hatte damals sehr gute Beziehungen zu Michel Foucault und schrieb 1973 sein berühmtes Buch über den »psychanalisme« [deutsch: *Psychoanalyse und gesellschaftliche Macht,* mit einem Vorwort von Erich Wulff]. Erich lernte hier durch seine Student*innen die psychoanalytisch orientierte Sektorpsychiatrie des 13. Pariser Arrondissements kennen und durch Felix Guattari machte er Bekanntschaft mit dem kompletten Gegenmodell: die Privatklinik La Borde, die von Jean Oury geleitet wurde. Erich hat Oury und auch Guattari dort später besucht und sich vor Ort angesehen, wie hier »psychothérapie institutionelle« praktiziert wurde.

In Vincennes hielt er Vorlesungen über Themen wie »Produktionsweise und Persönlichkeitsbildung in Vietnam«. An der Universität freundete er sich sehr eng mit Castel und Stanislaw Tomkiewicz an, einem polnischen Kinderpsychiater und Überlebenden von Auschwitz und Bergen-Belsen, mit denen er bald gemeinsame Seminare veranstaltete. Hier lasen sie auch Basaglias Buch *Die negierte Institution,* das für die Antipsychiatriebewegung so wichtig war, und ein paar Wochen später lernten sie sich bei Robert und Françoise in Paris persönlich kennen.

Nach 1968 haben sie angefangen, von »Antipsychiatrie« zu sprechen, und in diesem Zusammenhang war Basaglia schon zu einem wichtigen Namen geworden. Aus diesen größeren Treffen ging dann eine spezielle Gruppe von italienischen, französischen, spanischen und englischen Psychiater*innen hervor, die sich nun regelmäßig trafen, um an einem gemeinsamen Buch zu arbeiten. Erich, Castel, Tomkiewicz und Franco waren dabei, aber es gehörten auch Giovanni Jervis dazu, David Cooper, Pirella und Alicia Roig – eine ganz junge spanische Psychiaterin.

Was war das Besondere an dieser Gruppe?

TOUBIANA: Das war wirklich eine internationale Versammlung, die sich am Anfang vor allem in Paris getroffen hat, später dann auch in Barcelona, Venedig, Madrid und Lissabon. Bei den Sitzungen haben die Vertreter*innen der einzelnen Länder Referate gehalten, um sich gegenseitig über die lokalen Zustände der Psychiatrie und Politik auszutauschen. Erich kritisierte zum Beispiel die deutsche »Sparpolitik«, die zwar die Universitätskrankenhäuser modernisieren ließ, die Heime auf dem Land blieben aber weiterhin verwahrlost.

In dem Kreis ging es um Psychiatriekritik, aber auch darum, ganz konkret politischen Einfluss zu nehmen.

Franco und Franca Ongaro Basaglia, die ja Senatorin war, hatten immer sehr eng mit der Kommunistischen Partei zusammengearbeitet, die in Italien sehr einflussreich war. Und die italienischen Kommunist*innen waren damals etwas Besonderes, viel kritischer der Sowjetunion gegenüber als die französischen. Und eine solche Politikarbeit war auch für diese Gruppe wichtig. Sie wollten etwas an den Zuständen in der Psychiatrie verändern, an die Öffentlichkeit gehen und die politischen Verantwortlichen entlarven. In den Protokollen der Sitzungen war zu lesen, dass sie sich »groupe du bouquin« nannten, weil sie begonnen hatten, an einem Buchprojekt zu arbeiten: die »carte de la honte«, eine Landkarte der Schande. Es sollte darin gezeigt werden, welche Anstalten damals wirkliche Schandflecke der Psychiatrie waren, obwohl sie mitten in Europa lagen, in den reichsten Industrienationen. Die Politik war an dieser Verwahrlosung völlig desinteressiert und das Buch sollte ein Mittel zur Offenlegung werden.

Aber zur Veröffentlichung ist es nicht mehr gekommen, obwohl es schon konkrete Pläne gab. 1975 haben Franco Basaglia und Franca Ongaro Basaglia zwar den Band Befriedungsverbrechen. Über die Dienstbarkeit der Intellektuellen herausgegeben, in dem die wichtigsten Stimmen der damaligen Psychiatriekritik versammelten waren, aber warum ist die »carte de la honte« versandet?

TOUBIANA: Es gab mehrere Gründe. In Europa war ja unglaublich viel Bewegung in die Politik und in die Psychiatrie gekommen. Franco hatte nun offiziell die »Psychiatria Democratia« gegründet und 1978 wurde in Italien das Gesetz 180 erlassen, das oft als »Legge Basaglia« bezeichnet wird. Damit wurde die Abschaffung der Verwahranstalt für das ganze Land beschlossen und dafür haben Franco und Franca in den Vorjahren natürlich sehr viel gearbeitet.

In Deutschland kam es nach 1975 zu Reformen in Reaktion auf die Psychiatrie-Enquete. Gleichzeitig war dies auch die Zeit des Radikalenerlasses und der Berufsverbote gegen Arbeitnehmer*innen im öffentlichen Dienst, von denen die Regierung eine sogenannte »linksextremistische Unterwanderung« der Institutionen befürchtete. Wir haben damals protestiert und Unterschriften im Ausland gesammelt. Es gab dann eine mediale Hetzkampagne auf Erich und Hans-Ulrich Deppe, einen deutschen Medizinsoziologen, als sie 1972 auf der Berufungsliste für das neu zu gründende Zentralinstitut für Soziale Medizin an der Freien Universität Berlin standen. Es war ihnen aber nichts anzuhaben und die Studierenden setzten sich enorm ein für Erich. Der Senat kippte dann einfach die Gründung des gesamten Instituts.

Im Jahr 1974 ist er dann Chefarzt in Hannover geworden und bekam die Professur für Sozialpsychiatrie. Gleichzeitig war er auch bei der Gründung der Deutschen Gesellschaft für Soziale Psychiatrie (DGSP) dabei. Psychiatriekritik war für Erich und Franco also auch zu einem Teil ihrer berufspolitischen Arbeit geworden. Damit arbeiteten sie schon ganz konkret an der Erreichung einiger der Ziele, die das Buch hatte aufzeigen sollen. Aber auch wenn dieses Projekt nicht mehr realisiert wurde, sind sich die Leute der »groupe« natürlich sehr verbunden geblieben.

Die Ausgangslage in Italien, wo die Kommunistische Partei eine starke Kraft war, war sehr anders als in Deutschland, wo der Verfassungsschutz die Linken zeitgleich so sehr ins Visier nahm. Du meinst aber, dass Basaglias Demokratische Psychiatrie in Deutschland ein größeres Echo erzeugt hat als in Frankreich? Warum? Und: Wie ist die Situation heute?

TOUBIANA: Ja, es gab in Deutschland mehr Resonanz auf das Buch als in Frankreich. Wie gesagt, in Frankreich waren die Kommunist*innen viel unkritischer als in Italien, dagegen haben sich zum Beispiel Deleuze und Guattari sehr gewehrt. Ihre Arbeit war theorielastiger als bei Basaglia, für den eben auch die Zusammenarbeit mit der Politik wichtig war. Aber es gab auch immer eine Konkurrenz zwischen diesen beiden Ländern, die zwischen Deutschland und Italien vielleicht nicht so stark war.

Trotzdem möchte ich sagen, dass Erich mit seinen Positionen am Anfang keine breiten Bündnisse in Deutschland hatte. Er war sehr isoliert, zumindest auf der Ebene der Professor*innen. Unterstützung kam eher von den jüngeren linken Psychiater*innen, dem Pflegepersonal und aus der Studierendenbewegung.

Erich war 1968 gerade aus Vietnam zurückgekommen. Es ging einigen ganz schön gegen den Strich, wenn er klar und deutlich sagte: »Das hier ist noch nicht die Revolution, Leute, da müsst ihr schon realistisch sein. Die Produktionsweise zu ändern, das geschieht nicht von heute auf morgen.« Aber auch wenn Basaglias *Psychiatria Democratica* größere Wellen in Deutschland als in Frankreich geschlagen hat, muss man* trotzdem sagen, dass Erich natürlich ähnliche Kämpfe geführt hat. Für ihn war Psychiatriekritik immer auch gegen Faschismus, Imperialismus und Kapitalismus gerichtet. Ich selbst war ja keine Psychiaterin, aber in Frankreich haben wir alle Fanon gelesen und die Kolonialherrschaft in Algerien war natürlich im allgemeinen Bewusstsein.

Ich weiß nicht, wie es heute in Deutschland ist, aber im französischen Gesundheitssektor wird die Entwicklung des Ultraliberalismus ganz klar gesehen. Es wird an allen Ecken gespart, die Krankenhäuser sind unterbesetzt. Es sind schon Menschen im Notdienst gestorben, weil es keine Kapazitäten gab, sie zu behandeln. Und in der Psychiatrie sehen wir den Notstand am allerdeutlichsten. Es ist also ein Thema, für das die Menschen heute leider *immer noch* auf die Straßen gehen müssten.

Lisa Schmidt-Herzog ist wissenschaftliche Mitarbeiterin am Institut für Medizingeschichte und Wissenschaftsforschung Lübeck und Doktorandin an der Freien Universität Berlin. Im Rahmen der Forschungsgruppe *normal#verrückt. Zeitgeschichte einer erodierenden Differenz* promoviert sie über epistemologische und normative Voraussetzungen der Transkulturellen Psychiatrie und deren Einfluss auf Diskurse über kulturelle und psychische Alterität. Ihre Arbeitsschwerpunkte liegen im Bereich der Historischen Epistemologie, Kritischen Theorie und poststrukturalistischen Psychoanalyse.

Biografische Skizzen

Franco Basaglia

Franco Basaglia wurde am 11. März 1924 als Sohn von Enrico Basaglia und Cecilia Faccin in Venedig geboren. Ab 1943 studierte er an der Fakultät für Medizin und Chirurgie in Padua. 1944 wurde er wegen antifaschistischer Aktivitäten verhaftet und kam erst im April 1945 wieder frei.

Er promovierte 1949 und schloss 1953 die Facharztausbildung in Psychiatrie an der Neuropsychiatrischen Klinik der Universität in Padua unter der Leitung von Giuseppe Belloni ab, wo er bis 1959 arbeitete. Im Jahr 1953 heiratete er Franca Ongaro, mit der er zwei Kinder, Enrico und Alberta, bekam.

Basaglia begann sich für den phänomenologischen Ansatz in der Psychiatrie von Eugène Minkowski, Ludwig Binswanger und Erwin W. Straus zu interessieren. Seine Veröffentlichungen der 1950er-Jahre fokussierten auf klinische Themen sowie auf Forschungsmethoden. Im Jahr 1957 habilitierte er an der Universität Padua.

Im Jahr 1961 wechselte er in das psychiatrische Krankenhaus von Gorizia, wo Patient*innen über lange Zeiträume eingesperrt und verwahrt wurden. Zusammen mit einer Gruppe von jungen Psychiater*innen, darunter A. Pirella, G. Jervis, A. Slavich und D. Casagrande, setzte er die Abschaffung mechanischer Zwangsmaßnahmen, die Wiederaufnahme der Kontakte zur Außenwelt, die Beseitigung physischer Barrieren und die Wiederherstellung des Konzepts der »offenen Tür« und die Verbesserung der personellen Ausstattung durch. Das führte zur Gründung der ersten Therapeutischen Gemeinschaft in Italien. Von großer Bedeutung war die Arbeit mit seiner Frau Franca Ongaro. Der Gorizia-Gruppe gelang es, einen breiten Konsens innerhalb und außerhalb der Fachwelt zu erreichen.

Im Jahr 1963 besuchten Franco Basaglia, Franca Ongaro und eine Gruppe von Mitarbeiter*innen das Dingleton Hospital in Schottland, das bereits 1949 vollständig geöffnet worden war. 1964 nahm Basaglia mit dem Vortrag *Die Abschaffung der psychiatrischen Anstalt als Ort der Institutionalisierung* am ersten internationalen Kongress der Sozialpsychiatrie in London teil.

Ab Mitte der 1960er-Jahre war Basaglias wissenschaftliche Auseinandersetzung hauptsächlich auf Fragen der Anstaltspsychiatrie ausgerichtet. 1967 gab er das Buch *Was ist die Psychiatrie?* und 1968 das Buch *Die negierte Institution* heraus, von dem in wenigen Jahren 60.000 Exemplare verkauft wurden.

1968 traf sich Basaglia mit Jean-Paul Sartre in Bologna. Im gleichen Jahr verließ er Gorizia. Zunächst war er sechs Monate lang als »Visiting Professor« im Community Mental Health Centre des Maimonides Hospital von New York tätig. Im Anschluss arbeitete er in Colorno (Parma). Gemeinsam mit Franca Ongaro schrieb er das Vorwort zur italienischen Ausgabe von Erwing Goffmans *Asylums* und gab mit ihr 1969 das Buch *Morire di classe* heraus.

Im Jahr 1971 wurde er als Direktor des psychiatrischen Krankenhauses nach Triest berufen, wo er sich darauf konzentrierte, Barrieren zwischen dem Inneren des Krankenhauses und dem Äußeren, der Stadt und der Region, zu durchbrechen. 1973 gründete Basaglia zusammen mit einer kleinen Gruppe von Mitarbeitenden die Bewegung »Psichiatria democratica / Demokratische Psychiatrie«. Dieser Bewegung schlossen sich auch Familienangehörige und Vertreter*innen von Kultur, Politik und Gewerkschaften an. Basaglia übernahm zwischenzeitlich Lehraufträge an der Universität Parma.

1978 wurde in Italien das Psychiatriereformgesetz 180 verabschiedet, das im gleichen Jahr in das Gesetz 833/1978 über die Gesundheitsreform Eingang gefunden hat (Artikel 33, 34, 35, 64). Im darauffolgenden Jahr wechselte Basaglia nach Rom, wo er den Posten des Koordinators der psychiatrischen Dienste für die Region Latium antrat. Im Jahr 1979 gab er zusammen mit Franca Ongaro den Beitrag *Follia/Delirio* für den sechsten Band der Einaudi-Enzyklopädie heraus, in dem ein Großteil seiner theoretischen Positionen zusammengefasst ist.

1980 wurde die Schließung des psychiatrischen Krankenhauses Triest bekannt gegeben. Im gleichen Jahr erkrankte Basaglia schwer an Krebs. Nach kurzer schwerer Krankheit starb er am 29. August 1980 in Venedig.

Franca Ongaro Basaglia

Am 5. September 1928 wurde Franca Ongaro als Tochter von Agostino Ongaro und Carolina Trevisan in Venedig geboren. Sie war das zweite von vier Kindern. Als ihr Vater 1945 starb, musste sie ihr Studium aufgeben. In diesem Jahr lernte sie Franco Basaglia kennen, der sich mit ihrem Bruder Alberto während der faschistischen Gefangenschaft angefreundet hatte. 1953 heiratete sie Franco Basaglia. Das Paar bekam zwei Kinder: Enrico und Alberta.

Sie lebten sowohl in Venedig als auch in Padua: Basaglia arbeitete, Franca kümmerte sich um ihre Kinder. Sie schrieb später über das Risiko für die Frau, »dazu verdammt zu sein, die Milch für die Revolutionäre zu wärmen« (Ongaro Basaglia, F. (1982): *Una voce. Riflessioni sulla donna*. Milano: Il Saggiatore, S. 133). Sie schrieb und veröffentlichte Kindergeschichten, unter anderem für den *Corriere dei Piccoli*, übernahm Bearbeitungen von Literaturtexten wie die von Hugo Pratt gezeichnete Version der *Odyssee*.

1961 betrat sie in Gorizia zum ersten Mal eine psychiatrische Anstalt, in der Franco Basaglia Direktor geworden war. Die Begegnung mit diesem Ort stellte für beide einen Punkt dar, an dem es kein Zurück mehr gab. Franca Ongaro engagierte sich ehrenamtlich auf den Stationen und wurde ein fester Bestandteil des wachsenden Teams. Sie begann Soziologie zu studieren. Unter anderem besuchte sie die psychiatrische Klinik von Maxwell Jones in Dingleton (Schottland). Die Grenzen zwischen dem Familienleben, der Arbeit in der Anstalt, dem Austausch mit Patient*innen sowie die Diskussionen mit Mitarbeitenden und dem Netz der europäischen Intellektuellen waren fließend und überkreuzten sich.

Ab 1969 lebte sie mit ihren Kindern wieder in Venedig und widmete sich fortan hauptsächlich dem Studium und dem Schreiben, dem gesellschaftspolitischen Engagement und der Unterstützung der Arbeit Franco Basaglias in einem Prozess kontinuierlicher Auseinandersetzung, Reflexion sowie im Austausch von Ideen und Wissen. In den 1970er-Jahren spielte Franca Ongaro Basaglia bei vielen Initiativen eine führende Rolle, etwa bei der Gründung der Vereinigung »Psichiatria Democratica« und des »Réseau internazionale di alternativa alla psichiatria« (Internationales Netzwerk der Alternativen zur Psychiatrie] sowie beim Programm »Epidemiologia e prevenzione delle malattie mentali« (Epidemiologie und Vorbeugung der psychischen Krankheiten).

Zwischen 1968 und 1978 publizierte sie zusammen mit Franco Basaglia zahlreiche Schriften, darunter *Crimini di Pace* (Befriedigungsverbrechen). Sie übersetzte Erving Goffmans Buch *Asylums* ins Italienische und unterstützte mit Vorworten Veröffentlichungen anderer Autor*innen, unter anderem zum Thema »Frauen und Psychiatrie«, darunter Phyllis Cheslers *Frauen und Wahnsinn* (1977).

Das kulturelle und politische Engagement prägte Franca Ongaros Leben auch nach dem Tod ihres Mannes. Sie blieb in ständigem Kontakt mit den öffentlichen Gesundheitsdiensten, arbeitete an der Ausbildung der Fachkräfte, unterstützte Vereinigungen von Familienangehörigen und Nutzer*innen in ihrem Engagement für die Psychiatriereform und nahm unermüdlich an Konferenzen und Debatten teil. 1981 und 1982 gab sie die gesammelten Schriften Franco Basaglias heraus.

In ihrer fast zehnjährigen Amtszeit als Senatorin des italienischen Parlaments (1983 bis 1992) setzte sie sich unter anderem weiter für die Umsetzung des Reformgesetzes Nr. 180 ein. Einer ihrer Gesetzesentwürfe bildete die Basis für den ersten Nationalen Plan für Psychische Gesundheit des Gesundheitsministeriums, der bis 1999 zur Schließung aller psychiatrischen Krankenhäuser und dem nahezu flächendeckenden Aufbau der gemeindeintegrierten Dienste für Psychische Gesundheit in Italien führte. 2001 wurde ihr die Ehrendoktorwürde in Politikwissenschaften der Universität Sassari verliehen.

Franca Ongaro starb am 13. Januar 2005 in Venedig.

Franco Rotelli

Franco Rotelli wurde am 23. Juli 1942 in Casalmaggiore geboren. Er schloss sein Medizinstudium und seine Facharztqualifikation 1969 an der Universität von Parma ab. Von 1969 bis 1970 war er in Castiglione delle Stiviere tätig, wo er die erste Therapeutische Gemeinschaft in einer Justizvollzugsanstalt etablierte.

Ab 1971 arbeitete er mit Franco Basaglia zusammen, zunächst in Parma, dann in Triest, wo er sich für die Überwindung des Anstaltsmodells engagierte. Bereits 1975 eröffnete Franco Rotelli ein territoriales, gemeindenahes Zentrum für Psychische Gesundheit in Triest mit 24-Stunden-Dienst.

Als Nachfolger von Franco Basaglia war er von 1979 bis 1995 Direktor der psychiatrischen und psychosozialen Dienste in Triest und gestaltete den Übergang von der »negierten zur erfundenen Institution«, von der »Versorgung« zu einer dynamischen Praxis der Sorge (Cura) durch ein Netz gemeindeintegrierter offener und menschenrechtsbasierter Zentren für Psychische Gesundheit und soziosanitärer Dienste, das die zuvor dem psychiatrischen Krankenhaus zugewiesenen Funktionen vollständig ersetzte.

Im Jahr 1995 übernahm er als Generaldirektor die Leitung des Sanitätsbetriebs von Triest. Er wandte die gleichen Prinzipien der territorialen Dezentralisierung auf die Gesundheitsdienste der Stadt an, indem er den Fokus auf ältere und chronisch kranke Menschen setzte. Anschließend war er Generaldirektor der Gesundheitsbehörde in Caserta und in einer zweiten Amtszeit bis 2010 wieder in Triest.

Er gründete das WHO Collaborating Center »Centro Studi e Ricerche« (Studien- und Forschungszentrum) von Trieste und engagierte sich intensiv im Bereich der internationalen Kooperation, unter anderem in Brasilien, Argentinien, Kuba, der Dominikanische Republik, Griechenland, Bosnien und Albanien. Sein Name ist mit der Entwicklung der Genossenschaften und »Sozialunternehmen« im Bereich der Psychischen Gesundheit, aber auch mit der Entwicklung innovativer Versorgungsmodelle, etwa der »Mikroaree« (auf einen Stadtteil und die Bedürfnisse der Bewohner*innen zugeschnittene flexible Interventionen, Ressourcen und Räume zur Förderung des Gemeinwohls und der Selbsthilfe), unter der Beteiligung vieler formeller und informeller Akteure verbunden.

Franco Rotelli starb am 16. März 2023 im Alter von 80 Jahren.

Kirsten Maria Düsberg, Luciana Degano Kieser & Jörg Utschakowski (Hg.)
Basaglia: Radikales Denken, optimistisches Handeln
Zur Sache: Psychiatrie

1. Auflage 2024
ISBN Print: 978-3-96605-271-9
ISBN eBook (PDF): 978-3-96605-293-1

Bibliografische Information der Deutschen Nationalbibliothek
Die Deutsche Nationalbibliothek verzeichnet diese Publikation in der Deutschen Nationalbibliografie; detaillierte bibliografische Daten sind im Internet über http://dnb.d-nb.de abrufbar.

Lektorat: Uwe Britten, Eisenach
Umschlagkonzeption und -gestaltung: Markus Goeddertz, Düsseldorf
Typografiekonzeption: Iga Bielejec
Satz: Psychiatrie Verlag
Druck und Bindung: Plump Druck & Medien GmbH, Rheinbreitbach

Dieses Buchprojekt wurde durch folgende Förderer unterstützt:

Anni Gruber Stiftung

DGSP Deutsche Gesellschaft für Soziale Psychiatrie e.V.

Questo libro è stato tradotto grazie a un contributo per la traduzione assegnato dal Ministero degli Affari Esteri e della Cooperazione Internazionale italiano – Die Übersetzung dieses Buches erfolgte mit finanzieller Unterstützung des italienischen Ministeriums für Auswärtige Angelegenheiten und Internationale Zusammenarbeit.